职业教育新形态教材

本教材上一版被评为“十四五”职业教育国家规划教材

供职业教育药剂、中医、中药、中药制药、制药技术应用及相关专业使用

药理学基础

（第四版）

主　编　贾焕金　何树华
副主编　罗玉琳　姜晓瑞
编　者　（按姓氏汉语拼音排序）
陈　强（安徽中药科技学校）
何树华（湛江中医学校）
贾焕金（沈阳市中医药学校）
贾莺燕（长治卫生学校）
姜晓瑞（石河子卫生学校）
蒋蔡滨（成都铁路卫生学校）
刘莉萍（南华大学附属南华医院）
罗玉琳（来宾市卫生学校）
聂金兰（广西医科大学附设玉林卫生学校）
杨飞雪（安徽省淮北卫生学校）
王　娟（朝阳市卫生学校）
王维康（山东省青岛第二卫生学校）
姚勇志（广西生态工程职业技术学院）
魏　睿（晋中职业技术学院）
单　鑫（沈阳市中医药学校）

科学出版社
北　京

内 容 简 介

药理学是医药学领域的重要课程之一，更是药剂专业的核心课程。本教材共 18 章，前 17 章是理论部分，第 18 章为实践技能训练。理论部分主要讲述药物的药理作用、作用原理、临床应用和不良反应，常用类别药物还附有用药指导。教材内附有自测题、案例、链接、课程思政等，为便于学生理解记忆，还编制收集了许多口诀、图表。实践技能训练部分更接近工作实际情况，减少了许多验证性的实验，更重视学生动手能力的培养。

本教材可供职业教育药剂、中医、中药、中药制药、制药技术应用及相关专业使用。

图书在版编目（CIP）数据

药理学基础 / 贾焕金，何树华主编. -- 4版. 北京 ：科学出版社，2025. 6. --（职业教育新形态教材）. -- ISBN 978-7-03-082712-8

Ⅰ. R96

中国国家版本馆 CIP 数据核字第 2025YQ9720 号

责任编辑：谷雨擎 / 责任校对：周思梦
责任印制：赵　博 / 封面设计：涿州锦晖

科学出版社 出版
北京东黄城根北街16号
邮政编码：100717
http://www.sciencep.com
保定市中画美凯印刷有限公司印刷
科学出版社发行　各地新华书店经销
*
2010年6月第　一　版　开本：850×1168　1/16
2025年6月第　四　版　印张：17
2026年1月第三十二次印刷　字数：362 000
定价：69.80元
（如有印装质量问题，我社负责调换）

前　言

本教材上一版被评为“十四五”职业教育国家规划教材。根据教材使用情况反馈和医药学科前沿发展，在科学出版社的组织下我们对本教材进行第四次修订。

本教材是根据中等职业教育药剂专业教学标准、国家执业药师职业资格考试大纲、临床用药指南和（或）共识编写而成。教材中涉及的所有药品名称均经《中华人民共和国药典》（2025 年版）或国家药品监督管理局官方网站查询校验。本教材主要供职业教育药剂专业使用，其他专业也可参考使用。

教材修订前，科学出版社组织了编者会议，会上大家对前三版教材使用过程中遇到的各种问题进行了深入的讨论，并对学时、章节顺序、内容达成了基本共识。本次修订，根据某些疾病最新的治疗指南及专家共识对部分内容进行了增删，将确实需要保留的非代表药物放在图表中进行介绍。为了保留知识系统的完整性，对非重点内容，按选学内容处理；根据临床用药情况，部分章节增加了临床常用药物，如抗骨质疏松药、治疗前列腺增生药、抗高血压药、治疗糖尿病药、抗精神障碍药和抗帕金森病药均根据临床用药指南或共识对内容做了调整。对案例和链接进行精简和更新。根据党的二十大报告中关于“培养什么人、怎样培养人、为谁培养人是教育的根本问题”的理念，增加了课程思政内容。删除了章节后的小结。对实践教学部分做了相应处理：进一步减少了验证性试验，增加了医药学相关技能的操作性内容。通过本次修订，希望本教材能更加突出基本知识、基本理论、基本技能，更加体现教材的思想性、科学性、先进性和实用性。

本教材在第一版、第二版、第三版的基础上做了适当的修改，在此，对参与前三版编写的各位老师的付出表示诚挚的感谢，对参考资料的原作者表示衷心的谢意。本教材在编写过程中，各位编者尽心竭力，反复审核，但由于水平有限，教材中可能存在不足之处，恳请使用本教材的师生给予批评指正。

贾焕金

2025 年 3 月

目　录

第1章 药理学总论

学习目标

1. 素质目标　树立预防为主的观点；充分认识药物作用的两重性。

2. 知识目标　掌握药物不良反应、首过效应、血浆半衰期、稳态血药浓度、受体激动剂（阻滞剂）、药酶诱导剂（抑制剂）等概念；熟悉药物的体内过程，联合用药的目的；了解药理学的概念及影响药物作用的因素。

3. 能力目标　能够区别药物和保健食品，具备认读药品说明书的能力。

第1节　概　　述

人类无法避免疾病的侵袭，只能设法减少其发生，抑制其发展，并采用各种方法尽量治愈疾病。在各种防治疾病的方案中，药物治疗是十分重要且常用的措施。掌握药物的药理作用、临床应用、不良反应等对指导临床用药具有重要意义。

一、药理学的概念与任务

药品是指用于预防、治疗、诊断人的疾病，有目的地调节人的生理功能并规定有适应证或者功能主治、用法和用量的物质，包括中药、化学药和生物制品等。

链 接　药物、药品和保健食品的区别

药物是广义概念，泛指所有具有预防、治疗或诊断疾病作用的物质。如常见的麦芽，因具有养心益气的功效可以作为药物使用，但并不是药品。保健（功能）食品是食品的一个种类，具有一般食品的共性，能调节人体的机能，适用于特定人群食用，但不以治疗疾病为目的。

药理学是为临床合理用药提供基本理论的医学基础学科。药理学研究药物与机体（包括病原体）相互作用的规律及其原理。主要研究两个方面内容：①药物效应动力学（简称药效学），研究药物对机体的作用及作用机制；②药物代谢动力学（简称药动学），主要研究药物的体内过程，包括药物的吸收、分布、代谢、排泄。药理学的学科任务是为阐明药物作用机制、改善药物质量、提高药物疗效、开发新药、发现药物新用途，并为探索细胞生理生化及病理过程提供实验资料。

二、药理学的发展史

我国医药起源最早可追溯到神农尝百草这一神话传说。《诗经》《山海经》等著作中已收载了许多药物。我国现存最早的药物学专著是约成书于西汉时期的《神农本草经》，收载药物 365 种。以后许多朝代都曾在此基础上进行整理补充。公元 657 年，唐代苏敬等儒臣和医官奉诏编修药学著作，历时两年成书，取名《新修本草》，收载药物 850 种，这是我国第一部由政府组织编修的药学权威著作，被认为是世界上第一部国家药典。明朝李时珍的《本草纲目》，是我国传统医学的经典著作，全书共收载药物 1892 种。

18 世纪，意大利生理学家费利斯・丰塔纳（Felice Fontana）通过动物实验对千余种药物进行了毒性测试，得出了天然药物都有其活性成分，选择作用于机体某个部位而引起典型反应。这一理论之后被德国化学家弗里德里希・史特纳（Friedrich Sertürne）所证实，他从罂粟中分离提纯出了吗啡。18 世纪后期有机化学的发展为药理学提供了基础，人们从植物药中不断提纯其活性成分，得到纯度较高的药物，如依米丁、奎宁、士的宁、可卡因等。德国微生物学家保罗・埃尔利希（Paul Ehrlich）从近千种有机砷化合物中筛选出治疗梅毒的胂凡纳明，这是第一种抗菌化学药物，标志着现代化学时代疗法的到来。药理学作为一门独立的学科应从德国药理学家鲁道夫・布赫海姆（Rudolf Buchheim）算起。他建立了第一个药理学实验室，出版了第一本药理学教科书，也是世界上第一位药理学教授。第二次世界大战结束后。药理学进入高速发展期，出现了抗肿瘤药、抗精神障碍药、抗高血压药、抗组胺药、抗肾上腺素药等。20 世纪中叶，青霉素和磺胺类药物的发现为治疗细菌性感染作出了巨大贡献。如今，药理学逐渐形成了许多各具特色的分支学科，如临床药理学、生化药理学、分子药理学、遗传药理学、时辰药理学、免疫药理学、肾脏药理学、生殖药理学、内分泌药理学等。

三、学习药理学的意义和方法

意义：学好本课程可为指导临床合理用药、预防和检测药物不良反应、开展药学服务和从事其他药剂专业工作岗位奠定良好的基础。

学习方法：药理学内容庞杂，药物名称、疾病名称、不良反应等多数是以记忆为主。因此，首先要认真听课并勤于复习；其次要善于归纳总结，寻找记忆捷径，如采用歌诀记忆、图表记忆等；最后要充分利用好教材资源，如利用案例和链接增强学科兴趣，利用自测题检验掌握程度，利用实践环节熟悉岗位要求。

第 2 节　药物对机体的作用——药物效应动力学

药物效应动力学，简称为药效学。药物作用是指药物对机体细胞所产生的初始作用；药物效应是药物作用于机体后机体所产生的反应；药物的作用是药物自身的特性，药物没有进入机体之前是没有效应的，但是它的作用依然存在。一般将两者统称为药物作用。

一、药物的基本作用

药物的基本作用指药物对机体原有生理功能活动的影响。有些药物可以使机体原有的生理功能加强，称为兴奋作用，反之为抑制作用。同一个药物对不同的组织器官可以产生不同的作用，如肾上腺素对心脏呈现兴奋作用，而对支气管平滑肌呈现抑制作用；即使是作用在同一组织器官，剂量不同也可能产生相反作用，如治疗量的新斯的明可以兴奋骨骼肌，剂量过大则可以抑制骨骼肌的兴奋性。

考点　药物的基本作用

二、药物作用的选择性

药物作用的选择性指药物进入机体后，只对某个或某些组织器官的功能影响明显，而对其他组织器官的影响则不明显或完全没有影响。药物作用的选择性使药物具有不同的适应证和不良反应，是药物分类的依据和选择用药的基础。药物作用的选择性与用药剂量有关。例如，小剂量的阿司匹林可以抑制血小板聚集，较大剂量时则发挥解热镇痛作用，大剂量时主要产生抗炎、抗风湿作用。

三、局部作用和吸收作用

药物在未被吸收前所出现的作用称局部作用；药物被机体吸收后对组织器官产生的作用称吸收作用。两者的主要区别是药物是否吸收入血而产生作用，如利多卡因浸润麻醉产生的是局部作用，但是发挥麻醉作用的同时也有部分药物从给药部位吸收进入血液循环产生吸收作用。

四、直接作用和间接作用

直接作用是指药物在所分布的组织器官直接产生作用；间接作用是由药物的直接作用通过机体的反射机制或生理调节而引发的相关作用。例如，新斯的明的兴奋骨骼肌作用，既能直接兴奋 N_2 受体，也可以通过抑制乙酰胆碱酯酶使乙酰胆碱增多，从而兴奋 N_2 受体，两者虽然产生的兴奋骨骼肌作用相同，但是前者是直接作用，后者是间接作用。

五、防治作用和不良反应

药物作用的两重性是指药物既具有防治作用又具有不良反应。临床用药主要发挥药物的防治作用，同时尽量避免或减轻药物的不良反应。

（一）防治作用

防治作用分预防作用和治疗作用两个部分。预防作用指提前用药以防止疾病发生。治疗作用可分为对因治疗和对症治疗。对症治疗虽然不能根除病因，但对诊断未明或病因未明、暂时无法根治的疾病却是十分必要的。对某些急危重症如休克、惊厥、心力衰竭、高热、剧痛等，对症治疗可能比对因治疗更为重要。我国传统医学认为“急则治标，缓则治本，标本兼治”，充分阐述了对症治疗和对因治疗的关系。

课程思政：扁鹊曾忠告，防病更重要

魏文王问扁鹊：“你们家兄弟三人都精于医术，到底哪一位最好呢？”扁鹊答：“长兄最好，中兄次之，我最差。”文王又问：“那为什么你却最出名呢？”扁鹊答：“长兄治病于病情发作之前，诊疗前后无甚感觉，一般人不知他事先已除去病因，所以名气全无；中兄治病于病情初起之时，一般人以为他只能治小病，所以他的名气只及本乡；而我治病于严重时，人们总看到我在经脉上穿针放血，在皮肤上开刀敷药，以为我的医术最高，因此名气响遍全国。”

（二）不良反应

药物不良反应指合格药品在正常用法用量下出现的与用药目的无关的或意外的有害反应。少数严重的不良反应是很难恢复的，称为药源性疾病。多数不良反应是药物固有作用的延伸，在一般情况下是可以预知的，但不一定是可以避免的。根据国际医学科学组织委员会（CIOMS）推荐，不良反应按其发生率分为十分常见（≥ 10%）、常见（1% ～ 10%，含 1%）、偶见（0.1% ～ 1%，含 0.1%）、罕见（0.01% ～ 0.1%，含 0.01%）和十分罕见（＜ 0.01%）5 级。比较严重的不良反应较罕见；根据不良反应与药理作用的关系，通常将其分为三型：A 型反应、B 型反应和 C 型反应。

1. A 型反应　主要是由于药物的药理作用增强所致，其特点是临床常见，一般可以预测，通常与剂量有关。在人群中发生率高，但是死亡率低。具有可重复性，停药或减量后症状很快减弱或消失。

（1）副作用　由于药理效应选择性低，涉及多个效应器官，当某一效应用作治疗目的时，其他效应就成为副作用。例如，阿托品用于解除胃肠痉挛时，将会引起口干、心悸、便秘等副作用。副作用一般不太严重，停药后可恢复；可预知，但是难以避免。随着用药目的不同，副作用和治疗作用可以相互转化，如阿托品用于严重的流涎主要就是利用其抑制腺体分泌作用。

（2）毒性反应　毒性反应也称毒性作用，是指药物引起身体较严重的功能紊乱或组织病理变化。一般是由于患者的个体差异、病理状态或合用其他药物使患者对药物的敏感性增加而引起的。那些药理作用较强，治疗剂量与中毒剂量较为接近的药物容易引起毒性反应。此外，肝、肾功能不全者，老人、儿童也易发生毒性反应。毒性反应包括短期内过量用药而发生的急性毒性反应和长期用药在体内蓄积而逐渐发生的慢性毒性反应。致癌、致畸胎、致突变三致反应属于慢性毒性范畴。毒性反应停药后有的不能恢复，有的恢复较慢；可预知，也能够避免。

（3）后遗效应　指停药后血药浓度已降至阈浓度以下时残存的药理效应。例如，服用地西泮催眠，第二天早晨出现困倦、乏力现象。

（4）停药反应　指长期使用某些药物，突然停药使原有疾病症状迅速重现或加重的现象。例如，长期服用降压药，突然停药可使血压突然回升。

（5）耐受性　指连续用药后药效递减，要增大剂量才可以产生疗效的现象。耐药性指微生物、寄生虫以及肿瘤细胞对于药物作用产生了耐受性。两者区别：一是对象不同，二是耐受性在停药一段时间后机体可恢复对药物的敏感性，而耐药性可长期保留。

（6）依赖性　指长期连续应用某药突然停药，患者渴望继续用药或出现明显的“戒断症状”。根据是否出现戒断症状可分为精神依赖性（习惯性）和生理依赖性（成瘾性）。容易产生依赖性的药品属于特殊管理的药品。

（7）继发反应　指药物治疗作用之后出现的不良反应，是治疗剂量下治疗作用本身带来的后果，也称治疗矛盾。例如，长期使用广谱抗菌药引起的二重感染。

2. B型反应（质变型异常）　是与正常的药理作用无关的一种异常反应。通常与剂量无关，难以预测。其发生率低，但死亡率高。主要与患者的遗传因素和免疫机制有关。

（1）变态反应　指机体对某些抗原初次应答致敏后，再次接受相同抗原刺激时所出现的异常过度免疫应答，又称超敏反应。反应性质与药物原有效应无关，用药理拮抗药解救无效。反应程度差异很大，与剂量也无关，从轻微的皮疹、发热至造血系统抑制，肝肾功能损害、休克等。停药后反应逐渐消失，再用时可能再发。致敏物质可能是药物本身，可能是其代谢产物，也可能是药剂中的杂质。临床用药前常通过皮肤过敏试验评估过敏风险，但可能出现假阳性或假阴性反应。

（2）特异质反应　指服用某些药物后出现的一些与药物本身药理作用无关，也和一般人群不同的反应。这些反应的出现往往与先天性、遗传性因素有关。例如，葡萄糖-6-磷酸脱氢酶缺乏的患者使用磺胺类药物可导致溶血性贫血。

（3）高敏性　少数人对药物特别敏感，应用较小剂量即可产生很强的作用称为高敏性。和高敏性相对的称先天耐受性。

3. C型反应　是指A型和B型反应之外的异常反应。一般在长期用药后出现，潜伏期较长，没有明确的时间关系，难以预测。有些发病机制尚不清楚，仍在探讨之中。

链接

20世纪60年代左右，许多国家的医生都在使用一种名为沙利度胺（反应停）的药来缓解孕妇妊娠反应，很多孕妇吃了该药后恶心的症状得到了明显的改善。于是，反应停被大量生产、销售，在某些地区，患者甚至不需要医生处方就能购买到反应停。但随即而来的是，许多新出生的婴儿都出现短肢畸形，形同海豹，被称为“海豹肢畸形”。1961年，婴儿出现短肢畸形被证实是孕妇服用了反应停所致。于是，该药被禁用。然而，受其影响的婴儿已多达1.2万余名。经过媒体的进一步披露，人们才得知在反应停出售之前，有关机构并未仔细检验其可能产生的不良反应。记者的发现震惊了世界，引起了公众的愤怒，最终，该药的销售者支付了相应的赔偿。

考点　药物作用的两重性和不良反应的概念、分类

六、药物的量效关系

1. 量效关系　是指药理效应与剂量在一定范围内成比例的关系。但是多数药物具有最大效应，剂量增加到一定程度，效应不再增加，所谓“增量不增效”。

2. 量反应与质反应　药理效应强弱有的是连续增减的量变，称为量反应，如血压的升降、平滑肌的舒缩等，可用具体数量或最大反应的百分率表示。有些药理效应只能用有或无，阳性或阴性表示，称为质反应，如死亡与生存、抽搐与不抽搐等，必须用多个动物或多个实验标本以阳性率来表示。

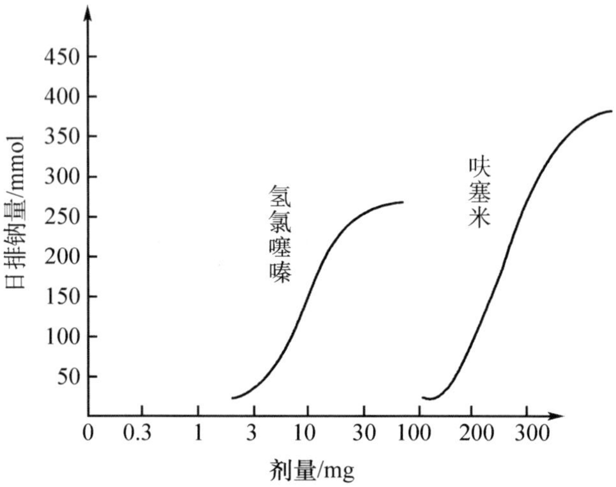

图 1-1　呋塞米和氢氯噻嗪作用强度及最大效能比较
横坐标为对数尺度

3. 效能和效价　当药物效应达到某一强度后，再增加浓度或剂量而效应不再增强，此时的最大效应称为效能，反映药物的内在活性。药物效价指能引起等效反应的相对浓度或剂量，反映药物与受体的亲和力，其值越小则强度越大。药物的效能与效价含义完全不同，两者并不平行。例如，利尿药以每日排钠量为效应指标进行比较，氢氯噻嗪的效价大于呋塞米，而后者的最大效能大于前者（图 1-1）。通常我们说药物的作用强弱主要指药物的最大效能。给很小的剂量就能产生很大的效应说明药物的效能和效价都很强。

4. 治疗指数（TI）　主要用于评价药物的安全性，指药物半数致死量（LD_{50}，引起 50% 实验对象死亡的药量）和半数有效量（ED_{50}，引起 50% 实验对象出现阳性反应时的药量）的比值。半数有效量是能引起 50% 阳性反应的剂量。一般来说，治疗指数越大，药物的安全性就越高。

考点　治疗指数的概念和意义

七、药物的作用机制

药物效应多种多样，是不同药物分子与机体不同靶细胞间相互作用的结果。药物效应是机体细胞原有功能水平的改变，从药理学角度来说，药物作用机制要从细胞功能方面去探索。

（一）影响受体

受体是存在于细胞膜或细胞内，能和配体产生特异性结合并继发一系列生理生化反应的蛋白质。受体具有特异性、可逆性和饱和性。配体指能与受体结合的递质或药物。体内有许多受体，如 M、β、N、阿片受体等，这些受体能和体内的特异性配体结合并产生一系列生理效应。

1. 受体与药物　药物通过受体而产生作用要具备两个条件：能与受体结合的能力称亲和力，其强弱决定药物作用的效价；药物能激动受体的能力称内在活性，其大小决定了药物的效能。这里所说的激动受体的能力就是指药物和受体结合后产生的作用与该受体和内源性配体结合产生作用的一致性。根据药物对受体的影响，可以将药物分为以下几类（表 1-1）。

表 1-1　作用于受体的药物分类

种类	亲和力	内在活性
受体激动剂	较强	较强
受体阻滞剂	较强	无
部分激动剂	较强	较弱

2. 受体的调节　受体的代谢转换处于动态平衡状态，其数量、亲和力及效应力经常受到各种生理及药理因素的影响。连续使用受体激动剂可以造成药效递减，引起耐受性。这一现象称为受体的向下调节。与此相反，在连续应用阻滞剂后受体会向上调节。例如，长期应用 β 受体阻滞剂后，由于受体向上调节，突然停药时会出现反跳反应。

考点　受体激动剂和受体阻滞剂的概念

（二）其他作用机制

1. 改变机体的理化环境　如抗酸药通过中和胃酸来治疗胃溃疡，甘露醇在肾小管内通过提高渗透压而产生利尿作用等，都是通过简单的化学反应或物理作用来改变机体的理化环境而产生的药理效应。

2. 参与或干扰细胞代谢　通过补充生命代谢物质以治疗相应缺乏症，如补充铁盐治疗贫血、补充胰岛素治疗糖尿病等。

3. 影响生理物质转运　很多无机离子、代谢物、神经递质、激素在体内的主动转运都需要载体参与。干扰这一环节可以产生明显的药理效应。例如，利尿药通过抑制肾小管 Na^+-K^+、Na^+-H^+ 交换而发挥排钠利尿作用。

4. 影响酶的活性　酶在体内分布极广，参与所有细胞的生命活动，而且极易受各种因素的影响，是药物作用的主要对象。多数药物能抑制酶的活性，如新斯的明竞争性抑制胆碱酯酶，奥美拉唑能够不可逆地抑制胃黏膜上的 H^+-K^+-ATP 酶。此外，有些药物本身就是酶，如胃蛋白酶。

5. 影响核酸代谢　许多抗癌药是通过干扰癌细胞 DNA 或 RNA 代谢过程而发挥疗效。喹诺酮类药物也是通过影响细菌核酸代谢而发挥抑菌或杀菌效应。

第 3 节　机体对药物的影响——药物代谢动力学

药物代谢动力学，简称为药动学，是定量研究药物的体内过程及体内药物浓度随时间变化的规律。药物进入机体后，一方面作用于机体而影响某些组织器官的功能；另一方面在机体的影响下，可以发生一系列变化，主要包括吸收、分布、生物转化和排泄四个过程。它们可以归纳为两大方面：一是药物在体内位置的变化，即药物的转运，如吸收、分布和排泄；二是药物的化学结构的改变，即药物的生物转化。转运和转化引起了药物在体内量或浓度的变化，而且这一变化与用药时间密切相关。

一、吸　收

药物的吸收是指药物自体外或给药部位进入血液循环的过程。该过程直接影响药物起效的快慢和作用的强度。影响药物吸收的因素分为药物因素和机体因素。

1. 药物的理化性质　多数药物按简单扩散方式进入体内。扩散速度除取决于膜的性质、面积及膜两侧的浓度梯度外，还与药物的性质有关。相对分子质量小、脂溶性高、极性小的药物较易通过生物膜。药物多是弱酸性或弱碱性有机化合物，其解离程度受其所在溶液的 pH 影响。非解离型药物可以自由穿透生物膜，而解离型药物就被限制在膜的一侧，这种现象称为离子屏障。弱酸性药物在碱性环境中易发生解离，非解离型的药物少，不容易进行跨膜转运；而弱碱性药物在碱性环境中不易发生解离，非解离型的药物多，容易进行跨膜转运。例如，弱酸性药物在胃液中非解离型多，在胃中即可被吸收。弱碱性药物在酸性胃液中解离型多，主要在小肠吸收。改变体液的 pH，使药物的解离程度发生变化，就会影响药物的吸收和分布，也有少部分药物可以通过简单扩散、易化扩散和主动转运方式进行转运。几种转运方式的主要特点见表 1-2。

表 1-2　与药物有关的几种转运方式的主要区别

转运方式	能量	浓度差	载体	饱和性和竞争性	药物
简单扩散	不耗能	顺	不需要	无	大多数药物
易化扩散	不耗能	顺	需要	有	葡萄糖、氨基酸等
主动转运	耗能	逆	需要	有	氟尿嘧啶、甲基多巴等

2. 给药途径　是影响药物吸收的首要因素，一般分为消化道给药和非消化道给药两种形式。前者主要包括口服、舌下、直肠给药；后者主要有注射给药、呼吸道给药和皮肤黏膜给药。

（1）胃肠道给药　口服给药是最常用、最经济、最安全、最方便的给药途径。小肠是主要吸收部位。药物吸收后通过门静脉进入肝脏。药物经胃肠道吸收后未达全身循环之前，在肝脏中被药物代谢酶代谢的现象称为首过效应。口服给药虽然优点很多，但是吸收较慢，且吸收不完全，不适用于易在胃肠道破坏的、对胃刺激大、首过效应大的药物，也不适用于昏迷及婴儿等不能口服的患者。舌下及直肠给药虽可避免首过效应，吸收也较迅速，但受限制因素很多，应用较少。

考点　首过效应的概念和意义

（2）注射给药　静脉注射可使药物迅速而准确地进入体循环，没有吸收过程。肌内注射及皮下注射药物也可全部吸收，一般吸收速率较口服快。动脉注射可将药物输送至该动脉分布部位，发挥局部疗效以减少全身反应，如将纤维蛋白溶解药直接用导管注入冠状动脉以治疗心肌梗死。

链 接　直肠给药深与浅，首过效应存或免

直肠给药是很好的一种给药途径。将栓剂推入肛门内 2 ～ 4cm，药物通过直肠中、下段的毛细血管吸收进入下痔静脉和中痔静脉，然后经下腔静脉回流入右心房，其间不经过肝脏，因此避免了首过效应。但是如果药物塞入肛门内超过 6cm，这时药物被吸收后经上痔静脉进入门脉系统，虽然上痔静脉和中痔静脉有广泛交通，但也约有 50% 药物不能绕过肝脏，因而发生首过效应。

（3）呼吸道给药　药物从支气管黏膜和肺泡上皮细胞吸收入血，产生作用快。

（4）经皮给药　脂溶性药物可以缓慢通过皮肤，产生局部或全身作用。例如，硝酸甘油就可以制成缓释贴皮剂来预防心绞痛发作。

二、分　　布

分布是指进入体循环的药物随血流转运至组织器官的过程。药物在血液和组织器官的分布是不均匀的，受到许多因素的影响。

1. 药物与血浆蛋白结合率　药物进入体循环后首先与血浆蛋白结合。药物能否与血浆蛋白结合，是由药物自身的理化性质决定的。药物与血浆蛋白的结合具有如下特点：药物与血浆蛋白的结合是可逆的；结合物分子变大，不能通过毛细血管壁，暂时“储存”于血液中，因此结合后药理活性暂时消失；两个药物可能竞争与同一蛋白结合而发生置换现象。例如，某药结合率达 99%，当被另一种药置换而下降 1% 时，则游离型（具有药理活性）药物浓度在理论上将增加 100%，可能导致中毒。但一般药物在被置换过程中，游离型药物会加速消除，因此血浆中游离型药物浓度难以持续增高。药物也可能与内源性代谢物竞争与血浆蛋白的结合，如磺胺类药物可竞争性结合血浆蛋白，置换出已结合的胆红素，可能导致新生儿胆红素水平升高，诱发胆红素脑病。血浆蛋白过少（如肝硬化）或变质（如尿毒症）时，药物血浆蛋白结合率下降，导致游离型药物浓度增加，因而容易发生毒性反应。

2. 体液 pH　是决定药物分布的另一因素，细胞内液 pH（约 7.0）略低于细胞外液（约 7.4），弱碱性药物在细胞内液浓度略高，弱酸性药物在细胞外液浓度略高。根据这一原理，弱酸性药物苯巴比妥中毒时用碳酸氢钠碱化血液及尿液，可使脑细胞中药物向血浆转移并加速其从尿中排泄，使中毒症状减轻。

3. 体内屏障　脑脊液中药物浓度一般总是低于血浆浓度，这是大脑的自我保护机

制。相对分子质量小、脂溶性强的药物容易透过血 - 脑屏障。炎症能增加血 - 脑屏障的通透性，故脑膜炎时，很难透过血 - 脑屏障的青霉素也能在脑中达到满意的治疗浓度。胎盘屏障的通透性与一般毛细管无显著差别，因此，在妊娠期间应禁用对胎儿发育有影响的药物。

4. 器官血流量和药物与组织亲和力　人体各组织器官的血流量差别很大。在肝、肾、肺等高血流灌注器官，药物分布快且分布较多。有些药物对某些组织器官有特殊的亲和力，如碘浓集于甲状腺中；氯喹在肝中浓度高于血液中数百倍。

三、生物转化

药物进行生物转化的主要场所是肝脏，参与生物转化的肝细胞内质网上的细胞色素 P450 酶系统是促进药物生物转化的主要酶系统，简称肝药酶。肝药酶可对多种药物产生影响，且选择性不高，个体差异大。其活性决定着药物生物转化的速度。许多药物可以影响肝药酶的活性，凡是使肝药酶活性增强或合成加速的药物称为肝药酶诱导剂，反之是肝药酶抑制剂。肝药酶诱导剂可以使经肝脏灭活的药物代谢加快，作用减弱，是药物产生耐受性的原因之一。肝药酶抑制剂可以使经肝脏灭活的药物代谢减慢，作用增强。常见的肝药酶诱导剂和肝药酶抑制剂见表 1-3。生物转化分两步进行：第一步为氧化、还原或水解，第二步为结合。第一步反应使多数药物灭活，但少数药物可被活化。第二步与体内物质结合后总是使药物活性降低或灭活，并使药物极性增加以利于从肾脏排泄。药物的灭活指经过生物转化后，药物失去了药理活性，药物在血浆内的浓度降低，作用减弱。药物的活化指原来没有药理活性或活性较弱的药物经过生物转化后变成有活性或活性增强的代谢产物。

表 1-3　常见的肝药酶诱导剂和肝药酶抑制剂

类别	药物名称
肝药酶诱导剂	巴比妥类、卡马西平、乙醇、灰黄霉素、苯妥英钠、利福平等
肝药酶抑制剂	氯霉素、甲硝唑、西咪替丁、环丙沙星、红霉素、异烟肼等

考点　肝药酶诱导剂和肝药酶抑制剂的概念

链接　前药无活性　转化能治病

前药指用化学方法将有活性的原药转变成无活性衍生物，在体内经酶促或非酶促反应释放出原药而发挥疗效。保持药物的基本结构，仅在某些官能团上作出一定的化学结构改变的方法，称为化学结构修饰。如果药物经过化学结构修饰后得到的化合物，在体外没有或很少有活性，在生物体或人体内通过酶的作用又转化为原来的药物而发挥药效时，则称原来的药物为母体药物，修饰后得到的化合物为前体药物，简称前药。例如，贝诺酯是阿司匹林和对乙酰氨基酚的酯化缩合物，减小了阿司匹林和对乙酰氨基酚各自游离时对胃部的直接刺激，在体内须转化为阿司匹林和对乙酰氨基酚才能发挥作用。

四、排　泄

肾是药物排泄的主要器官，此外消化道、肺、乳腺、唾液腺等也能排泄一部分药物。

1. 肾排泄　那些经过生物转化后极性高、水溶性强的代谢产物容易从肾排出。有些药物在近曲小管由载体主动转运入肾小管，排泄较快。在该处有两个主动分泌通道，一个是弱酸类通道，另一个是弱碱类通道，分别由两类载体转运，同类药物间可能有竞争性抑制。例如，丙磺舒抑制青霉素主动分泌，使后者排泄减慢，药效延长并增强。碱化尿液使酸性药物在尿中解离型增多，酸化尿液使碱性药物在尿中解离型增多，从而阻止药物再吸收，加速其排泄，这是药物中毒常用的解毒方法。

2. 胆汁排泄　有些药物及其代谢产物可随胆汁排入肠腔。其中，大部分药物直接随着肠内容物排出体外，少部分药物又被肠黏膜重吸收进入门静脉，这一过程称为肝肠循环。肝肠循环可使药物排泄减慢、药效延长，反复用药时易引起药物的蓄积。

3. 其他排泄途径　乳汁 pH 略低于血浆，碱性药物可以自乳汁排泄，哺乳婴儿可能受累。胃液酸度更高，某些生物碱（如吗啡等）注射给药也可向胃液扩散，洗胃是中毒治疗和诊断的措施。药物也可自唾液及汗液排泄，如利福平等。肺脏是某些挥发性药物的主要排泄途径，检测呼出气中的乙醇含量是诊断酒后驾车的快速简便的方法。

考点　药物排泄的主要途径

五、体内药量变化的时间过程

药物在体内经过吸收、分布、生物转化和排泄的处理过程，使体内药物浓度始终处于动态变化之中。处于动态变化的药物有一定的规律性，可以用一些参数来描述。

（一）药物的消除和蓄积

药物经过生物转化和排泄使药理活性下降或消失的过程称消除。药物在体内消除的方式主要有两种类型（表 1-4）。

表 1-4　恒量消除和恒比消除的区别

类型	消除量与血药浓度	单位时间消除量	所占地位
恒比消除	有关，成正比	不恒定	多数药物
恒量消除	无关	恒定	少数药物

1. 恒比消除　又称一级动力学消除，指单位时间内药物按恒定的比例进行消除。绝大多数药物属于这一类型。

2. 恒量消除　又称零级动力学消除，指单位时间内药物按恒定的数量进行消除。当体内药量过大，并超过机体恒比消除能力的极限时，机体只能以恒定的最大速度进行消除，待血药浓度降到一定水平时转化为恒比消除。

反复多次给药，药物的吸收量大于消除量，使药物在体内的浓度逐渐升高的过程称为蓄积。蓄积作用既可以使药物达到满意的治疗浓度，也可以造成血药浓度过大，引起中毒。

（二）常用的药动学参数

药动学参数很多，可以借此来阐明体内药量随时间的变化规律，指导临床用药。

1. 半衰期（$t_{1/2}$） 通常是指血浆半衰期，即血浆药物浓度下降一半所需要的时间。它反映了药物在体内消除速度的快慢。药物血浆半衰期的主要意义如下所述。

（1）大致确定给药间隔。血浆半衰期长，给药间隔的时间也长。

（2）是某些药物分类的依据。可根据血浆半衰期的长短分为长效、中效、速效药物等。

（3）确定一次给药药物在体内完全消除的时间。经过 5 个血浆半衰期，体内大约只剩下原药物浓度的 3%，此时可认为药物基本消除。

（4）估计药物达到稳态血药浓度（坪值）的时间。

（5）反应主要消除器官肝、肾的功能状态。当肝、肾功能减退时，药物排泄障碍，可引起药物的半衰期延长。

2. 稳态血药浓度（C_{ss}） 以血浆半衰期为间隔等量给药，经过 5 个血浆半衰期左右，药物的吸收和消除达到平衡，药物的血浆浓度达到一个相对恒定的水平，把这一稳定的血药浓度水平称为稳态血药浓度（坪值）。坪值的高度与每日给药量成正比，每日给药量不变，改变给药次数，只影响血药浓度的波动幅度。根据药物的特点或病情危重情况，有时需要药物在体内迅速达到坪值，这时可以先给予负荷剂量，然后再给予维持量，如可采用首次剂量加倍的办法使药物在一个半衰期内达到坪值（图 1-2）。

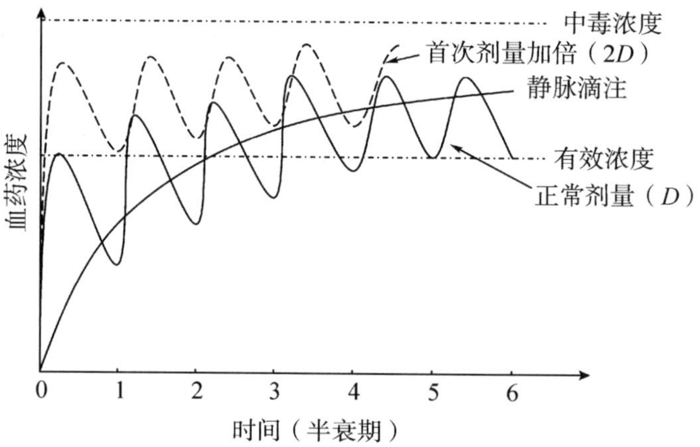

图 1-2 多次给药药物达到稳态血药浓度示意图

3. 生物利用度（F） 指药物制剂被机体吸收利用的速率和程度，是评价制剂吸收程度的重要指标。同一药物的制剂由于各药厂的制造工艺不同，甚至同一药厂的生产批号不同，其生物利用度也可能发生很大的差异。

考点 药物血浆半衰期和稳态血药浓度的概念意义

（三）时量关系和时效关系

一般来说，血药浓度与作用强度呈平行关系。血药浓度随时间变化的动态过程，可以用时量关系来表示。同样药物的效应也随着时间的推移而发生有规律的变化，可用时效关系来表示。时量关系曲线可以分为三期（图 1-3）：潜伏期、持续期和残留期。潜伏期指从开始用药到血药浓度达到最低有效浓度的时间，其长短取决于药物吸收和分布的速度；持续期指血药浓度维持在最低有效浓度之上的时间，其长短取决于药物吸收和消除的速度；残留期指药物浓度虽降至最低有效浓度以下，但尚未自体内完全消除的时间，其长短取决于药物的消除速度。残留期长说明药物在体内有蓄积现象，多次反复用药易致蓄积中毒。

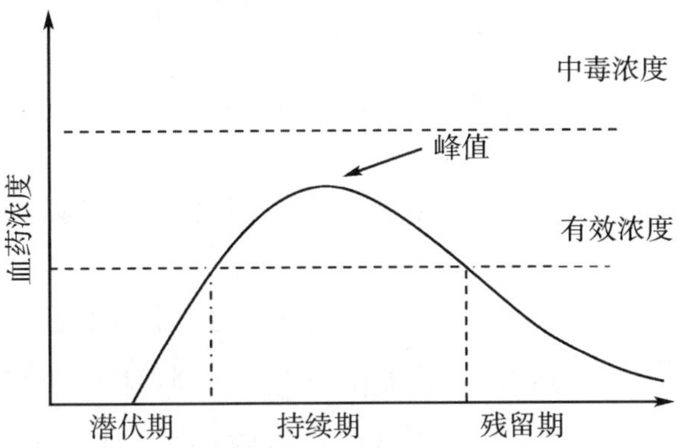

图 1-3　非静脉给药的时量（效）关系曲线

第 4 节　影响药物作用的因素

同样剂量的某一药物，不同患者使用不一定都能达到相等的血药浓度，相等的血药浓度也不一定都能达到等同的药效。药物作用的强弱受药物方面、机体方面等诸多因素的影响。了解影响药物作用的因素，有利于更好地掌握药物的作用特点和作用规律，充分发挥药物的疗效，同时尽可能避免药物引起的不良反应。

一、药物方面的因素

（一）药物剂型及给药途径

同一药物可有不同剂型适用于不同的给药途径。不同给药途径药物的吸收速度不同，一般规律是腹腔注射＞（快于）吸入＞舌下＞直肠＞肌内注射＞皮下注射＞口服＞经皮给药。不同给药途径也可使药物产生不同的作用，如硫酸镁口服可用来导泻，注射给药则可产生降压、抗惊厥作用。近年来药动学的发展，为临床用药提供了许多新的剂型。缓释制剂利用无药理活性的基质或包衣阻止药物迅速溶出以达到缓慢且非恒速释放药物的目的。控释制剂可以控制药物按零级动力学缓慢恒速释放。这些新剂型使给药更方便，药物血浆浓度更平稳，药物作用时间更长。

（二）药物的结构

药物的化学结构是其产生药理作用的基础。一般来说药物的化学结构相似，其作用也相似，如氨基糖苷类药物。也有化学结构相似但作用相反或不同的，如华法林与维生素 K、奎尼丁与奎宁。

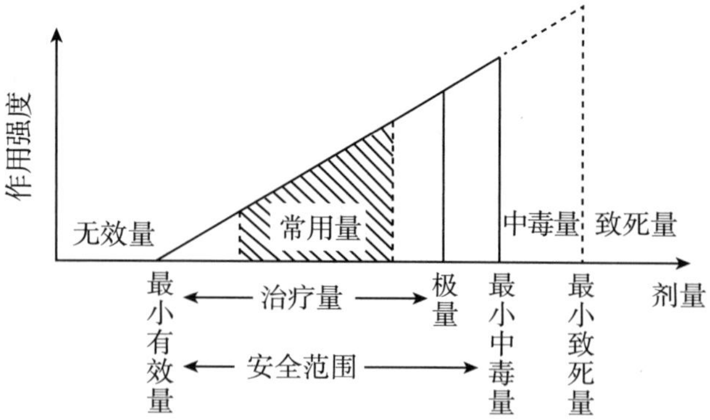

图 1-4 药物的剂量与作用关系示意图

（三）药物的剂量

药物剂量不同产生的作用也不同。一般来说，在一定范围内剂量越大，药物在体内的浓度越高，产生的作用也就越强。但是超过一定范围，药物在体内的浓度过高时，也可引起中毒，甚至死亡。因此，临床用药一定要严格掌握用药剂量，既发挥防治作用，又要减少毒性反应发生。图 1-4 显示了与药物剂量有关的几个概念。

1. 最小有效量　开始出现效应的最小剂量。

2. 极量（最大治疗量）　临床允许使用的最大剂量。超过这个剂量就容易引起中毒，是安全用药的极限。除特殊需要，临床用药一般不宜超过极量。

3. 治疗量　最小有效量和极量之间的剂量范围。

4. 常用量　在治疗量范围内，既能产生明显疗效又不容易产生中毒反应的剂量范围。

5. 安全范围　最小有效量和最小中毒量之间的剂量范围。

考点 极量和治疗量的概念

（四）给药次数和时间

有些药物对给药时间有一定的要求，可以影响药物的疗效和不良反应。例如，催眠药应在睡前服用；助消化药最好饭时服用；某些对胃有刺激的药物，应在饭后服用；驱肠虫药宜空腹服用；胃黏膜保护药应在饭前服用；长期服用糖皮质激素类药物，应根据体内糖皮质激素分泌的昼夜规律在上午 8 点左右给药。饭前、饭后、空腹等都有具体的时间段要求（表 1-5）。

表 1-5 给药时间的含义

时间点	时间要求	药物举例
饭前	进餐前 30 ～ 60min	胃黏膜保护药；胃肠解痉药
饭后	饭后 15 ～ 30min	硫酸亚铁；阿司匹林
空腹	清晨未进食前 30 ～ 60min 或饭前 1h 或饭后 2h 以上	利福平；四环素；硫酸镁（导泻）
睡前	睡前 15 ～ 30min	催眠药；缓泻药酚酞片

给药次数通常由病情严重程度和药物的半衰期决定。半衰期短的需增加给药次数，反之则减少给药次数。有机磷农药中毒抢救时，即使阿托品的半衰期较短，仍要反复多次给药，这主要考虑了病情。

（五）联合用药及药物相互作用

联合用药指两种或两种以上的药物一起或先后使用。联合用药的主要目的是增加疗效；减少药物不良反应和延缓耐药性产生，有时也是为了治疗同一患者的多个病症。联合用药时不可避免地会出现药物间的相互作用。药物联合应用后使药物效应增强称为协同作用；联合用药后使药物效应减弱称拮抗作用。两种或两种以上药物混合使用或制成制剂时，发生体外的相互作用，导致药物中和、水解、破坏、失效等理化反应，这时可能出现浑浊、沉淀、产生气体及变色等外观异常的现象，这种情况称为配伍禁忌。有些药品配伍可使药物的治疗作用减弱，导致治疗失败；有些药品配伍可使副作用或毒性增强，引起严重不良反应；还有些药品配伍可使治疗作用过度增强，超出了机体耐受能力，也可引起不良反应，甚至危害患者。这些配伍可能在体外无物理或化学变化，但仍属配伍禁忌。

不恰当的联合用药往往由于药物间的相互作用而使疗效降低或出现不良反应。因此，应尽量避免联合用药。联合用药的数量越多，不良反应发生的概率越大。中老年人同时患有几种疾病的现象非常普遍，因而不合理用药的现象也十分严重。联合用药一定要根据疾病和药物特点，权衡利弊，既要考虑联合后的疗效，又要充分重视联合后可能增加的不良反应。

考点　联合用药的目的

二、机体方面的因素

（一）年龄

1. 小儿　小儿特别是婴幼儿，各种生理功能，包括自身调节功能尚未充分发育，对药物的反应一般比较敏感。小儿在药物的选择上和剂量上都与成年人有很大差别。小儿给药剂量计算方法有很多，但常用的计算方法有以下两种。

（1）按体重计算　这是最常用的方法，如果按体重计算后的剂量超过成人剂量，则以成人剂量为上限。现在测量体重非常方便，最好不要用公式计算或估计。

1）若已知小儿每日（次）每千克体重给药量，计算方法如下。

每日（次）剂量 = 小儿体重（kg）× 每日（次）每千克体重给药量

2）有些药物没有每日（次）每千克体重给药量，只有成人剂量，计算方法如下。

小儿用量 = 小儿重量（kg）× 成人剂量 /70（kg，成人平均体重）

此法简便易行，但存在年幼者求得的剂量偏低，年长者求得的剂量偏高的问题，因此应根据临床经验做适当调整。

（2）根据体表面积计算　比较合理，可避免按体重计算的缺点。用体表每平方米表达药量，适合各年龄小儿，同样也适合成人，但因计算比较复杂，目前限制了其应用。

如体重≤ 30kg，小儿的体表面积（m^2）= 体重（kg）×0.035+0.1。

如体重＞ 30kg，小儿的体表面积（m^2）=[体重（kg）–30]×0.02+1.05。

1）若已知某种药每平方米体表面积的剂量：直接乘以个人的体表面积即可。

2）若不知每平方米体表面积的剂量：儿童剂量 = 成人剂量 × 小儿体表面积（m^2）/ $1.73m^2$。

考点 儿童给药剂量按体重计算公式

2. 老年人　老年人实际年龄与其生理年龄通常并不一致，即老年人生理功能衰退的迟早快慢各人不同，因此没有按老年人年龄计算用药剂量的公式，也没有绝对的年龄划分界线，在医学上一般将 65 岁以上划分为老年人。老年人对药物的吸收变化不大。老年人血浆蛋白量较低，体液较少，脂肪较多，故药物血浆蛋白结合率偏低。老年人肝肾功能随年龄增长而自然衰退，故药物的消除能力逐年下降，各种药物血浆半衰期都有程度不同的延长，如在肝灭活的地西泮的血浆半衰期可延长 4 倍，自肾排泄的氨基糖苷类抗生素的血浆半衰期可延长 2 倍以上。在药效学方面，老年人对许多药物反应特别敏感，如中枢神经系统药物易致精神错乱，心血管系统药物易致血压下降及心律失常，非甾体抗炎药易致胃肠道出血，M 受体阻滞剂易致尿潴留、大便秘结及青光眼发作等。60 ～ 80 岁老年人用药剂量一般应减为成人剂量的 2/3 ～ 3/4，80 岁以上老年人一般应减为成人剂量的 1/2。

（二）性别

通常情况下，人对药物的反应在性别上差异不大，但要注意女性在月经期、妊娠期、分娩期、哺乳期的用药。月经期不宜服用泻药和抗凝血药，以免盆腔充血或月经增多。对于已知的致畸药物，如乙醇、华法林、苯妥英钠及性激素等在妊娠期内应严格禁用。在哺乳期间还应考虑药物通过乳汁对婴儿发育的影响。

（三）遗传异常

先天性遗传异常对药物效应的影响近年来日益受到重视，至少已有 100 余种与药物效应有关的遗传异常基因被发现，现已形成一个独立的药理学分支——遗传药理学。遗传异常主要表现在对药物体内转化的异常，可分为快代谢型及慢代谢型。前者使药物快速灭活，后者使药物灭活较缓慢，两种类型均会影响药物血浆浓度及效应强弱和持续时间。不良反应中的特异质反应、超敏反应多数已通过遗传异常获得解释。

（四）心理因素

心理因素对药物乃至疾病的影响越来越受到重视。安慰剂是不具药理活性的剂型（如含乳糖或淀粉的片剂或含盐水的注射剂）。对于头痛、心绞痛、手术后痛、感冒咳嗽、神经官能症等，某些心理治疗方式能获得 30% ～ 50% 的疗效，这主要是通过心理暗示等心理因素取得的。安慰剂对心理因素控制的自主神经系统功能影响较大，如血压、心率、胃分泌、呕吐、性功能等。它在患者信心不足时还会引起不良反应。医务工作者的一言一行等服务态度都可能发挥安慰剂作用，要充分利用这一效应。

（五）病理情况

肝肾功能不足会分别影响在肝转化及自肾排泄药物的清除率，可以通过适当延长给药间隔和（或）减少给药剂量加以解决。神经功能抑制时，如巴比妥类中毒时能耐受较大剂量中枢兴奋药而不致惊厥，惊厥时却能耐受较大剂量苯巴比妥。有些药物只有在病理情况下才产生作用，如对乙酰氨基酚只对发热的患者有解热降温作用；强心苷类药物只对心力衰竭的患者有降低心肌耗氧量作用。

自测题

一、名词解释

1. 不良反应　　2. 副作用
3. 变态反应　　4. 治疗指数
5. 受体激动剂　　6. 耐受性
7. 依赖性　　8. 首过效应
9. 肝肠循环　　10. 生物利用度
11. 血浆半衰期　　12. 稳态血药浓度
13. 极量　　14. 联合用药
15. 安慰剂

二、选择题

【A 型题】

1. 副作用是
A. 治疗剂量下所产生的与治疗目的无关的作用
B. 长期用药或剂量过大产生的不良反应
C. 机体对药物的耐受性低所产生的
D. 机体对药物的敏感性过高引起的不良反应
E. 无治疗效果的作用

2. 用苯巴比妥类镇静催眠药治疗失眠症，醒后思睡、乏力，这是药物的
A. 治疗作用　　B. 副作用
C. 后遗效应　　D. 继发反应
E. 选择性作用

3. 受体激动剂是
A. 与受体有较强的亲和力，又有很强的内在活性的药物
B. 与受体有较强的亲和力，无内在活性的药物
C. 与受体无亲和力，有很强的内在活性的药物
D. 与受体有亲和力，又有很弱的内在活性的药物
E. 与受体无亲和力，内在活性弱的药物

4. 关于与药物有关的描述，错误的是
A. 药物都有治疗作用
B. 临床用药均有一定的剂量范围
C. 多数药物作用于受体
D. 维生素 C 也有一定不良反应
E. 有些药物可以影响酶的活性

5. 药物产生副作用的原因是
A. 半数致死量较大
B. 给药方式不当
C. 药物作用的选择性较小
D. 药物剂量较大
E. 机体对药物过于敏感

6. 药物的过敏反应与
A. 剂量大小有关　　B. 药物毒性大小有关
C. 年龄有关　　D. 性别有关
E. 个体差异有关

7. 以下可评价药物安全性的是
A. 有效量　　B. 常用量
C. 最小致死量　　D. 半数致死量
E. 治疗指数

8. B 型药物不良反应的特点是
A. 发病率低，死亡率高
B. 较轻，可逆转
C. 较易发现
D. 多与剂量有关
E. 与药理作用有关连

9. 血浆蛋白结合率高的药物，一般游离型药物浓度
A. 高，作用强
B. 低，作用强
C. 高，作用弱，排泄慢
D. 低，作用弱，排泄慢
E. 低，作用弱，排泄快

10. 一般来说弱酸性药在碱性环境中
A. 解离少，不易通过生物膜
B. 解离多，易通过生物膜
C. 解离少，易通过生物膜
D. 解离多，不易通过生物膜
E. 药物在膜两侧的分布与 pH 无关
11. 定时定量给药时约经几个 $t_{1/2}$ 达到稳态血药浓度
A. 2 个　B. 3 个
C. 8 个　D. 5 个
E. 1 个
12. 硝酸甘油口服后血中药物浓度达不到治疗浓度，必须舌下给药，这是因为该药
A. 口服不吸收　B. 口服对胃刺激性强
C. 首过效应量大　D. 口服排泄快
E. 容易被胃酸破坏
13. 某药的 $t_{1/2}$ 为 3h，若给药时间间隔为 3h，约经过多少小时达到稳态血浓度
A. 6h　B. 9h
C. 15h　D. 20h
E. 30h
14. 细胞内液的pH约为7.0，细胞外液的pH为7.4，弱酸性药物在细胞外液中
A. 解离少，易进入细胞内
B. 解离多，易进入细胞内
C. 解离多，不易进入细胞内
D. 解离少，不易进入细胞内
E. 药物在膜两侧的分布与 pH 无关
15. 常用的给药途径和药物主要的排泄途径是
A. 口服；肾脏
B. 静脉滴注；肾脏
C. 肌内注射；消化道
D. 口服；消化道
E. 舌下；肾脏
16. 在定时定量反复多次给药时，为了立即达到稳态血药浓度应
A. 增加每次给药的剂量
B. 首次剂量加倍
C. 缩短给药时间间隔
D. 连续快速静脉给药
E. 增加静脉滴注的速度
17. 某药按一级动力学消除，快速静脉滴注给药时，达到稳态血药浓度的时间取决于
A. 药物的半衰期
B. 生物利用度
C. 药物的浓度
D. 药物的血浆蛋白结合率
E. 体液的 pH
18. 药物的分布可受膜两侧 pH 的影响，这是因为 pH 可改变药物的
A. 半衰期　B. 脂溶性
C. 溶解度　D. 水溶性
E. 解离度
19. 引起药物个体差异的常见原因之一是
A. 药物本身的效价
B. 药物本身的效能
C. 患者肝药酶活性的高低
D. 药物的化学结构
E. 药物的分子量大小
20. 安慰剂是
A. 治疗用的主要药剂
B. 治疗用的辅助药剂
C. 用作参考比较的标准治疗药剂
D. 不含活性药物的制剂
E. 是色香味俱佳，令患者愉悦的药剂
21. 对同一药物来讲，下列描述中错误的是
A. 在一定范围内剂量越大，作用越强
B. 对不同个体，用量相同，作用不一定相同
C. 用于女性时，效应可能与男性有别
D. 成人应用时，年龄越大，用量应越大
E. 小儿应用时，可根据其体重计算用量
22. 对肝功能不良患者，应用药物时需着重考虑患者
A. 对药物的转运能力
B. 对药物的吸收能力
C. 对药物的排泄能力

D. 对药物的转化能力

E. 对药物的解离能力

23. 联合用药的目的不包括

A. 提高疗效

B. 增强患者战胜疾病的信心

C. 减少药物的不良反应

D. 延缓耐药性产生

E. 治疗出现在一个患者身上的多种疾病或症状

【B 型题】

（24、25 题共用选项）

A. 后遗效应　　B. 继发反应

C. 副作用　　D. 毒性作用

E. 变态反应

24. 长期应用广谱抗生素（如四环素）引起白念珠菌病属于

25. 应用阿托品治疗肠痉挛引起的腹痛时，患者出现口干、视物模糊属于

（26、27 题共用选项）

A. 继发反应　　B. 后遗效应

C. 变态反应　　D. 特异质反应

E. 副作用

26. 用苯巴比妥治疗失眠症，患者醒后仍思睡、乏力属于

27. 患者应用伯氨喹治疗疟疾时，出现急性溶血性贫血属于

（28 ～ 30 题共用选项）

A. 经皮给药　　B. 静脉注射给药

C. 口服给药　　D. 吸入给药

E. 舌下给药

28. 安全、方便和经济的最常用的给药方式是

29. 药物出现药效最快的给药途径是

30. 硝酸甘油片缓解心绞痛急性发作常用的给药途径是

（贾焕金）

第2章
传出神经系统药物

学习目标

1. 素质目标　通过学习受体激动剂或阻滞剂，探索同类药物的内在联系。

2. 知识目标　掌握传出神经受体的类型及生理效应，毛果芸香碱、阿托品、肾上腺素、多巴胺、酚妥拉明、普萘洛尔的作用、临床应用、不良反应和注意事项；熟悉有机磷酸酯类农药中毒症状及解救措施；了解其他药物的作用特点。

3. 能力目标　运用传出神经系统药物知识，开展用药指导。

第1节　概　　述

传出神经系统包括自主神经系统和运动神经系统。前者又分为交感神经和副交感神经，主要支配心肌、平滑肌和腺体等效应器；后者支配骨骼肌。

一、传出神经系统按递质分类

当神经冲动到达传出神经末梢时，从突触前膜释放传递信息的化学物质，称为递质。根据释放的递质的不同，可将传出神经分为胆碱能神经和去甲肾上腺素能神经两类。

1. 胆碱能神经　兴奋时其末梢释放乙酰胆碱（ACh）。包括：①全部交感神经和副交感神经的节前纤维；②全部副交感神经的节后纤维；③极少数交感神经节后纤维（如支配汗腺分泌和骨骼肌血管舒张的神经）；④运动神经。

2. 去甲肾上腺素能神经　又称肾上腺素能神经，兴奋时其末梢释放去甲肾上腺素（NA或NE）及少量肾上腺素。绝大部分交感神经节后纤维属此类神经。

此外，在某些效应器中还有多巴胺能神经，兴奋时释放递质多巴胺（DA）。

二、传出神经系统受体的类型、生理效应和代谢过程

传出神经系统的受体是根据能与之选择性结合的递质而命名。能与乙酰胆碱结合的受体，称为乙酰胆碱受体（简称胆碱受体），又可分为M受体（毒蕈碱型胆碱受体，目前又分为5个亚型）和N受体（烟碱受体）。乙酰胆碱是由胆碱和乙酰辅酶A在胆碱乙酰转移酶的催化作用下在胞质中合成的，合成后由囊泡摄取并贮存起来。进入突触间隙的乙酰胆碱作用于突触后膜发挥生理作用后，就被乙酰胆碱酯酶（AChE）水解成胆碱和乙酸而失活。能与去甲肾上腺素或肾上腺素结合的受体，称为肾上腺素受体，又可分为

α 受体和 β 受体（目前有 3 个亚型）。去甲肾上腺素是由交感神经节后神经元和脑内去甲肾上腺素能神经末梢合成和释放的主要神经递质；也是一种激素，由肾上腺髓质合成和分泌，循环血液中的去甲肾上腺素主要来自肾上腺髓质。去甲肾上腺素的合成主要在去甲肾上腺素能神经末梢，酪氨酸从血液进入神经元后，经酪氨酸羟化酶催化形成多巴，再经多巴脱羧酶催化形成多巴胺，后者进入囊泡中由多巴胺 -β- 羟化酶催化，转化为去甲肾上腺素后贮存于囊泡中。去甲肾上腺素的失活主要依赖于神经末梢的再摄取（摄取 1），之后进一步转运进入囊泡中贮存，部分未进入囊泡的去甲肾上腺素可被胞质中的单胺氧化酶破坏。此外，许多非神经组织，如心肌、血管、肠道平滑肌等，也可以摄取部分去甲肾上腺素（摄取 2），然后被这些组织内的儿茶酚胺甲基转移酶和单胺氧化酶所破坏。

传出神经系统受体的类型、分布及效应见表 2-1。

考点 乙酰胆碱和去甲肾上腺素递质的代谢过程

表 2-1 传出神经受体的类型、分布及效应

受体类型		分布	效应
胆碱受体	M_1 受体	胃壁细胞、中枢神经	胃酸分泌增加、中枢兴奋
	M_2 受体	心脏	心脏抑制
	M_3 受体	内脏平滑肌	肠、胃和膀胱平滑肌收缩，括约肌舒张
		血管平滑肌	血管舒张，血压下降
		外分泌腺	腺体分泌增加
		眼（瞳孔括约肌）	瞳孔缩小，眼压降低
	N_1 受体	神经节	神经节兴奋
		肾上腺髓质	肾上腺髓质分泌增加
	N_2 受体	骨骼肌	骨骼肌收缩
肾上腺素受体	$α_1$ 受体	皮肤、黏膜及内脏血管	血管收缩
		眼（瞳孔开大肌）	瞳孔扩大
	$α_2$ 受体	去甲肾上腺素能神经末梢	去甲肾上腺素释放减少
	$β_1$ 受体	心脏	心脏兴奋
		肾小球旁细胞	肾素释放
	$β_2$ 受体	血管（骨骼肌血管、冠状动脉）	血管舒张
		支气管及胃肠平滑肌	支气管舒张、胃肠平滑肌舒张
		肝脏、骨骼肌细胞	糖原分解
		膀胱逼尿肌	舒张
		消化道平滑肌	舒张
	$β_3$ 受体	脂肪组织	脂肪分解，调节代谢
		膀胱逼尿肌	舒张

机体的大多数器官、组织都受胆碱能神经和去甲肾上腺素能神经的双重支配，这两类神经的作用大多是互相对抗的，但在中枢的调控下又是统一的，共同维持所支配的效应器官的正常活动。一般来说，胃肠、膀胱等处的平滑肌和腺体以胆碱能神经支配占优势；心脏、血管等处以去甲肾上腺素能神经支配占优势。

此外，在肾、肠系膜和冠状血管上，还分布有DA受体，兴奋时可使这些血管扩张。

考点 去甲肾上腺素、乙酰胆碱的代谢过程，M、N_2、α、β受体的作用

三、传出神经系统药物的作用方式与分类

传出神经系统药物可以通过直接作用于受体或影响递质而呈现拟似递质的作用或拮抗递质的作用。前者称为拟似药（或激动剂）；后者称为拮抗药（或阻滞剂）。常用传出神经系统药物按其作用的不同可以分为拟胆碱药、抗胆碱药、肾上腺素受体激动剂和肾上腺素受体阻滞剂。

第2节　拟胆碱药

拟胆碱药又称胆碱受体激动剂，是一类能产生与胆碱能神经递质ACh作用相似的药物。

一、M受体激动剂

案例2-1

患者黎某，男，38岁，因双眼视疲劳1年而就诊。眼部检查：双眼矫正视力均为0.8，右眼眼压28mmHg，左眼眼压32mmHg，双眼视野缺损。诊断为闭角型青光眼。

问题： 1. 眼压是如何形成的？

2. 通过什么途径可以使眼压降低？

毛果芸香碱

毛果芸香碱为叔胺类化合物，是从毛果芸香属植物叶中提取的生物碱。现已能人工合成，水溶液稳定。

【药理作用和临床应用】 能直接激动M受体，产生M效应，其中对眼和腺体的作用最明显。本品滴眼后易透过角膜，表现为缩瞳、降低眼压及调节痉挛（图2-1）。

1. 缩瞳　激动瞳孔括约肌上的M受体，使瞳孔括约肌收缩，瞳孔缩小。

2. 降低眼压　由于缩瞳作用使虹膜向中心拉紧，虹膜根部变薄，虹膜角膜角扩大，房水易通过小梁网及巩膜静脉窦进入血液循环，使眼压下降。本品滴眼后可使眼压迅速下降，缓解或消除青光眼的各种症状，适用于闭角型青光眼，对开角型青光眼也有一定疗效。用药数分钟后见效，作用可维持4～8h。

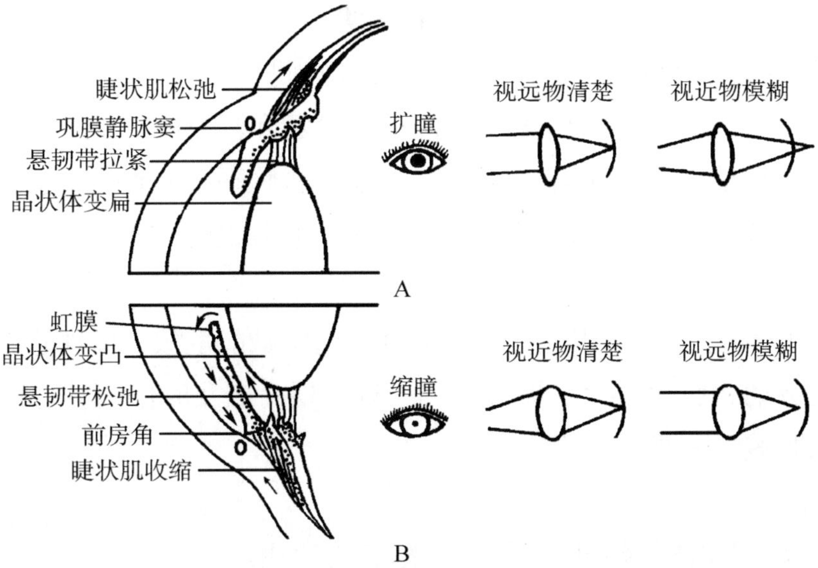

图 2-1　阿托品（A）和毛果芸香碱（B）对眼的作用

3. 调节痉挛　激动睫状肌上 M 受体，使睫状肌向瞳孔中心方向收缩，悬韧带松弛，晶状体变凸，屈光度增加，故视近物清楚，视远物模糊，称为调节痉挛。反之，阻断睫状肌上 M 受体引起视力调节的一系列变化，恰好与调节痉挛时的现象相反，称为调节麻痹。

【不良反应】

1. 滴眼可引起眼刺痛、烧灼感，结膜充血引起睫状体痉挛，浅表角膜炎，颞侧或眼周痛，诱发近视。

2. 毛果芸香碱的瞳孔缩小作用常引起暗适应困难，应告知需在夜间开车或从事照明不佳的高危职业的患者在使用时要特别注意。

3. 为避免药物吸收过多引起全身不良反应，滴眼后需用手指压迫泪囊部 1 ～ 2min。

考点　毛果芸香碱的作用和临床应用

二、胆碱酯酶抑制药

案例 2-2

李大爷，56 岁，因眼睑下垂月余，伴咀嚼和吞咽困难、四肢无力等症状就诊，诊断为重症肌无力。经使用新斯的明治疗后症状得到改善。

问题： 1. 抑制乙酰胆碱酯酶能产生什么作用？

2. 估计新斯的明会影响哪个受体？

胆碱酯酶抑制药又称抗胆碱酯酶药，能与胆碱酯酶（ChE）结合并抑制其活性，使乙酰胆碱水解减少而大量蓄积，产生 M 样和 N 样作用。胆碱酯酶抑制药可分为两类：①易逆性胆碱酯酶抑制药，如新斯的明、吡斯的明、毒扁豆碱和加兰他敏等。②难逆性胆碱酯酶抑制药，如有机磷酸酯类（见本章第 3 节）。

新斯的明

【药理作用和临床应用】 新斯的明能可逆性抑制胆碱酯酶，表现为M样和N样作用。其主要特点为：①兴奋骨骼肌作用强大，常用于诊断和治疗重症肌无力，也可解救非去极化型肌松药（如筒箭毒碱）中毒。②兴奋胃肠和膀胱平滑肌作用较强，常用于手术后腹气胀和尿潴留。③对心血管、腺体、眼和支气管平滑肌的作用较弱，仅用于阵发性室上性心动过速。

【不良反应】 治疗量副作用较少，过量可引起胆碱能危象，出现恶心、呕吐、腹痛、心动过缓、肌束颤动、肌无力症状加重等。一旦发现，应及时停药，并用M受体阻滞剂（如阿托品）和胆碱酯酶复活药治疗。

【用药指导】

1. 支气管哮喘、机械性肠梗阻、尿路梗阻患者禁用。

2. 治疗重症肌无力一般口服给药，但是严重和紧急情况时，可皮下或肌内注射给药。剂量过大可能使兴奋骨骼肌作用转为抑制。

3. 有吞咽困难者，应避免口服给药。

考点 新斯的明的临床应用、禁忌证

第3节 抗胆碱药

抗胆碱药又称胆碱受体阻滞剂，是一类能阻断胆碱受体，产生与胆碱能神经递质ACh作用相反的药物。

一、M受体阻滞剂

案例 2-3

患者孙某，男，65岁，因胃肠痉挛引起腹痛就诊。使用解痉药山莨菪碱后腹痛缓解，但患者随后即出现急性尿潴留。

问题： 1. 缓解痉挛性腹痛的药物应该能产生什么样的作用？

2. 该患者出现急性尿潴留的可能原因是什么？

（一）阿托品类生物碱

阿托品类生物碱包括阿托品、山莨菪碱、东莨菪碱等，均可从植物中提取，也可人工合成。它们的抗胆碱作用及毒性反应基本相似，主要区别是作用强弱、持续时间长短及有无中枢作用。

阿 托 品

【药理作用】 阿托品作用广泛，小剂量能选择性阻断M受体，大剂量能扩张血管及兴奋中枢。

1. 阻断 M 受体

（1）松弛内脏平滑肌　阿托品对多种内脏平滑肌有松弛作用，尤其对痉挛状态的平滑肌作用更为明显。其特点为：①对胃肠平滑肌的解痉作用最显著。②对膀胱逼尿肌的解痉作用次之。③对输尿管、胆管、支气管平滑肌的解痉作用较弱。

（2）抑制腺体分泌　①唾液腺和汗腺对阿托品最为敏感，小剂量即可引起口干和皮肤干燥。②呼吸道腺体分泌明显减少。③对胃酸分泌影响较小。

（3）眼　阿托品对眼的作用与毛果芸香碱相反，表现为扩瞳、升高眼压、调节麻痹（图 2-1）。

（4）兴奋心脏　治疗量的阿托品（0.4 ～ 0.6mg）可使心率轻度短暂地减慢，较大剂量（1 ～ 2mg）则能解除迷走神经对心脏的抑制，使心率加快。

2. 扩张血管　治疗量的阿托品对血管无明显影响；较大剂量时能引起皮肤血管扩张，表现为皮肤潮红、温热；大剂量时能解除小血管痉挛，改善微循环。此作用与阻断 M 受体无关，可能是对血管的直接扩张作用。

3. 兴奋中枢　治疗量时对中枢作用不明显，较大剂量（1 ～ 2mg）时可轻度兴奋中枢。随着剂量增加，兴奋作用也增强，严重中毒时，中枢由兴奋转为抑制。

【临床应用】

1. 解除平滑肌痉挛　适用于各种内脏绞痛，对胃肠绞痛、膀胱刺激症状疗效较好，但对胆绞痛或肾绞痛疗效较差，需与镇痛药合用。

2. 全身麻醉前给药　可减少呼吸道及唾液分泌，防止分泌物阻塞呼吸道及吸入性肺炎的发生。还可用于严重的盗汗和流涎症。

3. 眼科　①虹膜睫状体炎：可松弛虹膜括约肌及睫状肌，有利于炎症消退，并可防止虹膜与晶状体粘连。②检查眼底：因散瞳作用维持时间较长，视力恢复较慢，现已被后马托品所代替。③验光配镜：阿托品可使睫状肌松弛，晶状体固定，可准确测定晶状体的屈光度，既可鉴别儿童真性近视和假性近视，也能确定眼折光异常类型及佩戴眼镜的度数。

4. 缓慢型心律失常　用于治疗迷走神经过度兴奋引起的窦性心动过缓、房室传导阻滞等缓慢型心律失常。

5. 抗休克　大剂量阿托品能解除小血管痉挛，改善微循环，用于感染性休克，可显著降低死亡率。为防止血压过低，注意用药前补充血容量。

6. 解救有机磷酸酯类中毒（见本章第 3 节）

【不良反应】

1. 副作用　常见的有口干、皮肤干燥、面部潮红、心悸、瞳孔扩大、视近物模糊、排尿困难、便秘及体温升高等。

2. 毒性反应　过量中毒时除了上述副作用加重外，还可出现中枢兴奋症状，如烦躁不安、谵妄甚至惊厥，严重者可出现昏迷、呼吸肌麻痹。处理：①大量使用时应密切观察，若出现呼吸加快、瞳孔散大、中枢兴奋等中毒症状时，应及时停药。②外周中毒症状用毛果芸香碱或新斯的明对抗。③中枢兴奋症状用地西泮对抗。

3. 青光眼、前列腺肥大和高热患者禁用。

考点 阿托品的作用、临床应用、不良反应和禁忌证

山莨菪碱

山莨菪碱，其天然品称654-1，人工合成品称654-2。作用与阿托品相似，主要特点：①对血管及胃肠平滑肌的解痉作用选择性比阿托品高，常用于感染性休克及内脏绞痛。②对眼、腺体、中枢作用弱，故毒副作用小。③禁忌证同阿托品。

东莨菪碱

其主要特点：①外周作用与阿托品相似，其中抑制腺体分泌作用比阿托品强，可代替阿托品用于麻醉前给药。②中枢作用与阿托品相反，可产生镇静、催眠甚至进入浅麻醉状态。③有防晕止吐、抗震颤麻痹作用。④禁忌证同阿托品。

考点 山莨菪碱和东莨菪碱的作用特点

（二）阿托品的合成代用品

由于阿托品的作用广泛，副作用较多，针对这些缺点，通过改变其化学结构，合成了不少代用品，其中包括合成扩瞳药和合成解痉药（表2-2）。

表2-2 阿托品的合成代用品

分类	药名	作用特点和用途	治疗须知
合成扩瞳药	后马托品	散瞳作用弱而短暂（持续1～2天），用于眼底检查和验光配镜	青光眼患者禁用
	托吡卡胺	起效快而作用更短（持续4～6h），用于眼底检查及预防青少年功能性近视	青光眼患者禁用
合成解痉药	丙胺太林	松弛胃肠平滑肌作用较强而持久，并可抑制胃液分泌。主要用于治疗胃肠痉挛性疼痛、妊娠呕吐和消化性溃疡	不良反应与阿托品相似但较轻
	贝那替秦	解痉作用较明显，也能抑制胃酸分泌，用于治疗溃疡病、胃肠痉挛、胃酸分泌过多。具有安定作用，适用于伴有焦虑症的溃疡病患者	同丙胺太林

二、N受体阻滞剂

1. N_1受体阻滞剂　又称神经节阻滞剂，本类药物有美卡拉明、樟磺咪芬等。具有降低血压的作用，用于高血压。本类药物由于不良反应大，临床现已少用。

2. N_2受体阻滞剂　又称骨骼肌松弛药，主要用作全身麻醉的辅助药，使骨骼肌松弛，减少麻醉药用量。按其作用机制不同，可分为两类：①去极化型肌松药，如琥珀胆碱，可用于气管内插管术及气管镜、食管镜检查，静脉滴注适用于较长时间的外科手术。这类药物与运动神经终板膜上的N_2受体结合，使肌细胞膜产生持久去极化作用，对ACh的反应减弱或消失，导致骨骼肌松弛。胆碱酯酶抑制药不能拮抗其肌肉松弛作用，反而使肌肉松弛作用增强。②非去极化型肌松药，如筒箭毒碱，因副作用多，现已少用。

三、有机磷酸酯类中毒及其解毒药

案例 2-4

患者，女，32 岁，因昏迷被送来急诊，病史不详，查体：BP 90/60mmHg，瞳孔大小如针尖，呼气有大蒜气味，全身肌肉颤动，多汗，两肺布满湿啰音。胆碱酯酶活性检测为 30%。诊断为急性有机磷酸酯类重度中毒。

问题： 1. 急救措施包括哪几方面？

2. 特效解毒药有哪几类？使用时应注意什么？

有机磷酸酯类（简称有机磷）主要作为农业和环境卫生杀虫剂，如甲拌磷（3911）、内吸磷（1059）、对硫磷（1605）、马拉硫磷（4049）、敌敌畏（DDVP）、美曲磷脂（敌百虫）、乐果等。

（一）有机磷酸酯类中毒机制及中毒表现

1. 中毒机制　有机磷可通过皮肤、黏膜、呼吸道及消化道等多种途径进入体内，与胆碱酯酶牢固结合，形成磷酰化胆碱酯酶，使酶失去水解乙酰胆碱的能力，从而使乙酰胆碱大量蓄积，过度激动 M、N 受体，引起一系列中毒症状。全血胆碱酯酶活性测定是病情分级和中毒恢复程度的主要依据。

2. 中毒表现　一般轻度中毒以 M 样症状为主；中度中毒同时出现 M 样及 N 样症状；重度中毒除 M 样和 N 样症状加重外，还可出现明显的中枢症状（表 2-3）。

表 2-3　有机磷酸酯类急性中毒的临床症状

作用		中毒表现	
M 样作用	兴奋瞳孔括约肌及睫状肌	瞳孔缩小、视物模糊、眼痛	M 样症状
	促进腺体分泌	流涎、口吐白沫、出汗、呼吸道分泌物增加	
	兴奋平滑肌	恶心、呕吐、腹痛、腹泻、大小便失禁、支气管痉挛、呼吸困难	
	抑制心脏	心动过缓	
	扩张血管	血压下降	
N 样作用	兴奋神经节	心动过速、血压升高	N 样症状
	兴奋骨骼肌	肌束震颤、抽搐、肌无力、肌麻痹	
中枢神经系统反应	先兴奋后抑制	躁动不安、失眠、谵语、昏迷、呼吸抑制、循环衰竭	中枢症状

（二）中毒的解救原则

1. 迅速清除毒物　发现中毒后，应立即换掉沾有毒物的衣服，把患者带离中毒现场。经皮肤吸收中毒者，应用温水或肥皂水清洗皮肤；经口中毒者可用 2% 碳酸氢钠溶液或 1% 氯化钠溶液（生理盐水）反复洗胃，然后再用硫酸镁或甘露醇导泻。注意：

美曲磷脂中毒时禁用碱性溶液冲洗体表和洗胃；对硫磷中毒时则禁用高锰酸钾溶液，以防毒性增加。

2. 维持呼吸循环功能。

3. 及早使用解毒药物。

（三）M 受体阻滞剂

本品能阻断 M 受体，解除 M 样症状和部分中枢症状。常用药物为阿托品和盐酸戊乙奎醚。

阿 托 品

1. 阿托品不能使胆碱酯酶复活。除轻度中毒可单用阿托品外，中度和重度中毒者，必须与胆碱酯酶复活药合用。对 N 样症状（如肌肉纤维颤动）无效。

2. 使用阿托品应早期、足量、反复给药，达“阿托品化”后改用维持量。阿托品化的指征为：①瞳孔散大；②血管扩张：表现为颜面潮红、四肢转暖；③腺体分泌减少：表现为肺部湿啰音显著减少或消失；④心率加快；⑤意识逐渐转向清楚。

3. 治疗过程中要密切观察病情，如出现谵妄、躁动或心率加快、体温过高等阿托品中毒表现时，应立即停止给药，并用毛果芸香碱对抗。

4. 严重缺氧的中毒患者应同时给氧，以降低发生室颤的风险。

盐酸戊乙奎醚

本品系新型选择性抗胆碱药，能通过血脑屏障进入脑内。它能阻断乙酰胆碱对脑内毒蕈碱受体和烟碱受体的激动作用。因此，能较好地拮抗有机磷毒物（农药）中毒引起的中枢中毒症状，如惊厥、中枢呼吸循环衰竭和烦躁不安等；同时，在外周也有较强地阻断乙酰胆碱对 M 受体的激动作用。因而，能拮抗有机磷毒物（农药）中毒引起的毒蕈碱样中毒症状，如支气管平滑肌痉挛和分泌物增多、出汗、流涎、缩瞳和胃肠道平滑肌痉挛或收缩等。

本品还能增加呼吸频率和呼吸流量，但对心率无明显影响，因此，不能以心跳加快来判断是否“阿托品化”，而应以口干和出汗消失或皮肤干燥、肺部啰音减弱或消失等症状判断，即所谓的“长托宁化”。用于有机磷毒物（农药）中毒急救治疗和中毒后期或胆碱酯酶老化后维持阿托品化。

本品毒性较小，用量适当时常常伴有口干、面红和皮肤干燥等。如用量过大，可出现头晕、尿潴留、谵妄和体温升高等。一般不须特殊处理，停药后可自行缓解。

（四）胆碱酯酶复活药

氯解磷定

氯解磷定（PAM-Cl，氯磷定）能与磷酰化胆碱酯酶中的磷酰基结合，使胆碱酯酶游离，恢复其活性。也能直接与游离的有机磷结合，形成无毒的磷酰化氯解磷定由肾脏排出。对解除 N 样症状（特别是肌肉纤维颤动）作用比较明显。同类药物还有碘解磷定。

1. 对不同有机磷中毒解毒疗效有差异：对内吸磷、对硫磷、马拉硫磷等中毒疗效较好；

对敌百虫、敌敌畏中毒疗效较差；对乐果中毒无效。

2. 对中毒过久已经“老化”的胆碱酯酶几乎无效，不宜用于中毒已经超过 3 天或慢性中毒患者。

3. 对轻度中毒可单用胆碱酯酶复活药或阿托品，中度和重度中毒者，必须与阿托品合用。该类药物应早期、足量、反复给药，待中毒症状消失、病情稳定后方可停药。

4. 注射过快或未经稀释直接注射，均可引起中毒，表现为眩晕、视物模糊、恶心、心动过速等症状。

5. 两种或两种以上胆碱酯酶复活药联合应用毒性增加，和碱性药物配伍可以水解生成剧毒的氰化物。

考点　有机磷中毒的机制和常用解毒药物

第 4 节　肾上腺素受体激动剂

肾上腺素受体激动剂能与肾上腺素受体结合并激动受体，产生与递质（去甲肾上腺素）相似作用的药物。这类药物（肾上腺素、去甲肾上腺素、多巴胺、异丙肾上腺素、多巴酚丁胺等）大多有共同的儿茶酚胺结构，统称为儿茶酚胺类药物。本类药物根据其激动受体的不同，可分为三类：① α、β 受体激动剂。② α 受体激动剂。③ β 受体激动剂。

一、α、β 受体激动剂

案例 2-5

患者，女，44 岁。13 年前因心动过快、气促、水肿。确诊为风湿性心脏病，二尖瓣狭窄。此后多次复发，均用药控制，也曾多次使用青霉素，未出现过敏反应。此次来诊青霉素皮试阴性，按医嘱肌内注射 120 万 U 青霉素后出现头晕、面色苍白，随后出现昏迷、脉搏细弱。诊断为青霉素过敏性休克。

问题： 1. 怎样预防青霉素过敏性休克？

2. 青霉素引起的过敏性休克首选什么药物？

肾 上 腺 素

肾上腺素是肾上腺髓质分泌的主要激素，药用品是从家畜的肾上腺中提取或为人工合成品。本品性质不稳定，需避光保存，如药液变红色则不可再用。本品易被碱性肠液破坏，故口服无效；皮下注射起效较慢但作用持久（约 1h），肌内注射起效较快但作用短暂（约 30min），静脉注射立即起效，作用仅维持数分钟。

【药理作用】　直接激动 α 和 β 受体，产生 α 型和 β 型效应。

1. 兴奋心脏　激动心脏 β_1 受体，使心肌收缩力加强，传导加速，心率加快，心输出量增加。但可增加心肌耗氧量，如剂量过大或静脉注射太快可引起心律失常，甚至心室颤动。

2. 收缩和舒张血管　对血管的作用因受体的类型、数量的不同而异。可使 α 受体占优势的皮肤、黏膜及内脏血管收缩；使 β_2 受体占优势的骨骼肌血管及冠状血管扩张。

3. 影响血压　对血压的影响与用药剂量有关。①一般剂量（皮下注射 0.5 ～ 1.0mg 或静脉滴注 10μg/min）：收缩压升高，舒张压不变或稍有下降。②较大剂量：收缩压和舒张压均升高。③肾上腺素升压作用的翻转：先用 α 受体阻滞剂（如酚妥拉明），再用原升压剂量的肾上腺素，此时肾上腺素的升压作用被 α 受体阻滞剂对抗，主要表现为降压效应，这是因为肾上腺素的 β 受体激动作用占据了主导地位（图 2-2，图 2-3）。因此，α 受体阻滞剂引起的低血压不能用肾上腺素升压。

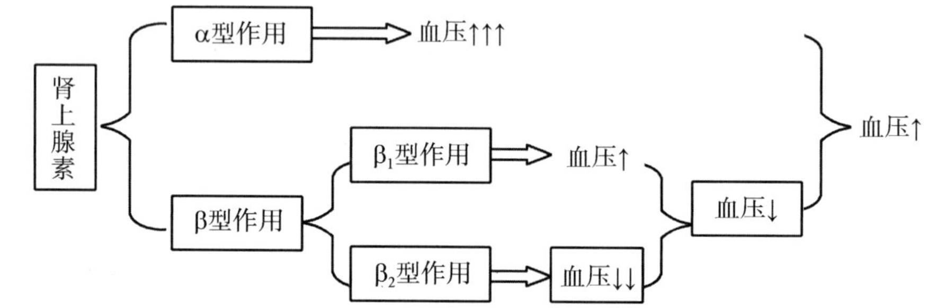

图 2-2　肾上腺素对血压的影响示意图

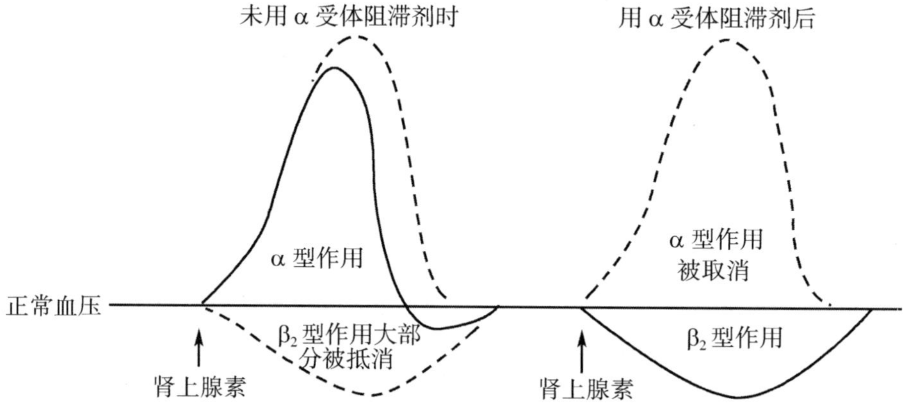

图 2-3　肾上腺素升压作用翻转示意图

考点　肾上腺素升压作用翻转的定义和意义

4. 扩张支气管　激动 β_2 受体，使支气管扩张，作用快且强，对痉挛的支气管平滑肌作用尤为明显。

5. 促进代谢　激动肝和脂肪的 β_2 受体，促进肝糖原和脂肪分解，使血糖升高。

【临床应用】

1. 抢救心搏骤停　对溺水、手术意外、药物中毒、传染病和心脏传导阻滞等所致的心搏骤停，可用肾上腺素静脉注射或心室内注射，同时进行有效的心脏按压、人工呼吸和纠正酸中毒等措施。

2. 抢救过敏性休克　肾上腺素可迅速缓解过敏性休克的症状，是抢救过敏性休克的首选药（图 2-4）。

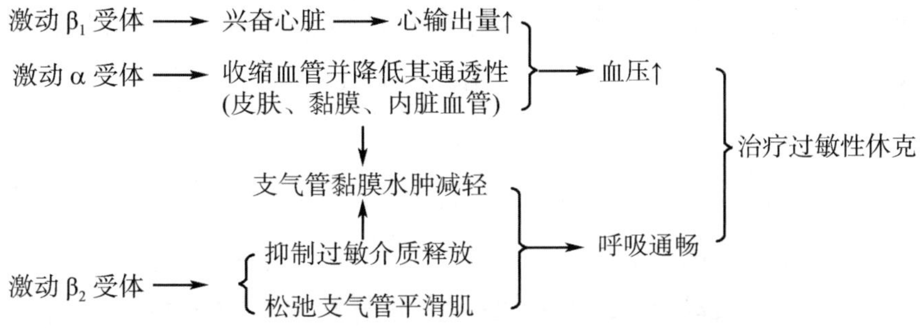

图 2-4　肾上腺素抢救过敏性休克的作用机制

3. 治疗支气管哮喘　疗效迅速但不持久，并且因兴奋心脏、升高血压，限制了其应用，仅用于支气管哮喘的急性发作。

4. 与局麻药合用　在局麻药液中加入少量肾上腺素（一般为 1∶250 000），可使局部血管收缩，从而延长麻醉时间，减少吸收中毒。

5. 局部止血　鼻黏膜出血、牙龈出血时，可用浸有 0.1% 肾上腺素的纱布或棉球填塞局部达到止血效果。

考点　肾上腺素的主要作用和临床应用

【不良反应】　主要不良反应为心悸、头痛、烦躁、血压升高等。如剂量过大、静脉注射速度过快可引起血压剧升，有引起脑出血的危险。大剂量时还可致心律失常，甚至心室颤动。

用药过程中应严格掌握剂量，严密监测患者血压、脉搏、心率等生命体征。

高血压、脑动脉硬化、器质性心脏病、甲状腺功能亢进、糖尿病患者禁用本药。

链 接　肾上腺素记忆方法

一翻转，一首选，配合局麻记两点；救骤停，治哮喘，压高管裂最危险。

麻　黄　碱

麻黄碱是从麻黄中提取的生物碱，现已实现人工合成。麻黄碱能直接和间接（促进去甲肾上腺素能神经末梢释放 NE）激动 α 和 β 受体，作用与肾上腺素相似。与肾上腺素比较，其有以下特点：①性质稳定，口服有效。②外周作用温和、缓慢而持久。③中枢兴奋作用显著，故睡前宜加服镇静催眠药以防失眠。④连续用药易产生快速耐受性。主要用于防治蛛网膜下腔麻醉（腰麻）或硬膜外麻醉所引起的低血压，也可用于防治轻症支气管哮喘及治疗鼻黏膜充血所致的鼻塞。禁忌证同肾上腺素。

麻黄碱及其同分异构体伪麻黄碱是合成苯丙胺类毒品也就是制作冰毒最主要的原料。并且大部分感冒药中均含有伪麻黄碱成分。

多　巴　胺

多巴胺为人工合成品。口服无效，需静脉给药。在体内迅速被代谢，作用时间短暂。外源性多巴胺不易透过血脑屏障，故无中枢作用。增高动脉压的作用优于异丙肾上腺素，增加心输出量方面优于去甲肾上腺素，增加尿量方面则优于异丙肾上腺素及去甲肾上腺素。

【药理作用】 直接激动DA受体、α和β_1受体，对β_2受体几乎无作用。其效应呈剂量依赖性。

（1）小剂量 主要作用于DA受体，使肾及肠系膜的血管扩张，肾血流量及肾小球滤过率增加，尿量及钠排泄量增加。

（2）中剂量 能直接激动β_1受体及间接促使去甲肾上腺素自储藏部位释放，对心肌产生正性肌力作用，使心输出量增加、收缩压升高，舒张压无变化或有轻度升高，脉压可能增大，外周总阻力常无改变，冠状动脉血流量及耗氧量改善。

（3）大剂量 激动α受体，导致周围血管阻力增加，肾血管收缩，肾血流量及尿量反而减少。由于心输出量及周围血管阻力增加，收缩压及舒张压均增高。

【临床应用】

1. 心肌梗死、创伤、内毒素血症、心脏手术、肾衰竭、充血性心力衰竭等引起的休克综合征；尤其适用于补充血容量后休克仍不能纠正的伴少尿患者。
2. 洋地黄和利尿药无效的心功能不全。

考点 多巴胺的作用特点和在抗休克中的应用

【不良反应】 不良反应较轻，偶有恶心、呕吐、头痛。剂量过大或静脉滴注速度过快，可出现心律失常、血压升高。外漏可致组织坏死，如发现输入部位的皮肤变色，应更改静脉注射或静脉滴注部位，并将5～10mg酚妥拉明用生理盐水稀释后在渗漏部位浸润注射。静脉滴注过程中应严密监测血压、心率及尿量变化。

二、α受体激动剂

去甲肾上腺素

去甲肾上腺素是去甲肾上腺素能神经末梢释放的主要递质，肾上腺髓质也可释放去甲肾上腺素入血。药用品为人工合成品。由于本品可强烈收缩血管，因此口服和肌内注射难以吸收。

【药理作用】 主要激动α受体，对β_1受体作用较弱，对β_2受体几乎无作用。

1. 收缩血管 激动α受体，引起皮肤、黏膜、内脏、骨骼肌血管收缩，能明显升高血压。
2. 兴奋心脏 激动β_1受体，使心肌收缩力加强，心输出量增加。由于血压升高，反射性兴奋迷走神经而使心率减慢。

【临床应用】

1. 休克和低血压 本品可强烈收缩血管，易导致组织及内脏血流灌注量减少，引起急性肾衰竭，故在休克的治疗中已不占主要地位，仅用于早期神经源性休克及某些药物中毒（如酚妥拉明、氯丙嗪）引起的低血压。
2. 上消化道出血 取本品1～3mg，适当稀释后口服，可使食管或胃黏膜血管收缩而产生止血效果。

【不良反应】

1. 局部组织缺血坏死　静脉滴注时间过久、浓度过高或药液外漏，可致局部组织缺血坏死，其处理方法同多巴胺。

2. 急性肾衰竭　用药过久或剂量过大，使肾血管强烈收缩，肾血流量急剧减少，出现少尿、无尿等现象。应严格控制滴注速度，严密监测血压及尿量变化，以收缩压维持在 90mmHg、尿量保持在每小时 25ml 以上为宜。

3. 其他　高血压、动脉硬化、器质性心脏病及少尿、无尿患者禁用。

考点 去甲肾上腺素的抗休克给药方式、注意事项

间　羟　胺

间羟胺作用与去甲肾上腺素相似，主要激动 α 受体，对 β_1 受体作用较弱。主要特点：①收缩血管、升高血压作用较缓和而持久。②对肾血管收缩作用较弱，较少引起急性肾衰竭。③对心率影响不明显，很少引起心律失常。④应用方便，可静脉滴注，也可肌内注射。⑤连续用药易产生快速耐受性。

主要取代去甲肾上腺素用于各种休克早期。心脏病、甲状腺功能亢进、糖尿病和高血压患者慎用。

去氧肾上腺素

本品仅激动 α_1 受体，不激动 β 受体。主要特点：①可收缩血管，升高血压，用于抗休克和防治低血压。②反射性兴奋迷走神经而导致心率减慢，用于治疗阵发性室上性心动过速。③激动瞳孔开大肌的 α_1 受体，使瞳孔扩大，作用快速、短暂，且一般不引起眼压升高和调节麻痹，用于眼底检查。

三、β 受体激动剂

异丙肾上腺素

本药为人工合成品。口服无效，气雾吸入或舌下给药吸收快，也可静脉滴注。作用维持时间比肾上腺素长，反复用药有耐受性。对 β_1、β_2 受体有强大的激动作用，对 α 受体几乎无作用。小剂量使收缩压上升（β_1 受体作用），舒张压下降（β_2 受体作用）；大剂量由于静脉强烈扩张，回心血量减少，导致收缩压和舒张压均降低。

可用于治疗支气管哮喘、房室传导阻滞、心搏骤停和抗休克。

主要不良反应包括心悸和心律失常。雾化吸入后，唾液及痰液可能呈粉红色。已有明显缺氧的支气管哮喘患者，用量过大可使心肌耗氧量增加，易致心律失常，甚至室性心动过速及心室颤动。本药易产生耐受性，增加剂量心脏毒性明显增加。

第 5 节　肾上腺素受体阻滞剂

肾上腺素受体阻滞剂与肾上腺素受体结合后，并不激动或很少激动肾上腺素受体，

反而能阻断去甲肾上腺素能神经递质或肾上腺素受体激动剂与肾上腺素受体结合，从而产生抗肾上腺素作用。根据所阻断的受体不同，可分为α、β受体阻滞剂，α受体阻滞剂和β受体阻滞剂。

一、α受体阻滞剂

α受体阻滞剂可分为非选择性α受体阻滞剂（包括短效的酚妥拉明、妥拉唑林和长效的酚苄明）、选择性α_1受体阻滞剂（哌唑嗪、多拉唑嗪、特拉唑嗪、乌拉地尔）和选择性α_2受体阻滞剂（育亨宾）。育亨宾主要作为实验室工具药。

酚妥拉明

酚妥拉明为人工合成品。口服疗效差，注射给药作用快而短暂，属短效α受体阻滞剂。

【药理作用】

1. 扩张血管　本药能阻断α_1、α_2受体，能拮抗血液循环中肾上腺素和去甲肾上腺素的作用，使血管扩张而降低外周血管阻力，血压下降。

2. 兴奋心脏　能增强心肌收缩力，使心率加快，增加心输出量。其作用机制：①血压降低可反射性兴奋交感神经。②阻断突触前膜α_2受体，促进去甲肾上腺素能神经末梢释放去甲肾上腺素，激动心脏β_1受体。

【临床应用】

1. 外周血管痉挛性疾病　如雷诺综合征（肢端动脉痉挛症）、血栓闭塞性脉管炎等。

2. 对抗去甲肾上腺素和多巴胺外漏引起的血管收缩。

3. 抗休克　扩张小动脉与小静脉，增加心输出量，改善微循环，用于感染性休克和心源性休克。使用时，应注意补充血容量，以防止血压下降。

4. 难治性充血性心力衰竭　扩张小动脉与小静脉，降低心脏前后负荷，使心输出量增加，有利于纠正心力衰竭。

5. 缓解嗜铬细胞瘤引起的高血压、高血压危象。也可用于诊断嗜铬细胞瘤，当患者血压≥170/110mmHg时，可做此试验。若注射酚妥拉明后2～3min内，收缩压和舒张压较用药前分别降低35mmHg和25mmHg以上，且持续3～5min或更长时间，则为阳性反应，高度提示嗜铬细胞瘤，其阳性率约为80%，若能同时测定血或尿中的儿茶酚胺水平，则能明确诊断。

6. 口服制剂可用于男性勃起功能障碍。

【不良反应】

1. 心血管反应　可引起心动过速、直立性低血压和心绞痛。一旦出现直立性低血压应首先卧床休息，必要时可用去甲肾上腺素或间羟胺升压，不可使用肾上腺素升压。

2. 胃肠道反应　可引起恶心、呕吐、腹痛、胃酸分泌增多。冠心病以及胃、肠溃疡患者慎用。

乌拉地尔

【药理作用】

1. 具有中枢和外周双重的作用机制。在外周，它可阻断突触后膜 α_1 受体，抑制儿茶酚胺的缩血管作用，从而降低外周血管阻力和心脏负荷。

2. 通过兴奋中枢 5- 羟色胺 1A 受体，调节循环中枢的活性，防止因交感神经反射性兴奋而引起的血压升高及心率加快。

【临床应用】

1. 高血压危象（如血压急剧升高），重度和极重度高血压及难治性高血压。

2. 控制围手术期高血压。

【不良反应】

1. 头痛、头晕、恶心、呕吐、大汗、烦躁、乏力、心悸、心律失常、心动过速或过缓、上胸部压迫感或呼吸困难等症状，多为血压降得太快所致，通常在数分钟内即可消失，一般无须中断治疗。

2. 过敏反应，如瘙痒、皮肤发红、皮疹等，过敏反应少见。

3. 极个别病例在口服本药时出现血小板计数减少。

二、β 受体阻滞剂

本类药物品种较多，但基本药理作用相似（表 2-4），主要有对 β 受体无选择性的普萘洛尔、阿普洛尔、吲哚洛尔和对 β_1 受体选择性较强的阿替洛尔、美托洛尔、醋丁洛尔等，其中以普萘洛尔最为常用。

表 2-4　β 受体阻滞剂分类

分类	药物
β_1、β_2 受体阻滞剂	普萘洛尔、阿普洛尔、吲哚洛尔
β_1 受体阻滞剂	阿替洛尔、美托洛尔
α、β 受体阻滞剂	拉贝洛尔

【药理作用】

1. 抑制心脏　阻断心脏 β_1 受体，使心肌收缩力减弱、心率减慢、传导减慢、心输出量减少，心肌耗氧量降低。短期使用 β 受体阻滞剂，因心脏抑制，反射性兴奋交感神经而引起血管收缩和外周阻力略有增加，肝、肾、骨骼肌和冠脉血流量减少。长期使用 β 受体阻滞剂，心输出量明显减少，外周阻力降低，收缩压与舒张均明显下降，其降压机制是多方面综合作用的结果（见第 5 章第 1 节抗高血压药）。

2. 抑制肾素释放　阻断肾小球旁细胞的 β_1 受体而抑制肾素的释放。

3. 支气管平滑肌收缩　阻断支气管平滑肌 β_2 受体，使支气管平滑肌收缩。

4. 抑制脂肪分解和糖原分解　甲状腺功能亢进时，不仅能对抗机体对儿茶酚胺的敏感性，而且可阻止甲状腺素（T_4，又称四碘甲状腺原氨酸）转变为三碘甲状腺原氨酸（T_3），故能有效控制甲状腺功能亢进症状。

5. 内在拟交感活性　吲哚洛尔、阿普洛尔等β受体阻滞剂还对β受体有一定的激动作用，称内在拟交感活性。这种作用常被阻断作用所掩盖，但可减少由β受体阻滞剂所致的支气管收缩、心力衰竭和房室传导阻滞。

【临床应用】　临床用于高血压、心律失常、缺血性心脏病（心绞痛、心肌梗死）、扩张型心肌病引起的心力衰竭、甲状腺功能亢进和偏头痛（只能预防）。噻吗洛尔还可用于治疗青光眼。

【不良反应】

1. 心血管反应　阻断心脏β_1受体，出现心功能抑制，使心率减慢。可加重严重心功能不全、窦性心动过缓和房室传导阻滞患者的病情，此类患者应禁用本药。

2. 诱发或加重支气管哮喘，故支气管哮喘患者禁用。选择性β_1受体阻滞剂如美托洛尔对呼吸道阻力影响较小，故可以用于哮喘患者，但仍需慎重。

3. 反跳现象　长期应用β受体阻滞剂如突然停药，可使原来病情加重。其机制与受体向上调节有关。

4. 雷诺综合征样反应　四肢冰冷，腹泻，倦怠，眼、口或皮肤干燥，恶心，指趾麻木，异常疲乏等。

5. 糖尿病患者血糖降低，对非糖尿病患者无降糖作用。故糖尿病患者应定期检查血糖。

6. 中枢神经系统反应　眩晕、神志模糊（多见于老年人）、抑郁、反应迟钝等。

考点　普萘洛尔的作用、临床应用、不良反应和禁忌证

自 测 题

一、选择题

【A型题】

1. 胆碱能神经不包括
   A. 交感神经节前纤维
   B. 副交感神经节前纤维
   C. 运动神经
   D. 副交感神经节后纤维
   E. 大部分交感神经节后纤维
2. 释放去甲肾上腺素的去甲肾上腺素能神经是
   A. 运动神经
   B. 副交感神经节前纤维
   C. 交感神经节前纤维
   D. 副交感神经节后纤维
   E. 大部分交感神经节后纤维
3. M受体激动时，不会出现
   A. 腺体分泌　B. 骨骼肌收缩
   C. 胃肠平滑肌收缩　D. 心脏抑制
   E. 瞳孔缩小
4. α型作用不会引起
   A. 瞳孔散大　B. 皮肤血管收缩

C. 黏膜血管收缩　　D. 内脏血管扩张
E. 血压升高

5. β_1 受体主要分布于
A. 心脏　　B. 支气管平滑肌
C. 血管　　D. 脂肪细胞
E. 突触前膜

6. 在神经末梢处乙酰胆碱作用消失的主要方式是
A. 被单胺氧化酶破坏
B. 被胆碱酯酶破坏
C. 被神经末梢重新摄取
D. 进入血管被带走
E. 进入淋巴管被带走

7. 在神经末梢处去甲肾上腺素作用消失的主要方式是
A. 被单胺氧化酶破坏
B. 被胆碱酯酶破坏
C. 被神经末梢重新摄取
D. 进入血管被带走
E. 进入淋巴管被带走

8. 治疗青光眼效果较好的药物是
A. 阿托品　　B. 新斯的明
C. 毛果芸香碱　　D. 东莨菪碱
E. 山莨菪碱

9. 使用新斯的明后，受其影响最明显的组织或器官是
A. 心脏　　B. 支气管
C. 腺体　　D. 骨骼肌
E. 眼

10. 用毛果芸香碱滴眼，错误的操作是
A. 将药液滴于下穹隆
B. 滴管距患眼约 2cm
C. 药液滴于角膜表面
D. 区分医嘱是滴左眼、右眼或双眼
E. 滴眼后压迫内眦约 2min

11. 治疗手术后腹气胀和尿潴留最好选用
A. 阿托品　　B. 新斯的明
C. 毛果芸香碱　　D. 加兰他敏
E. 普萘洛尔

12. 酚妥拉明所致直立性低血压首先采取的措施是
A. 注射后静卧 30min
B. 缓慢改变体位
C. 注射间羟胺
D. 注射肾上腺素
E. 注射去甲肾上腺素

13. 酚妥拉明不能用于
A. 抗休克　　B. 治疗心力衰竭
C. 治疗冠心病　　D. 鉴别诊断嗜铬细胞瘤
E. 对抗去甲肾上腺素外漏引起的血管收缩

14. 普萘洛尔不能
A. 抑制心脏　　B. 降低心脏耗氧量
C. 减慢心率　　D. 收缩支气管
E. 升高血压

15. 不属于普萘洛尔不良反应的是
A. 加重支气管哮喘
B. 反跳现象
C. 眼 - 皮肤黏膜综合征
D. 加重甲亢症状
E. 幻觉、失眠和抑郁症状

16. 防治椎管麻醉引起的低血压，可以选用
A. 肾上腺素　　B. 去甲肾上腺素
C. 麻黄碱　　D. 多巴胺
E. 异丙肾上腺素

17. 下列关于休克的叙述，错误的是
A. 提升血压是休克治疗的关键指标
B. 血管扩张药能改善微循环而抗休克
C. 出血性休克主要治疗措施是应用血管扩张药
D. 扩血管和缩血管药在休克治疗中都占有重要地位
E. 使用去甲肾上腺素抗休克应注意观察尿量

18. 阿托品的作用不包括
A. 扩张血管　　B. 扩大瞳孔
C. 减慢心率　　D. 抑制腺体分泌
E. 松弛胃肠平滑肌

19. 对解除血管平滑肌痉挛作用选择性较强的药物是
A. 东莨菪碱　　B. 山莨菪碱
C. 托吡卡胺　　D. 后马托品

E. 丙胺太林

20. 东莨菪碱禁用于

A. 麻醉前给药　B. 帕金森病

C. 防晕止吐　D. 有机磷中毒

E. 前列腺肥大

21. 缓解有机磷中毒所致的肌肉纤维颤动，可以选用

A. 氯解磷定　B. 阿托品

C. 毛果芸香碱　D. 新斯的明

E. 托吡卡胺

22. 阿托品的作用中，与阻断 M 受体无关的是

A. 松弛内脏平滑肌　B. 扩瞳

C. 扩张血管　D. 抑制腺体分泌

E. 加快心率

23. 口服美曲磷酯中毒时洗胃不能使用

A. 高锰酸钾溶液　B. 温水

C. 生理盐水　D. 碳酸氢钠溶液

E. 2% 的氯化钠溶液

24. 治疗有机磷中毒，阿托品不能缓解的症状是

A. 中枢症状　B. 消化道症状

C. 骨骼肌震颤　D. 呼吸困难

E. 出汗

25. 有机磷急性中毒应选用的药物是

A. 甲泼尼龙

B. 肾上腺素

C. 新斯的明与阿托品

D. 阿托品与氯解磷定

E. 利多卡因

26. 有机磷中毒所致急性肺水肿，抢救时应选用

A. 呋塞米　B. 新斯的明

C. 盐酸戊乙奎醚　D. 肾上腺素

E. 吗啡

27. 肾上腺素最适合治疗

A. 过敏性休克　B. 感染性休克

C. 失血性休克　D. 神经源性休克

E. 心源性休克

28. 多巴胺扩张肾和肠系膜血管是由于激动了

A. α 受体　B. M 受体

C. β_1 受体　D. β_2 受体

E. DA 受体

29. 少尿或无尿的感染性休克患者宜选用

A. 肾上腺素　B. 酚妥拉明

C. 异丙肾上腺素　D. 多巴胺

E. 间羟胺

30. 能翻转肾上腺素升压作用的药物是

A. 山莨菪碱　B. 酚妥拉明

C. 新斯的明　D. 多巴胺

E. 阿托品

【B 型题】

（31 ～ 34 题共用选项）

A. 上消化道出血　B. 重症肌无力

C. 休克伴少尿　D. 膀胱刺激征

E. 青光眼

31. 毛果芸香碱主要用于治疗

32. 多巴胺用于治疗

33. 口服去甲肾上腺素用于治疗

34. 阿托品用于治疗

二、填空题

1. 多巴胺可以激动 ________、________ 和 DA 受体。

2. 口服去甲肾上腺素主要用于治疗 ________。

3. 静脉滴注去甲肾上腺素用于抗休克时，为避免引起肾衰竭，用药期间应注意观察 ________。

4. 酚妥拉明引起的低血压不能用肾上腺素升压，因为前者可以使后者的升压作用 ________。

5. 普萘洛尔作用广泛，一定要注意选择适应证，伴有 ________、严重房室传导阻滞、严重心力衰竭、心动过缓患者禁用。

三、简答题

1. 举例说明美曲磷酯中毒的抢救药物有哪两类。

2. 简述毛果芸香碱对眼的作用。

3. 多巴胺可以作用于哪些受体？主要用途是什么？

4. 说出普萘洛尔的主要用途。

5. 分别说出阿托品和新斯的明的主要禁忌证。

（王维康）

第3章 麻醉药

学习目标

1. 素质目标　重视手术疼痛对心理健康的影响。
2. 知识目标　掌握局麻药普鲁卡因、利多卡因、丁卡因的适应证。了解局麻药的毒性反应。
3. 能力目标　具有判断局麻药使用剂量、使用方法是否正确的能力。

麻醉药是指能够引起机体全身或局部痛觉、温度觉、触压觉等感觉逐渐减弱或消失，便于进行外科手术的药物。临床上分为局部麻醉药和全身麻醉药，二者的主要区别是意识是否丧失。

第1节　局部麻醉药

案例 3-1

患者，男，20岁。因患“急性阑尾炎”准备进行手术治疗，术前给予普鲁卡因蛛网膜下腔麻醉，注射给药后不久患者即出现烦躁不安、肌肉震颤等症状。心电监护仪显示心率变慢、血压下降。麻醉师立即停止给药并保持患者呼吸道通畅，保证氧气供应。同时采取抢救措施，约半小时后患者转危为安。

问题：1. 患者为什么出现上述症状？

2. 使用普鲁卡因应注意什么问题？

局部麻醉（简称局麻）药，是一类作用于神经末梢或神经干周围，可逆性地阻断神经冲动的产生和传导，在意识清醒的条件下使局部痛觉、温度觉等感觉暂时减弱或消失，使患者在无痛情况下进行手术的药物。局部麻醉方式包括表面麻醉、局部浸润麻醉、区域阻滞麻醉、神经阻滞麻醉、蛛网膜下腔麻醉（腰麻）和硬膜外麻醉、腰硬联合麻醉等。

【药理作用】

1. 局麻作用　局麻药对各种神经都有阻断作用，可使神经细胞兴奋阈提高，延长动作电位的不应期，使传导速度减慢，直至完全丧失兴奋性和传导性。局麻药对不同感觉神经纤维的麻醉作用也有一定顺序，故感觉功能也按一定顺序消失，首先是痛觉消失，然后依次为冷觉、温觉、触觉、压觉消失。神经功能的恢复则按相反的顺序进行。

神经冲动的产生和传导是由于神经细胞受刺激时，发生了膜通透性的改变，大量的 Na^+ 内流，产生可扩布性的动作电位。局麻药能穿透神经细胞膜，阻滞 Na^+ 内流，抑制神经细胞动作电位的产生和传导，从而产生局麻作用。

2. 吸收作用　局麻药吸收后可引起全身作用，这种作用与局麻药的用药目的无关，可给机体带来不同程度的危害，主要损害的是中枢神经系统和心血管系统。

（1）中枢神经系统　局麻药对中枢神经系统的作用是先兴奋后抑制，初期表现为不安、眩晕、震颤和焦虑。随后中枢过度兴奋可转为抑制，导致患者昏迷，呼吸肌麻痹。

（2）心血管系统　局麻药吸收后可抑制心脏功能，降低心肌兴奋性，使心肌收缩力减弱，传导速度减慢。多数局麻药可通过抑制交感神经而致血管扩张，导致血压下降。因此在血药浓度过高时可引起血压下降，甚至休克等心血管反应。但心肌对局麻药耐受性较高，中毒后通常是呼吸先停止，故应及时采用人工呼吸抢救。

【常用局麻药】　常用局麻药特点见表 3-1。

表 3-1　常用局麻药特点

药物	特点
普鲁卡因	酯类短效局麻药。黏膜穿透力差，不用于表面麻醉；可做局部封闭；首次用药需要皮试。可使磺胺类药物作用减弱，肌松药作用时间延长
利多卡因	酰胺类中效全能局麻药，可抗室性心律失常和用于局部封闭
丁卡因	酯类长效局麻药。作用和毒性均较普鲁卡因强 10 倍左右，不做浸润麻醉；表面麻醉效果好
布比卡因	酰胺类长效局麻药。作用维持时间和强度均较利多卡因强，毒性较利多卡因强 4 倍，心脏毒性尤应注意。一般不用于浸润麻醉
罗哌卡因	酰胺类长效局麻药。有麻醉（高剂量）和镇痛（低剂量）双重效应。加用肾上腺素不改变罗哌卡因的阻滞强度和持续时间。可用于术后及分娩止痛。中枢神经系统和心脏毒性均比布比卡因低

第 2 节　全身麻醉药

全身麻醉（简称全麻）药是一类能广泛抑制中枢神经系统，暂时引起意识、感觉和反射消失，骨骼肌松弛，便于进行外科手术治疗的药物。

根据给药途径的不同，可将全麻药分为吸入麻醉药和静脉麻醉药。

麻醉过程可分为四期：第一期（镇痛期）适用于进行小手术；第二期（兴奋期）不宜做任何手术和外科检查。第一期和第二期合称为诱导期；第三期（外科麻醉期）适合手术；第四期（中毒期）。现在临床上大多采用综合用药，典型的麻醉分期已很难看到，但它可作为参考以衡量麻醉深度，警惕意外的发生。

常用的吸入麻醉药包括麻醉乙醚、氟烷、恩氟烷、异氟烷、氧化亚氮等。常用的静脉麻醉药包括硫喷妥钠、氯胺酮（能产生分离麻醉作用）等。

临床上常采用联合用药的方式，以达到完善的术中和术后镇痛及满意的外科手术条件，这种麻醉方法称为复合麻醉，见表 3-2。

表 3-2　复合麻醉用药

用药目的	常用药物	用药目的	常用药物
镇静、消除紧张情绪	苯巴比妥、地西泮	骨骼肌松弛	琥珀胆碱、筒箭毒碱
抑制迷走神经反射	阿托品类	低温麻醉	氯丙嗪
镇痛	阿片类	控制性降压	硝普钠、钙通道阻滞剂
基础麻醉	巴比妥类、水合氯醛	神经安定镇痛术	氟哌利多 + 芬太尼
诱导麻醉	硫喷妥钠、地西泮		

自 测 题

一、选择题

【A 型题】

1. 为了延长局麻药的作用时间，常在局麻药中加入适量的

A. 肾上腺素　B. 去甲肾上腺素

C. 异丙肾上腺素　D. 麻黄碱

E. 多巴胺

2. 可用于抗心律失常的局麻药是

A. 丁卡因　B. 普鲁卡因

C. 利多卡因　D. 布比卡因

E. 异氟烷

3. 普鲁卡因不宜用于

A. 表面麻醉　B. 浸润麻醉

C. 传导麻醉　D. 腰麻

E. 硬膜外麻醉

4. 应做皮试的局麻药是

A. 丁卡因　B. 利多卡因

C. 布比卡因　D. 普鲁卡因

E. 氯胺酮

【B 型题】

（5 ～ 7 题共用选项）

A. 普鲁卡因　B. 利多卡因

C. 丁卡因　D. 布比卡因

E. 罗哌卡因

5. 常用于封闭疗法，以减少病灶对中枢神经系统产生刺激的酯类药物是

6. 有全能局麻药之称的是

7. 心脏毒性最强的是

二、填空题

1. 为防止腰麻及硬膜外麻醉时出现低血压，应用 ___________ 预防。

2. 局麻药中毒性强，不用于浸润麻醉的是 ___________；黏膜穿透力差，不用于表面麻醉的是 ___________。

（杨飞雪）

第4章 中枢神经系统药物

学习目标

1. 素质目标　培养学生遵纪守法、科学严谨、务实创新的职业态度，具备关心、尊重、理解患者的人文素养，培训学生良好的心理素质，避免或者减少心理疾病的发生。

2. 知识目标　掌握苯二氮䓬类药物、抗癫痫药、抗精神障碍药、抗帕金森病药、镇痛药和解热镇痛药的代表药物的作用、临床应用和主要不良反应；熟悉药物的分类。

3. 能力目标　能够为患者开展安全、合理的用药指导，并具备辅助开展健康教育的能力。

第1节　镇静催眠药

镇静催眠药是通过抑制中枢神经系统而产生镇静和近似生理性睡眠作用的药物。因所用剂量的不同可出现不同的药理作用，小剂量时可产生镇静作用，随着剂量加大，依次表现为催眠、抗惊厥，有些药大剂量应用时还可产生麻醉作用。常用的镇静催眠药分为三类：苯二氮䓬类、巴比妥类及其他类，其中苯二氮䓬类最为常用。多数镇静催眠药都有不同程度的抗焦虑作用。

一、苯二氮䓬类

苯二氮䓬类药物能增强γ-氨基丁酸（GABA）能神经传递功能和突触抑制效应，并能促进GABA与GABA受体结合。增加突触后膜对Cl^-的通透性，使Cl^-内流增加，引起神经细胞超极化，产生抑制效应。苯二氮䓬类药物种类很多，根据作用维持时间长短，可分为长效、中效和短效三类。

【药理作用和临床应用】

1. 抗焦虑　小于镇静剂量的地西泮能改善焦虑患者的紧张、忧虑、恐惧和失眠等焦虑症状。对各种原因导致的焦虑症均有效。常选用的药物有地西泮、阿普唑仑、三唑仑、艾司唑仑等。

2. 镇静催眠　随着剂量的增大，苯二氮䓬类药物可引起镇静、催眠作用。用药后，可缩短睡眠诱导时间，延长睡眠持续时间，对快速眼动睡眠时相影响小，产生近似生理性睡眠的效果。也可用于全麻的诱导麻醉和麻醉前给药。

3. 抗惊厥、抗癫痫　苯二氮䓬类药物有抗惊厥作用，其中地西泮和三唑仑的作用尤为明显，临床用于辅助治疗破伤风、子痫、小儿高热惊厥和药物中毒性惊厥。地西泮缓慢静脉注射是治疗癫痫持续状态的首选药。

4. 中枢性肌肉松弛作用 本类药物对去大脑强直有明显肌肉松弛作用，对人类大脑损伤所致肌肉强直也有缓解。临床用于缓解中枢性疾病所致的肌强直，也可用于腰肌劳损引起的肌肉痉挛。

5. 遗忘作用 咪达唑仑、劳拉西泮等可以干扰记忆通路的建立，从而影响近事记忆。本类药物用于全麻的诱导麻醉和麻醉前给药，可发挥其抗焦虑、镇静、催眠和遗忘作用。

6. 缓解酒精依赖的戒断反应 地西泮、劳拉西泮、氯氮䓬、奥沙西泮等可有效缓解及预防中重度酒精戒断相关症状及其并发症，如震颤、焦虑、激越、好斗、幻觉、惊厥及谵妄等。

【不良反应】 治疗量时可出现头晕、嗜睡、乏力等；大剂量时可致共济失调；过量可抑制呼吸和心血管系统。长期应用可产生耐受性和依赖性，但依赖性比巴比妥类轻。静脉注射速度过快可抑制呼吸和心血管系统，故注射速度应缓慢。乙醇能增强本类药物的毒性。出现急性中毒时可用特异性解毒药氟马西尼抢救。老年人和儿童应慎用，孕妇、哺乳期妇女、青光眼及重症肌无力患者禁用。

苯二氮䓬类药物目前在临床应用的有 20 多种，不同衍生物之间，其抗焦虑、镇静催眠、抗惊厥、肌肉松弛作用则各有侧重，各药的临床应用和不良反应见表 4-1。

考点 地西泮的作用、临床应用和不良反应

表 4-1 苯二氮䓬类药物比较

药物		主要临床应用	主要不良反应
长效类	地西泮	癫痫持续状态、酒精戒断、失眠症，已较少使用	头晕、嗜睡、偶致共济失调、依赖性、老年人易跌倒
	氟西泮	入睡困难、多梦易醒和早醒等失眠症	无力、头痛、晕眩、恶心、便秘；依赖性比硝西泮低
	硝西泮	失眠症、抗惊厥	无力、头痛、晕眩、恶心、便秘
	氯硝西泮	各型癫痫、焦虑症	嗜睡、头晕、头痛、兴奋、不安、乏力、言语不清、行为障碍
中效类	艾司唑仑	焦虑、失眠、抗惊厥、抗癫痫	轻，量大时可出现乏力、嗜睡
	阿普唑仑	特别适用于入睡困难者	嗜睡、头痛、乏力等
	劳拉西泮	焦虑症及焦虑引起的失眠	眩晕、乏力、步态不稳
短效类	三唑仑	入睡困难的失眠症	头晕、嗜睡；过量时可出现精神错乱；依赖性强
	咪达唑仑	手术麻醉辅助或诊断性操作前用药	嗜睡、镇静过度、头痛、幻觉共济失调、呃逆和喉痉挛

二、巴比妥类

巴比妥类是巴比妥酸的衍生物。根据作用发生的快慢和作用持续时间的长短，分为①慢效：如苯巴比妥；②中效：如异戊巴比妥；③短效：如司可巴比妥；④超短效：如硫喷妥钠四类。

巴比妥类药物随着剂量的增加可以逐渐出现镇静、催眠、抗惊厥、麻醉作用，过量可引起呼吸肌麻痹。目前这类药物主要用于以下几个方面。

（1）癫痫大发作和癫痫持续状态。

（2）静脉注射缓解小儿惊厥，尤其对新生儿惊厥效果好。

（3）新生儿黄疸。通过诱导葡萄糖醛酸基转移酶的活性，使新生儿肝内胆红素代谢增加，从而降低胆红素的浓度。

【不良反应】 可出现后遗效应，较易产生耐受性和依赖性，停药后有“反跳”现象。大剂量服用或静脉给药过快可引起急性中毒，主要表现为严重的呼吸及心血管抑制甚至死亡。中毒抢救的原则是对症治疗和加速毒物排出，前者主要是维持呼吸和循环功能；后者主要是采用催吐、洗胃、导泻、利尿等方法排除毒物。用碳酸氢钠碱化尿液也是抢救巴比妥类药物中毒的重要方法。

考点 巴比妥类药物的中毒解救措施

三、其他镇静催眠药

苯二氮䓬类药物用于镇静催眠虽然效果肯定，但是用于失眠症时容易产生依赖性，由于有肌松作用，老年人应用有跌倒风险。因此镇静催眠一般首选非苯二氮䓬类药物。唑吡坦、佐匹克隆、右佐匹克隆、扎来普隆等非苯二氮䓬类药物可选择性地激动 GABA 受体上的 α_1 亚基，主要发挥镇静、催眠作用。常用的其他镇静催眠药见表 4-2。

表 4-2 其他镇静催眠药

药物	临床应用	不良反应
唑吡坦	严重睡眠障碍	腹泻、恶心、头晕、嗜睡，老年人可引起共济失调
佐匹克隆	入睡困难、维持障碍	头痛、头晕、口干、味觉异常
右佐匹克隆	入睡困难、维持障碍	头痛、头晕、口干、味觉异常
扎来普隆	入睡困难	头痛、嗜睡、眩晕、口干、出汗
水合氯醛	入睡困难、小儿高热惊厥	胃肠道刺激症状、抑制延髓呼吸和血管运动中枢，已少用

第 2 节 抗癫痫药

癫痫是多种原因导致的脑部神经元高度同步化异常放电引起的一组临床综合征。其特征为发作性、短暂性、刻板性、重复性。继发性的癫痫通常有比较明确的病因，有可能继发于比较严重的颅脑外伤、脑出血、颅内感染、脑部肿瘤、血管瘤等疾病。特发（原发）性癫痫（占 20% 左右）是由于遗传因素引起，多见于儿童及青少年，绝大多数在 30 岁以前发病，发作时多伴有异常的脑电图。根据临床表现和脑电图特点，2017 国际抗癫痫联盟（ILAE）将癫痫分为：局灶性起源发作、全面性起源发作和未知起源发作。其中以全面性起源发作中的强直 - 阵挛发作（大发作）和失神发作（小发作）较为多见。癫痫发作持续足够长时间或在足够短的时间间隔内反复出现，从而造成持久的癫痫状态，称为癫痫持续状态，可危及患者生命。

常用的抗癫痫药物已发展到第三代，第一代主要有苯妥英钠（PHT）、卡马西平（CBZ）、丙戊酸钠（VPA）和苯巴比妥（PB）等；第二代副作用比第一代相对小，控制癫痫的作用略好，包括加巴喷丁（GBP）、拉莫三嗪（LTG）、左乙拉西坦（LEV）、奥卡西平（OXC）、托吡酯（TPM）；近几年研制出的新型第三代口服抗癫痫药有吡仑帕奈等。

苯妥英钠

【药理作用及临床应用】

1. 抗癫痫　主要用于强直 - 阵挛发作、意识受损的局灶性发作（精神运动性发作）、意识保留的局灶性发作和癫痫持续状态。

2. 抗外周神经痛　对三叉神经痛效果好，对舌咽神经痛和坐骨神经痛也有一定疗效。

3. 抗心律失常　适用于洋地黄中毒所致的室性及室上性心律失常，对其他各种原因引起的心律失常疗效较差。

【不良反应】　不良反应与血药浓度密切相关。

1. 神经系统反应　当血药浓度大于 20μg/ml 时出现眼球震颤；超过 30μg/ml 时出现眩晕、共济失调；大于 40μg/ml 时可致精神错乱，严重时可致昏迷。

2. 过敏反应　常见各种皮疹，偶见剥脱性皮炎。

3. 胃肠道反应　本品呈强碱性，对胃黏膜有刺激性，口服可见胃肠刺激症状。长期用药可致牙龈增生，多见于儿童和青少年，注意口腔卫生可减轻牙龈增生，停药后可恢复。

4. 血液系统反应　常见巨幼红细胞贫血，可用亚叶酸钙治疗。偶见粒细胞减少及血小板减少，罕见再生障碍性贫血。用药期间应定期检查血常规。

5. 其他　静脉注射过快可致心律失常、心脏抑制及血压下降。妊娠早期服用偶致畸胎。苯妥英钠可诱导肝药酶，加快维生素 D 的代谢，久用可致低血钙。

6. 苯妥英钠为肝药酶诱导剂，与肾上腺皮质激素、洋地黄类等一些药物合用时，使这些药物的疗效降低；与氯霉素、异烟肼等药合用时，使其血药浓度增高，毒性反应增加。因此，在合用其他药物时必须注意药物的相互作用。

考点　苯妥英钠的主要临床应用和不良反应

丙戊酸钠

【药理作用及临床应用】　本品为广谱抗癫痫药，对各型癫痫均有良好的疗效，是目前抗癫痫常用的药物。本品既可作为单药治疗，也可作为添加治疗，用于全面性癫痫、局灶性癫痫伴有或不伴有全面性发作。在全面性癫痫的药物治疗中，丙戊酸钠是与其他药物联合治疗的首选。本品尚有抗躁狂作用。孕妇或育龄期女性应慎用。

【不良反应】

1. 消化道症状　恶心、胃痛多出现在治疗开始时，但是无须停止治疗，症状通常可在数天内消失。

2. 肝功能损害　极个别病例有报道出现严重肝损害甚至死亡。因此，在治疗前应进行肝功能检查，在治疗头6个月内也应定期监测肝功能。如果用药期间突然出现乏力、厌食、嗜睡，有时伴有反复呕吐和腹痛，或癫痫复发，应立即进行肝功能检查。

3. 神经系统　昏睡或木僵，并导致一过性昏迷（脑病），治疗过程中，可单独出现或和癫痫发作同时出现。

4. 其他　脱发，轻度姿势性震颤；出血时间延长、血小板减少、贫血、白细胞减少或全血细胞减少；听力损害等。

考点 丙戊酸钠的临床应用和不良反应

卡马西平

【药理作用及临床应用】

1. 抗癫痫　是局灶性发作的首选药物。对全面性发作如强直、阵挛、强直-阵挛发作也有效。

2. 抗外周神经痛　用于三叉神经痛和舌咽神经痛发作，以及三叉神经痛缓解后的长期预防性用药；也可用于糖尿病性周围性神经痛、患肢痛和外伤后神经痛及疱疹后神经痛。

3. 抗精神病　用于对碳酸锂、抗精神病药、抗抑郁药无效的或不能耐受的双相障碍，可单用或与锂盐和其他抗抑郁药合用。

4. 抗利尿　可刺激抗利尿激素（ADH）释放和加强水分在远端小管重吸收，用于中枢性尿崩症。

5. 酒精癖的戒断综合征　可用于缓解酒精戒断症状，预防酒精戒断相关的癫痫大发作。

【不良反应】

1. 神经系统　头晕、共济失调、嗜睡和疲劳、精神不安、耳鸣、幻视等。

2. 低钠血症　与刺激抗利尿激素分泌有关，发生率为10%～15%。

3. 肝肾损害　肝功能异常，多为一过性可逆性表现，严重的可造成过敏性肝炎或中毒性肝炎；可引起血尿、蛋白尿、糖尿和非蛋白氮升高及水的排泄减少。用药期间定期检查肝肾功能。

4. 皮肤损害　史-约综合征或中毒性表皮坏死溶解症（累及皮肤和黏膜的严重药物不良反应。在表皮-真皮交界处发生皮肤剥脱，外观如烫伤，有致命风险）、皮疹、荨麻疹、瘙痒；狼疮样综合征（荨麻疹、瘙痒、皮疹、发热、咽喉痛、骨或关节痛、乏力等）。

5. 其他　胃肠道刺激症状；心律失常或房室传导阻滞（老年人尤其要注意）；血小板减少和骨髓抑制；直接影响骨代谢导致骨质疏松；甲状腺功能减退等。

6. 有房室传导阻滞、血清铁含量严重异常、骨髓抑制、严重肝功能不全等病史者禁用本药。

考点 卡马西平的主要临床应用和不良反应

常用的其他抗癫痫药物见表 4-3。

表 4-3　其他抗癫痫药物

药物名称	作用特点	不良反应
拉莫三嗪	广谱抗癫痫	头痛、疲倦、皮疹、恶心、头晕、嗜睡和失眠
奥卡西平	全面性强直 - 阵挛发作和局灶性发作	嗜睡、头痛、头晕、复视、恶心、呕吐和疲劳
乙琥胺	癫痫小发作，但能诱发大发作，已很少用	再生障碍性贫血，有时可引起肝、肾损害
托吡酯	广谱抗癫痫新药，对全面性强直 - 阵挛发作及局灶性发作效果尤其明显	共济失调、感觉和思维异常、嗜睡、复视、恶心、眼球震颤、视觉异常和体重减轻
苯二氮䓬类	静脉注射地西泮用于治疗癫痫持续状态；硝西泮主要用于神经性发作；氯硝西泮抗癫痫谱较广	见地西泮
左乙拉西坦	局灶性癫痫发作、全面性发作、其他原因（如脑炎、脑缺氧等）引起的肌阵挛	嗜睡，乏力和头晕、贫血、白细胞减少等

课程思政：科研巾帼——颜宁的跨越式科研之路

2024 年，联合国教科文组织公布了“欧莱雅 - 联合国教科文组织世界杰出女科学家奖”（“世界杰出女科学家奖”）获奖者名单，中国科学家颜宁是 5 名获奖者之一。颜宁，清华大学生命科学学院讲席教授、深圳医学科学院创始院长、深圳湾实验室主任。她发现多种介导离子和糖跨细胞膜运输的膜蛋白原子结构，揭示了跨膜转运的原理。她的卓越研究推进了癫痫和心律失常等多种疾病的相关研究，并指导了疼痛综合征的治疗。颜宁教授在生命和环境科学领域的开创性研究激励着全球的女科学家，她的研究精神值得大家学习。

第 3 节　抗精神障碍药

精神障碍是指在各种生物、心理、社会环境等因素的影响下，人的大脑发生病理生理变化，导致其功能受损，进而使其认知、情感、行为等精神活动出现异常的总称。神障碍种类繁多，包括焦虑障碍、强迫及相关障碍、抑郁障碍、双相障碍、精神分裂症、进食障碍、酒精或药物使用障碍等。精神障碍药物治疗多有交叉，本章主要介绍抗精神病药、抗抑郁药和抗双相障碍药。

一、抗精神病药

精神分裂症是一种病因未明的常见精神疾病，多起病于青壮年，常有知觉、思维、情感和行为等多方面的障碍，一般无意识和智力障碍。精神分裂症有阳性症状（如幻觉、妄想、思维紊乱、敌视、怀疑）和明显的阴性症状（如反应迟钝、情绪淡漠及社交淡漠、少语）之分，但精神活动的不协调或脱离现实的思维障碍是精神分裂症最主要、最本质的症状。药物治疗是精神分裂症的主要治疗措施，根据化学结构可将常用抗精神病药分为吩噻嗪类、硫杂蒽类、丁酰苯类及其他药物。一般将吩噻嗪类药物、五氟利多、氟哌啶醇和舒必利等称作第一代抗精神病药，而将氯氮平、利培酮、阿立哌唑等称为第二代抗精神病药。第二代药物对部分阴性症状有效，锥体外系反应发生率低，治疗中断率明显低于第一代。

（一）吩噻嗪类

目前临床常用的有氯丙嗪、氟奋乃静及三氟拉嗪等，以氯丙嗪应用最广。

氯 丙 嗪

【体内过程】 口服或注射虽易吸收，但吸收速度受剂型、胃内食物的影响，口服因首过效应影响利用率降低。氯丙嗪易透过血脑屏障，脑内浓度可达血浆浓度的 10 倍。

【药理作用及临床应用】 氯丙嗪主要对 DA 受体有阻断作用，另外也能阻断 α 受体和 M 受体。因此，其药理作用广泛而复杂。DA 受体存在于外周神经系统和中枢神经系统。脑内 DA 通路有四条：①黑质 - 纹状体系统：该通路主要调控锥体外系运动功能；②中脑 - 边缘系统：调控情绪和感情表达活动；③中脑 - 皮质系统：调节认知、思想、感觉、理解和推理能力；④结节 - 漏斗系统：调控垂体激素的分泌和体温调节。中脑 - 边缘系统和中脑 - 皮质系统主要调控人类的精神活动。精神分裂症是由于中脑 - 边缘系统和中脑 - 皮质系统的 DA 受体功能亢进所致。

1. 对中枢神经系统的作用

（1）抗精神分裂症　正常人一次口服氯丙嗪 100mg 后，就能表现为情绪稳定，并对周围事物反应淡漠，在安静环境中易被诱导入睡。精神病患者用药后，在不引起过分镇静的情况下，兴奋躁动表现可迅速被控制。继续用药，可使幻觉、妄想、躁狂及精神运动性兴奋逐渐消失，理智逐渐恢复，情绪稳定，生活可自理。氯丙嗪抗幻觉及抗妄想作用一般需连续用药 6 周至 6 个月才充分显效，且无耐受性。但连续用药后，安定及镇静作用则逐渐减弱，出现耐受性。

临床上氯丙嗪主要被用于治疗各型精神分裂症，对急性患者疗效较好，但无根治作用，必须长期服用以维持疗效，减少复发。氯丙嗪对阳性症状缓解明显，对阴性症状效果较差。此外，氯丙嗪也可用于治疗躁狂症及缓解其他精神病伴有的兴奋、紧张及妄想等症状。

目前认为精神分裂症的临床症状是由于脑内 DA 功能过强所致，因此认为吩噻嗪类抗精神病的作用是通过阻断中脑 - 边缘叶及中脑 - 皮质通路中的 DA 受体而发生的。

（2）镇吐作用　小剂量的氯丙嗪主要通过阻断延髓催吐化学感受区的 DA 受体而发挥镇吐作用；大剂量则直接抑制呕吐中枢；但氯丙嗪对晕动病等前庭功能失调引起的呕吐无效。临床用于治疗多种疾病引起的呕吐，如癌症、放射病及某些药物引起的呕吐，对顽固性呃逆也有效。

（3）影响体温　氯丙嗪可抑制下丘脑体温调节中枢，使体温调节功能失灵，因而机体体温会随环境温度变化而升降，即在低温环境中体温会降低，在高温环境中体温会升高。氯丙嗪不仅能降低发热患者的体温，而且能略降低正常人的体温。临床上以物理降温配合氯丙嗪进行低温麻醉。氯丙嗪常和异丙嗪、哌替啶合用，可使患者进入一种类似深睡的状态，患者的体温、代谢及组织耗氧量均显著降低，这种疗法称为人工冬眠疗法。此疗法可用于严重感染、中毒性高热及甲状腺危象等病症的辅助治疗。

（4）增强中枢抑制药的作用　氯丙嗪可加强麻醉药、镇静催眠药、镇痛药及乙醇的作用。上述药物与氯丙嗪合用时，应适当减量，以免加深对中枢神经系统的抑制。

（5）锥体外系反应　氯丙嗪可阻断黑质 - 纹状体通路的 DA 受体，导致胆碱能神经功能占优势。因而在长期大量应用时可出现锥体外系反应。

2. 阻断外周 α 和 M 受体　氯丙嗪具有明显的 α 受体阻断作用，可翻转肾上腺素的升压效应，同时还能抑制血管运动中枢，并有直接舒张血管平滑肌的作用，可使血管扩张、血压下降。但反复用药降压作用会减弱，故不适于原发性高血压的治疗。氯丙嗪尚可阻断 M 受体，但作用弱，虽无治疗意义，但可出现相应的不良反应。

3. 影响激素分泌　结节 - 漏斗处 DA 通路的主要功能是调控下丘脑某些激素的分泌。氯丙嗪可阻断该通路的 DA 受体，使催乳素分泌增加，引起乳房肿大及泌乳。乳腺癌患者禁用氯丙嗪。此外，氯丙嗪能抑制促性腺释放激素的分泌，使卵泡刺激素和黄体生成素释放减少，引起排卵延迟；还可抑制促皮质激素和生长激素的分泌，可用于治疗巨人症。

【不良反应】　氯丙嗪安全范围大，但长期大量应用，不良反应较多。

1. 一般不良反应　有嗜睡、无力、视物模糊、鼻塞、心动过速、口干、便秘等中枢神经及自主神经系统反应。长期应用可致乳房肿大、闭经及生长减慢等。氯丙嗪局部刺激性较强，不应做皮内或皮下注射。静脉注射可引起血栓性静脉炎，应以生理盐水或葡萄糖溶液稀释后缓慢注射。静脉注射或肌内注射后，可出现直立性低血压，应嘱患者卧床休息 1 ～ 2h，若不见缓解可以使用升压药，但是不能用肾上腺素。

2. 锥体外系反应　是长期大量应用氯丙嗪治疗精神分裂症时最常见的不良反应，发生率与药物剂量、疗程和个体因素有关。其表现为：①帕金森综合征（震颤），出现肌张力增高、面容呆板（面具脸）、动作迟缓、肌肉震颤、流涎等。②急性肌张力障碍，多出现于用药后 1 ～ 5 天，由于舌、面、颈及背部肌肉痉挛，患者出现强迫性张口、伸舌、斜颈、呼吸运动障碍及吞咽困难。③静坐不能，患者出现坐立不安，反复徘徊。出现以上三种症状时，用药可减量，加服胆碱受体阻滞剂苯海索可缓解上述症状。④迟发性运动障碍或迟发性多动症，表现为不自主、有节律的刻板运动，出现口 - 舌 - 颊三联症，如吸吮、舔舌、咀嚼等。此不良反应少见，但无有效药物治疗，发现此不良反应应立即停药。

3. 变态反应　常见皮疹、光敏性皮炎。少数患者出现肝细胞内微胆管阻塞性黄疸。也有少数患者出现急性粒细胞缺乏，此时应立即停药，并适当应用抗生素预防感染。

4. 中毒反应　一次吞服超大剂量（1 ～ 2g）氯丙嗪后，可发生急性中毒，出现昏睡、血压下降甚至出现休克，并出现心动过速、心电图异常（P-R 间期或 Q-T 间期延长，T

波低平或倒置），应立即进行对症治疗。

> **链 接**
>
> 口诀：人冬眠，二嗪常和哌啶联；锥外系，静坐震颤肌张力，迟发停药需注意。镇吐强，晕动弃，血压降低先休息，副肾纠正大不利。

【禁忌证】 氯丙嗪能诱发癫痫，有癫痫史者禁用。昏迷患者（特别是应用中枢抑制药后）禁用。伴有心血管疾病的老年患者慎用，冠心病患者易致猝死，应加以注意。严重肝功能损害者禁用。

考点 氯丙嗪的作用、临床应用和不良反应

其他吩噻嗪类药物

奋乃静、氟奋乃静及三氟拉嗪是吩噻嗪类中的哌嗪衍生物，其共同特点是抗精神病作用强，锥体外系反应也很明显，而镇静作用弱。其中以氟奋乃静和三氟拉嗪疗效较好，最为常用，而奋乃静疗效较差。硫利达嗪是吩噻嗪类的哌啶衍生物，疗效不及氯丙嗪，但锥体外系反应少见，而镇静作用强。各药特点见表 4-4。

表 4-4 吩噻嗪类抗精神病药作用比较

药物	抗精神病剂量（mg/d）	镇静作用	锥体外系反应	降压作用
氯丙嗪	300 ～ 800	+++	++	+++（肌内注射） ++（口服）
氟奋乃静	1 ～ 20	+	+++	+
三氟拉嗪	6 ～ 20	+	+++	+
奋乃静	8 ～ 32	++	+++	+
硫利达嗪	200 ～ 600	+++	+	++

注：+++ 强，++ 次强；+ 弱。

（二）其他抗精神病药物

其他抗精神病药物见表 4-5。

表 4-5 其他抗精神病药

类别及药物名称		药理作用及临床应用	不良反应
硫杂蒽类	氯普噻吨	既有抗精神分裂症作用，又有抗抑郁作用。适用于伴有焦虑或焦虑性抑郁的精神分裂症、焦虑性神经官能症、更年期抑郁症等	同氯丙嗪
丁酰苯类	氟哌啶醇	和氯丙嗪比较镇静、降压作用弱。抗躁狂、抗幻觉、妄想作用显著，常用于治疗以兴奋躁动、幻觉、妄想为主的精神分裂症及躁狂症	锥体外系反应较强
	氟哌利多	作用维持时间短，常与镇痛药芬太尼联合用于神经安定镇痛术	同氟哌啶醇

续表

类别及药物名称		药理作用及临床应用	不良反应
苯并异噁唑类	利培酮	用于治疗急性和慢性精神分裂症。新一代抗精神失常药物	失眠、焦虑、头痛、头晕、口干；较少引起锥体外系反应、低血压等
其他类	五氟利多	长效，每周口服一次即可维持疗效。同类药物尚有匹莫齐特，其作用维持时间较五氟利多稍短	主要为锥体外系反应
	舒必利	对淡漠、退缩、木僵、抑郁、幻觉和妄想症状的效果较好，有很强的止吐作用	锥体外系反应轻，肥胖、闭经、心电图异常
	氯氮平	广谱抗精神病药。抗精神病作用机制为阻断 5-HT 受体和 DA 受体。作用较强，其他药物无效者常能奏效。也有抗抑郁作用	几乎无锥体外系反应，可引起粒细胞减少

二、抗抑郁药

抑郁障碍是最常见的精神障碍之一，是指由各种原因引起的以显著而持久的心境低落为主要临床特征的一类心境障碍，伴有不同程度的认知和行为改变，部分患者存在自伤、自杀行为，甚至因此死亡。抑郁障碍是一种高发病率、高复发率及高致残率的慢性精神疾病。抑郁障碍的病因与发病机制还未明确，抑郁障碍患者存在多种神经递质水平或相关神经通路的功能异常。比较公认的是单胺假说，即 5- 羟色胺（5-HT）能、多巴胺（DA）能和去甲肾上腺素（NE）能系统在抑郁障碍的发病中扮演着重要角色。

常用一线抗抑郁药有选择性 5- 羟色胺再摄取抑制剂（氟西汀、帕罗西汀、舍曲林等）、5- 羟色胺及去甲肾上腺素再摄取抑制剂（度洛西汀、文拉法辛等）、去甲肾上腺素能和 5- 羟色胺能抗抑郁药（如米氮平）、去甲肾上腺素与多巴胺再摄取抑制剂（安非他酮）、褪黑素受体激动剂（阿戈美拉汀）。去甲肾上腺素再摄取抑制剂（瑞波西汀）、传统的三环类（丙米嗪、阿米替林、多塞平）及四环类（马普替林）抗抑郁药等属于二线药物。

丙　米　嗪

【体内过程】　本药口服吸收良好，但个体差异大，可广泛分布于全身各组织，以脑、肝、肾及心肌分布较多。其肝脏代谢产物地昔帕明有显著的抗抑郁作用。丙米嗪及地昔帕明最终被氧化成无效的羟化物或与葡萄糖醛酸结合，自尿排出。

【药理作用】

1. 抗抑郁障碍及抗焦虑障碍　阻断中枢神经系统去甲肾上腺素和 5- 羟色胺的再摄取，对 5- 羟色胺再摄取的阻断作用更强。丙米嗪起效缓慢，连续用药 2 ～ 3 周后才见效，故不作应急药物应用。

2. 抗胆碱作用　治疗量丙米嗪能阻断 M 受体，引起阿托品样作用。

【临床应用】　主要用于各型抑郁症的治疗。本药对内源性、反应性及更年期抑郁症疗效较好，而对精神分裂症的抑郁状态疗效较差。

【不良反应】 最常见的副作用为阿托品样作用，如口干、便秘、视物模糊、心悸等。因易致尿潴留及升高眼压，故前列腺肥大及青光眼患者禁用。中枢神经方面表现为乏力、肌肉震颤。某些患者用药后可自抑制状态转为躁狂兴奋状态，剂量大时尤易发生。极少数患者出现皮疹、粒细胞缺乏及黄疸等过敏反应。

氟 西 汀

氟西汀可选择性抑制中枢神经系统突触前膜释放的5-羟色胺的再摄取，故又称选择性5-羟色胺再摄取抑制剂（SSRI）。其能有效地抑制神经元从突触间隙中摄取5-羟色胺，增加间隙中可供实际利用的这种神经递质的含量，从而改善情感状态。这类药物是目前治疗抑郁症应用最广泛的药物，包括氟伏沙明、帕罗西汀、舍曲林、齐美定和曲唑酮等。氟西汀除了用于治疗抑郁症外，对临床常见的惊恐发作、强迫症、焦虑症等也有较好疗效。本品不良反应较常用的三环类抗抑郁药少，比较安全。氟西汀口服吸收良好，血药浓度6～8h达峰值，其活性代谢产物去甲氟西汀半衰期为7～10日。

不良反应轻，但仍有胃肠道不适（恶心、口干、厌食、便秘和呕吐）、中枢神经系统异常（眩晕、嗜睡、梦境怪异、失眠和紧张）、视觉异常、打哈欠、出汗和性功能异常（阳痿、射精异常、性欲降低）等表现。偶见不良反应为无力、气胀、震颤、腹泻、鼻炎等。不良反应多在治疗的初始阶段发生，随着治疗的进行，这些症状逐渐减轻。

氟西汀与单胺氧化酶抑制剂（呋喃唑酮、异烟肼、吗氯贝胺、司来吉兰等）合用，易引起5-羟色胺综合征，可出现高热、兴奋、意识障碍、癫痫发作、肌震颤、高血压危象，甚至死亡，两类药替代治疗时应至少间隔14日。

【用药指导】

1. 单一用药或联合用药的选择　抗抑郁药应尽可能单一使用。当换药无效时，可以考虑联合用药。可选择2种作用机制不同的抗抑郁药联合使用。

2. 充分治疗　急性期需6～12周，巩固期4～9个月，维持期2～3年。维持期治疗数周后可考虑逐渐减量停药，过早停药容易出现撤药反应。

3. 换药　足量治疗6周无效可考虑换药，换药并不局限于在不同种类之间，同一种类药物之间的转换仍然可能获得更好的疗效。换药期间应注意药物的相互作用。

4. 确定起始剂量及剂量调整　选择适宜起始剂量，通常在1～2周内加量至有效剂量。服药2～4周后根据疗效和耐受性决定是否进行剂量调整。

考点 氟西汀的主要临床应用和不良反应

三、抗双相障碍药

双相障碍也称双相情感障碍，指临床上既有躁狂或轻躁狂发作，又有抑郁发作的一类心境障碍。典型表现为心境高涨、精力旺盛和活动增加（躁狂或轻躁狂时）与心境低落、兴趣减少、精力降低和活动减少（抑郁时）反复或交替发作，可伴有幻觉、妄想或紧张症等精神病性症状及强迫、焦虑症状。双相障碍也可与焦虑障碍、强迫障碍和人格障碍等共病。目前发病机制不清。

双相障碍常用的治疗药物包括心境稳定剂（锂盐、丙戊酸盐、拉莫三嗪、卡马西平或奥卡西平等）、第二代抗精神病药（奥氮平、阿立哌唑、帕利哌酮、利培酮、齐拉西酮和氯氮平等）。有时也可加用第一代抗精神病药（氟哌啶醇、氯丙嗪、奋乃静等）和抗抑郁药。

碳　酸　锂

碳酸锂口服吸收快而完全，但通过血脑屏障进入脑组织和神经细胞需要一定时间。因此，锂盐显效较慢。主要自肾排泄，约 80% 由肾小球滤过的锂在近曲小管与钠竞争重吸收，故增加钠摄入可促进其排泄，而缺钠或肾小球滤出减少时，可导致体内锂潴留，引起中毒。

治疗量锂盐对正常人精神活动几乎无影响，但对躁狂发作者则有显著疗效，使患者言语、行为恢复正常。实验表明锂盐可抑制脑内 NA 及 DA 的释放，并促进其再摄取，使突触间隙 NA 浓度降低，从而产生抗躁狂发作作用。

临床主要用于治疗双相障碍。对精神分裂症的兴奋躁动也有效，与抗精神病药合用疗效较好，可减少抗精神病药的剂量；同时抗精神病药还可缓解锂盐所致恶心、呕吐等副作用。

锂盐不良反应较多，有个体差异性。用药初期有恶心、呕吐、腹泻、疲乏、肌肉无力、肢体震颤、口干、多尿。常在继续治疗 1 ～ 2 周内逐渐减轻或消失。此外，尚有抗甲状腺作用，可引起甲状腺功能低下或甲状腺肿，一般无明显自觉症状，停药后可恢复。锂盐中毒主要表现为中枢神经症状，如意识障碍、昏迷、肌张力增高、深反射亢进、共济失调、震颤及癫痫发作。静脉注射生理盐水可加速锂的排泄。为确保用药安全，对服用锂盐患者，应每日测定血锂浓度，当血锂含量增至 1.5 ～ 2.0mmol/L 时，应立即减量或停药。

考点　缓解躁狂发作的药物

第 4 节　抗帕金森病药

帕金森病又称震颤麻痹。多巴胺和乙酰胆碱是黑质 - 纹状体通路内两种重要的神经递质，它们在功能上相互拮抗，二者之间的平衡对于维持基底节环路的正常功能起着重要的作用。而帕金森病时，黑质内多巴胺能神经元变性、缺失，纹状体内多巴胺含量显著降低，导致乙酰胆碱系统功能相对亢进，从而引起肌张力增加、运动减少等临床表现。

血管病、脑外伤及长期服用抗精神病药等均可引起类似于帕金森病表现的临床综合征，称为帕金森综合征，其药物治疗措施与帕金森病相似。

帕金森病的治疗方法和手段包括药物治疗、手术治疗、肉毒毒素治疗、运动治疗、心理干预等。药物治疗作为首选，且是整个治疗过程中的主要治疗手段。药物治疗包括疾病修饰治疗药物和症状性治疗药物。疾病修饰治疗药物除了疾病修饰作用外，也具有改善症状的作用。症状性治疗药物除了能够明显改善疾病症状外，部分药物也兼有一定的疾病修饰作用。疾病修饰治疗的目的是延缓疾病的进展。目前，临床上可能有疾病修饰作用的药物主要包括单胺氧化酶 B 型（MAO-B）抑制剂和多巴胺受体（DR）激动剂等。

一、影响中枢多巴胺的药物

左旋多巴

左旋多巴（*L*-dopa），为酪氨酸的羟化物，在体内是左旋酪氨酸合成儿茶酚胺的中间产物。

【体内过程】 口服左旋多巴的吸收速率受多种因素影响，如胃排空延缓（如同时服用胆碱受体阻滞剂）、胃液酸度高或小肠中有其他氨基酸与其竞争主动转运系统（如高蛋白饮食）等，这些因素均可降低其生物利用度。本药吸收后，首次通过肝脏时，大部分左旋多巴即被脱羧，转变成多巴胺，也有相当一部分左旋多巴在肠、心、肾中被脱羧生成多巴胺。然而，多巴胺不易透过血脑屏障，因此进入中枢神经系统的左旋多巴不到用量的 1%。在外周组织中形成的大量多巴胺是引起不良反应的主要原因。若同时服用外周脱羧酶抑制剂（卡比多巴），可减少这些不良反应。

【药理作用及临床应用】

1. 抗帕金森病　左旋多巴可在脑内转变为多巴胺，补充纹状体中多巴胺的不足，因而具有抗帕金森病的疗效。用左旋多巴治疗后，约 75% 的患者可获得较好疗效。治疗初期疗效更显著。左旋多巴是帕金森病最有效的治疗药物，帕金森病患者应早期小剂量应用。左旋多巴的作用特点是：①对轻症及较年轻患者疗效较好，对重症及年老衰弱患者疗效差；②对肌肉强直及运动困难者疗效较好，对肌肉震颤疗效差，但长期用药及配合较大剂量对后者仍可见效；③作用较慢，常需用药 2 ～ 3 周才出现客观体征的改善，1 ～ 6 个月以上才获得最大疗效，但作用持久，且随用药时间延长而递增。左旋多巴对其他原因引起的帕金森综合征也有效，但对吩噻嗪类等抗精神病药所引起的无效，因为这些药有阻断中枢多巴胺受体的作用。

2. 治疗肝性脑病　肝性脑病发病学说中的伪递质学说认为，正常机体蛋白质代谢产物苯乙胺和酪胺都在肝内被氧化和解毒。肝功能障碍时，血中苯乙胺和酪胺浓度升高，在神经细胞内经 β- 羟化酶催化，分别生成伪递质——苯乙醇胺和羟苯乙醇胺（鳟胺），它们取代了正常递质——去甲肾上腺素，妨碍正常神经功能。左旋多巴能在脑内转变去甲肾上腺素，使正常神经活动得以恢复，患者可由昏迷转为苏醒。因不能改善肝功能，故作用只是暂时性的。

【不良反应】 左旋多巴的不良反应较多，多数是因为其在体内转变为多巴胺所致。

1. 胃肠道反应 治疗初期约 80% 患者出现恶心、呕吐、食欲减退等。用量过大或加量过快更易引起，继续用药可以消失。偶见溃疡出血或穿孔。

2. 心血管反应 治疗初期，约 30% 患者出现轻度直立性低血压，原因未明。少数患者出现头晕，继续用药可减轻。多巴胺对 β 受体有激动作用，可引起心动过速或心律失常。

3. 不自主异常运动 为长期用药所引起的不随意运动，多见于面部肌群，如张口、咬牙、伸舌、皱眉、头颈部扭动等，也可累及肢体或躯体肌群，偶见喘息样呼吸或过度呼吸。另外还可出现“开 - 关现象”，患者突然多动不安（开），而后又出现全身性或肌强直性运动不能（关），严重妨碍患者的正常活动。疗程延长，发生率也相应增加。此时宜适当减少左旋多巴的用量。

4. 精神障碍 出现失眠、焦虑、噩梦、狂躁、幻觉、妄想、抑郁等，此时需减量或停药。此类不良反应可能与多巴胺作用于大脑边缘叶有关。

【药物相互作用】

1. 维生素 B_6 是多巴脱羧酶的辅基，可增强左旋多巴的外周副作用。

2. 抗精神病药能引起帕金森综合征，又能阻断中枢多巴胺受体，所以能对抗左旋多巴的作用。

考点 左旋多巴的体内过程、作用特点和不良反应

卡比多巴

卡比多巴是较强的外周多巴脱羧酶抑制剂，由于不易通过血脑屏障，故与左旋多巴合用时，仅能抑制外周多巴脱羧酶的活性，从而减少多巴胺在外周组织的生成，同时提高脑内多巴胺的浓度。这样，既能提高左旋多巴的疗效，又能减轻其外周的不良反应，所以是左旋多巴的重要辅助药。卡比多巴单独应用基本无药理作用。将卡比多巴与左旋多巴按 1 ∶ 10 的剂量合用，可使左旋多巴的有效剂量减少 75%，苄丝肼与卡比多巴有同样的效应，它与左旋多巴按 1 ∶ 4 制成的复方制剂称美多芭。

金刚烷胺

金刚烷胺原是抗病毒药，后发现其也有抗帕金森病的作用，疗效不及左旋多巴，但优于胆碱受体阻滞剂，见效快，用药数天即可获最大疗效，连用 6 ～ 8 周后疗效逐渐减弱，但停药数周后再用药，可使疗效恢复。其抗帕金森病的机制可能是促使纹状体中残存的完整多巴胺能神经元释放多巴胺，并能抑制多巴胺的再摄取，且有直接激动多巴胺受体的作用及较弱的抗胆碱作用。本药对强直、震颤及运动减少均有效，与抗胆碱能药或左旋多巴合用有协同作用，并且对改善异动症有帮助。肾功能不全、癫痫、严重胃溃疡、肝病患者慎用，哺乳期妇女禁用。长期用药可出现下肢皮肤网状青斑，踝部和小腿水肿。

考点 金刚烷胺的主要作用和抗帕金森病的特点

普拉克索

多巴胺受体激动剂有两种类型：麦角类多巴胺受体激动剂和非麦角类多巴胺受体激动剂，其中麦角类（如溴隐亭）由于可能引起瓣膜病变的严重不良反应，临床已不推荐使用，目前主要推荐采用非麦角类，尤其适用于早发型患者病程初期，部分品种可能有疾病修饰作用。此类药物包括普拉克索、罗匹尼罗、吡贝地尔、罗替高汀和阿扑吗啡。

普拉克索为近几年应用较多的药物，合用多巴胺可增强疗效。不良反应包括多梦、食欲增强或下降、意识障碍、便秘、皮疹、低血压、视物模糊等。

司来吉兰

司来吉兰和雷沙吉兰属于 MAO-B（单胺氧化酶 B）抑制剂。通过抑制 MAO-B 而阻止多巴胺的降解，增加多巴胺含量，补充神经元合成多巴胺能力的不足。雷沙吉兰是第二代 MAO-B 抑制剂，与司来吉兰相比抑制作用强 5 ～ 10 倍，对帕金森病患者的运动症状有改善作用，可能有疾病修饰作用，主要推荐用于治疗早期帕金森病患者，特别是早发型或者初治的帕金森病患者，也可用于进展期的帕金森病患者的添加治疗。在改善运动并发症方面，雷沙吉兰相对于司来吉兰证据更充分。司来吉兰勿在傍晚或晚上应用，以免引起失眠。

恩他卡朋和托卡朋

恩他卡朋属于儿茶酚 -*O*- 甲基转移酶抑制剂（COMTI）。恩他卡朋通过抑制 COMT 酶，减少左旋多巴代谢为 3-*O*- 甲基多巴（3-OMD），使左旋多巴的生物利用度增加，并增加了脑内可利用的左旋多巴总量。恩他卡朋须与复方左旋多巴同服，单用无效，不良反应主要有运动障碍（肌张力障碍、运动亢进、震颤等）、恶心和尿色异常（红棕色）等。托卡朋使用时，每日首剂需与复方左旋多巴同服，此后可以单用，一般每间隔 6h 服用一次，托卡朋可能会导致肝功能损害，需严密监测肝功能，尤其在用药的前 3 个月。

二、中枢胆碱受体阻滞剂

胆碱受体阻滞剂可阻断中枢胆碱受体，减弱纹状体中乙酰胆碱的作用。其疗效不如左旋多巴。

苯 海 索

苯海索外周抗胆碱作用为阿托品的 1/10 ～ 1/2，抗震颤疗效好，但改善肌强直及动作迟缓疗效较差，主要适用于伴有震颤的患者，而对无震颤的患者不推荐应用。对小于 60 岁的患者，医务人员要告知患者长期应用本类药物可能会导致其认知功能下降，所以要定期复查认知功能，一旦发现患者的认知功能下降则应立即停用；60 岁及以上的患者最好不应用抗胆碱能药。本药不良反应和阿托品相似。

考点 苯海索的临床应用和作用特点

第 5 节　镇　痛　药

案例 4-1

患者，女，45 岁，因右上腹持续性疼痛 3h 于晚上 11 点入院急诊。自诉晚餐在酒店进食，3h 前开始出现右上腹持续性疼痛，疼痛呈阵发性加剧，并向右肩放射，伴恶心、呕吐感。查体：体温 38℃，腹部检查发现右上腹饱满，胆囊区腹肌紧张，有明显压痛、反跳痛。医师诊断为“急性胆囊炎”，给予抗炎、镇痛等治疗。

问题：该患者应使用什么药物镇痛？为什么？

镇痛药是主要作用于中枢神经系统，选择性地消除或缓解痛觉及其伴有的不愉快情绪反应的药物。在镇痛时，患者意识清醒，不影响其他感觉。本类药物可分为阿片受体激动剂和非阿片受体激动剂。因其镇痛部位在中枢，故也称中枢性镇痛药。其中阿片受体激动剂镇痛作用较强，易产生生理依赖性，也称麻醉性镇痛药或成瘾性镇痛药，在药品管理上属于麻醉药品。

一、阿片受体激动剂

吗　啡

【药理作用】　吗啡是镇痛药的代表，主要作用于中枢神经系统及胃肠道平滑肌，其作用如下。

1. 中枢神经系统

（1）镇痛、镇静　吗啡有强大的镇痛作用，能明显减轻或消除疼痛，但意识及其他感觉不受影响。吗啡对各种疼痛均有效。吗啡还有明显镇静作用，并能消除由疼痛所引起的焦虑、紧张、恐惧等情绪反应，因而可显著提高患者对疼痛的耐受力。随着疼痛的缓解及吗啡对情绪的影响，患者可出现欣快症。一次给药，镇痛作用可持续 4 ～ 5h。

吗啡镇痛作用机制：可能是通过与不同脑区的阿片受体结合，激动阿片受体，激活了脑内“抗痛系统”，阻断痛觉传导，从而产生中枢性镇痛作用。

（2）抑制呼吸　治疗量的吗啡可降低呼吸中枢对血液中二氧化碳的敏感性，使呼吸被抑制，表现为呼吸频率减慢、潮气量降低；剂量增大，则抑制作用增强。急性中毒时呼吸频率可减慢至 3 ～ 4 次 / 分。呼吸抑制是吗啡中毒致死的主要原因。

（3）镇咳　可抑制咳嗽中枢，有镇咳作用。

（4）缩瞳　针尖样瞳孔为其中毒特征。

2. 平滑肌　吗啡可兴奋胃肠道平滑肌，提高胃肠道平滑肌和括约肌张力，使推进性蠕动减弱从而发挥止泻作用；吗啡可抑制消化液的分泌，加上对中枢的抑制，使患者对便意反应迟钝，因而也可引起便秘。治疗量吗啡能引起胆道括约肌痉挛性收缩，使胆道排空受阻，胆囊内压力明显提高，可导致上腹不适甚至胆绞痛，合用阿托品可部分缓解。治疗量吗啡可增强子宫平滑肌张力，影响分娩，延长产程，故不宜用于分娩镇痛。吗啡能提高膀胱括约肌张力，引起排尿困难、尿潴留。大剂量还可收缩支气管平滑肌，加重呼吸困难。

3. 扩张血管　吗啡可扩张阻力血管和容量血管，引起直立性低血压。其降压作用是由于它降低中枢交感神经张力，扩张外周小动脉和促进组胺释放所致。吗啡可抑制呼吸，使体内二氧化碳蓄积。二氧化碳蓄积会导致脑血管扩张，进而引起颅内压增高。

课程思政：传艰苦奋斗之光，承自力更生之志

著名教育家、音乐家贺绿汀曾向中共一大纪念馆捐赠过一支具有特殊意义的盐酸吗啡。这支形似子弹的药品，系1945年延安“中华大药厂”生产。1943年，贺绿汀在延安投身抗日救亡运动时，其孩子病重，党组织给予他两支针药，其中一针用于紧急救治，另一支被保存了下来，多年后他捐赠给了中共一大纪念馆。这支盐酸吗啡不仅见证了贺绿汀一家的生死时刻，更是中国共产党领导下人民自力更生、艰苦奋斗的宝贵历史象征。

【临床应用】

1. 镇痛　吗啡对各种疼痛都有效，但久用易成瘾，所以除癌症剧痛时可长期应用外，一般仅短期用于其他镇痛药无效的急性锐痛，如严重创伤、烧伤等引起的疼痛。对于心肌梗死引起的剧痛，如果血压正常，可用吗啡镇痛；此外，吗啡还有镇静及扩张血管作用，可减轻患者的焦虑情绪及心脏负担，更有利于治疗。对胆绞痛和肾绞痛等内脏绞痛需加用M受体阻滞剂如阿托品等。

世界卫生组织（WHO）特别推荐吗啡作为缓解重度疼痛的代表药物，甚至提出将吗啡的消耗量作为评价《癌症三阶梯镇痛方案》贯彻力度的一项重要指标。WHO已将哌替啶列为癌症疼痛治疗不推荐用药，其镇痛作用强度仅为吗啡1/10，且其代谢产物去甲哌替啶半衰期长，可导致神经毒性和肾毒性。另外哌替啶口服利用率差，多采用肌内注射给药，不利于慢性癌痛的治疗。

2. 心源性哮喘　对于左心衰竭导致的急性肺水肿而引起的呼吸困难（心源性哮喘），需综合治疗。静脉注射吗啡常可产生良好效果。其作用机制是：吗啡可扩张外周血管，降低外周血管阻力，同时其镇静作用有利于消除患者的焦虑、恐惧情绪，因而可减轻心脏负荷。此外，吗啡可降低呼吸中枢对二氧化碳的敏感性，使急促浅表的呼吸得以缓解。但休克、昏迷及严重肺功能不全者禁用。

3. 止泻　适用于非细菌性急、慢性消耗性腹泻，使用吗啡可减轻症状。具体可选用阿片酊或复方樟脑酊。如腹泻由细菌感染引起，应同时服用抗菌药进行治疗。

【不良反应】

1. 治疗量吗啡有时可引起眩晕、恶心、呕吐、便秘、排尿困难、胆绞痛、呼吸抑制、嗜睡等。

2. 连续反复多次应用吗啡易产生耐受性及生理依赖性（成瘾性），一旦停药，即出现戒断症状，表现为兴奋、失眠、流泪、流涕、出汗、震颤、呕吐、腹泻，甚至虚脱、意识丧失等。

3. 急性中毒　表现为昏迷、瞳孔极度缩小（严重缺氧时则瞳孔散大）、呼吸高度抑制、血压降低甚至休克。抢救措施主要是人工呼吸、吸氧，并用吗啡拮抗药纳洛酮拮抗吗啡的呼吸抑制作用。

【禁忌证】　吗啡能通过胎盘或乳汁抑制胎儿或新生儿呼吸，同时能对抗缩宫素对子宫的兴奋作用而延长产程，故禁用于分娩镇痛及哺乳期妇女镇痛。由于吗啡具有抑制呼吸、抑制咳嗽反射及释放组胺导致支气管收缩的作用，故禁用于支气管哮喘及肺心病患者。颅脑损伤所致颅内压增高的患者、肝功能严重减退患者禁用。

考点　吗啡的作用、临床应用和不良反应

其他阿片受体激动剂见表 4-6。

表 4-6　其他阿片受体激动剂

药名	作用及临床应用	不良反应
可待因	吗啡衍生物，镇痛效力比吗啡弱，主要用于轻中度疼痛、镇咳	成瘾性比吗啡低，其他不良反应也较轻
哌替啶	镇痛效力相当于吗啡的 1/10，维持时间也比吗啡短。抑制呼吸作用弱，不引起便秘。主要用于严重疼痛、人工冬眠、麻醉前给药等	成瘾性比吗啡低，也能引起眩晕、低血压等
芬太尼	镇痛作用比吗啡强，显效快，但是维持时间短。用于治疗需要应用阿片类镇痛药物的重度慢性疼痛，包括癌性疼痛。麻醉前给药、与氟哌利多合用时，可以实施神经安定镇痛术	成瘾性较哌替啶低，静脉注射时可引起胸壁肌强直；抑制呼吸、视物模糊等
美沙酮	作用强度和维持时间与吗啡相当。除用于各种疼痛外，因耐受性与成瘾性发生较慢，停药后的戒断症状略轻，且易于治疗。故可用于阿片类镇痛药成瘾的脱毒和替代维持治疗	与吗啡相似但较轻
羟考酮	镇痛作用较吗啡弱。还具有抗焦虑、镇静作用。适用于缓解中至重度疼痛，如关节痛、背痛、癌性疼痛、牙痛、手术后疼痛等	与吗啡相似但较弱
喷他佐辛	镇痛效力相当于吗啡的 1/3，成瘾性小，在药政管理上已列入非麻醉药品。适用于各种手术麻醉的镇痛，可用于麻醉诱导、术中麻醉、术后镇痛等；也可用于癌性疼痛	眩晕、恶心、出汗、呼吸抑制、血压升高、心率增快；有时可引起焦虑、噩梦、幻觉等

二、非阿片受体激动剂

曲　马　多

曲马多虽然也可与阿片受体结合，但其亲和力很弱，所以被列为非阿片受体激动剂。其镇痛作用强度与喷他佐辛相似。口服易于吸收。本药适用于外科和产科手术，以及晚期肿瘤等中度及重度急慢性疼痛。和其他镇痛药相似，偶有多汗、头晕、恶心、呕吐、口干、疲劳等不良反应。治疗剂量时不抑制呼吸，也不影响心血管功能，不产生便秘等

副作用。长期应用也可能产生依赖性。

罗 通 定

口服罗通定吸收良好，镇痛作用较解热镇痛药强。其镇痛作用与脑内阿片受体无关。对慢性持续性钝痛效果较好，对创伤或手术后疼痛或晚期癌症的镇痛效果较差。本药可用于治疗胃肠及肝胆系统等内科疾病所引起的钝痛、一般性头痛及脑外伤后头痛等；也可用于痛经及分娩镇痛，对产程及胎儿均无不良影响。本药还有安定、镇静和催眠作用。安全性较大，久用不成瘾。偶见眩晕、乏力、恶心和锥体外系反应。

三、阿片受体阻滞剂

纳 洛 酮

纳洛酮化学结构与吗啡相似，能阻断阿片受体。对吗啡中毒者，小剂量（0.4～0.8mg）肌内或静脉注射能迅速翻转吗啡的作用，1～2min就可消除呼吸抑制现象，增加呼吸频率。对吗啡成瘾者可迅速诱发戒断症状，表明纳洛酮在体内与吗啡竞争同一受体。临床适用于解救阿片类镇痛药急性中毒，解救呼吸抑制及其他中枢抑制症状，可使昏迷者迅速复苏；还用于急性酒精中毒、镇静催眠药中毒、急性脑血管病等。

在镇痛药的理论研究中，纳洛酮是重要的工具药。同类药还有纳曲酮。

链 接 镇痛药歌诀

吗啡芬太哌替啶，除了癌痛不常用。心源喘，吗啡控，抑制呼吸便秘重，颅压高，延产程，绞痛合用才能行，中毒快找纳洛酮。

第6节 解热镇痛药

解热镇痛药是一类具有解热、镇痛，多数还有抗炎、抗风湿作用的药物。由于其化学结构和抗炎机制与糖皮质激素类甾体抗炎药不同，故又称为非甾体抗炎药（NSAID）。抗痛风药目前品种不多，临床治疗主要以秋水仙碱、非甾体抗炎药、糖皮质激素、促进尿酸排泄药（如丙磺舒、苯溴马隆）和抑制尿酸合成药（别嘌醇、非布司他）为主。

一、解热镇痛药概述

（一）解热镇痛药的共同作用

前列腺素（PG）类物质在多种生理和病理过程中发挥重要作用。解热镇痛药的作用机制主要是通过抑制环氧合酶（COX）的活性，从而抑制花生四烯酸转化为前列环素（PGI_1）、前列腺素（PGE_1、PGE_2）和血栓素A_2（TXA_2）。环氧合酶有COX-1和COX-2两个亚型，阿司匹林等对COX两个亚型无选择性，为非选择性COX抑制剂，这类药物胃肠道反应、出血倾向及肾损害较重。塞来昔布、尼美舒利等对 COX-2 作用强，为选择性 COX-2 抑制剂，不良反应相对较轻。

1. 解热作用　解热镇痛药能降低发热者的体温，而对体温正常者几乎无影响。这和氯丙嗪对体温的影响不同（表 4-7）。

表 4-7　阿司匹林与氯丙嗪对体温作用的比较

药物	作用机制	降温特点	临床意义
阿司匹林	抑制体温调节中枢 PG 合成酶	发热的体温降至正常	用于发热
氯丙嗪	抑制体温调节中枢	发热或正常体温降至正常以下（配合物理降温）	用于人工冬眠

下丘脑体温调节中枢通过对产热及散热两个过程的精细调节，使体温维持在相对恒定的水平（正常人为 37℃左右）。感染之所以引起发热，是由于病原体及其毒素刺激中性粒细胞，产生与释放内热原，后者进入中枢神经系统，作用于前列腺素合成酶，使 PG 合成增加，PG 作用于体温调节中枢，将体温调定点提高至 37℃以上，这时产热增加，散热减少，因此体温升高。解热镇痛药对内热原引起的发热有解热作用，但对直接注射 PG 引起的发热则无效。因此认为它们是通过抑制中枢神经系统的 PG 合成而发挥解热作用的。

2. 镇痛作用　解热镇痛药的镇痛部位在外周，仅有中等程度镇痛作用，对各种严重创伤性剧痛及内脏平滑肌绞痛无效；对慢性钝痛如头痛、牙痛、神经痛、肌肉或关节痛、痛经等则有良好的镇痛效果；不产生欣快感与成瘾性，故临床上广泛应用。

3. 抗炎抗风湿作用　大多数解热镇痛药都有抗炎作用（除苯胺类，如对乙酰氨基酚），对控制风湿性及类风湿性关节炎的症状有肯定疗效，但不能根治，也不能防止疾病发展及合并症的发生。

（二）注意事项

1. 解热镇痛药用于退热属于对症治疗，并不能解除疾病的发热原因。由于用药后改变了体温，可能会掩盖病情，影响疾病的诊断，应当予以重视。儿童、老年人或体弱者如高热骤降，可能会引起虚脱，因此应严格掌握用药剂量，并注意用药间隔时间（4 ～ 6h），用药同时多饮水、及时补充电解质。一般用药不超过 3 天。对长期反复发热或不明原因的发热应到医院就诊。

2. 解热镇痛药主要用于慢性钝痛。疼痛的原因很多，出现疼痛时首先要明确诱发原因，治疗原发疾病，轻症不宜先用本类药，以免延误病情。用于镇痛时，一般用药不超过 5 天。用药 5 天后，如症状未缓解，或伴发热、嗜睡、复视、血压或眼压升高、手脚冰凉、神志不清应及时到医院诊治。

3. 为避免药物对胃肠道的刺激，应在饭后或两餐间服药。对乙酰氨基酚、布洛芬和选择性 COX-2 抑制剂胃肠道刺激症状相对较轻。注意：高龄患者、孕妇、哺乳期妇女、肝功能不全的患者、有出血倾向的患者及有上消化道出血或穿孔病史的患者，应慎用或禁用本类药物。

4. 有过敏史时，不宜再用其他同类解热镇痛药，因本类药物大多有交叉过敏反应。

5. 多数抗感冒复方制剂中含有解热镇痛药（如对乙酰氨基酚、阿司匹林）、减充血剂（如伪麻黄碱）、镇咳药、抗组胺药（如氯苯那敏、苯海拉明）、抗病毒药（如金刚烷胺），以及缓解抗组胺药引起的嗜睡及缓解血管波动性头痛的咖啡因、清热解毒的人工牛黄等，这类复方制剂大同小异。服用这类复方制剂时应了解药物成分，避免重复用药。常用非甾体抗炎药的复方制剂中含有的非那西丁、氨基比林和安替比林均属于解热镇痛药物，但因其不良反应严重，现仅在复方制剂中小剂量使用。

二、常用解热镇痛药

案例 4-2

患者，男，35 岁，因畏寒、发热、全身酸痛入院就诊。查体：T 39.2℃，急性病容，咽轻度红肿，肺部检查正常。血常规检查：白细胞计数减少，淋巴细胞相对增多。诊断为“流行性感冒”，给予利巴韦林抗病毒和阿司匹林解热等治疗，3 天后患者感冒症状好转，但出现了明显的胃肠道症状和黑便。

问题： 1. 为什么该患者用阿司匹林后会出现明显的胃肠道症状和黑便？该患者可能还有什么疾病？

2. 如果该病例患者年龄 5 岁，能否使用阿司匹林？

阿司匹林

【药理作用及临床应用】

1. 解热镇痛及抗风湿　有较强的解热、镇痛作用，常与其他解热镇痛药配成复方，用于头痛、牙痛、肌肉痛、神经痛、痛经及感冒发热等；抗炎抗风湿作用也较强，较大剂量（成人 3 ～ 5g）可使急性风湿热患者于 24 ～ 48h 内退热，关节红肿及剧痛缓解，患者主观感觉好转。由于控制急性风湿热的疗效迅速而确实，故也可用于鉴别诊断。对类风湿性关节炎也可迅速镇痛，消退关节炎症，减轻关节损伤，目前仍是首选药之一。

2. 影响血栓形成　抑制 PG 合成酶，减少血小板中 TXA_2 的生成，抗血小板聚集及抗血栓形成。但在高浓度时，阿司匹林也能抑制血管壁中 PG 合成酶，减少了 PGI_2 合成。PGI_2 是 TXA_2 的生理对抗剂，它的合成减少可能促进血栓形成。血小板中 PG 合成酶对阿司匹林的敏感性远较血管中 PG 合成酶高，因而采用小剂量（每日口服 50 ～ 100mg）可用于防止血栓形成。因此，对于缺血性心脏病（包括稳定型、不稳定型心绞痛及进展性心肌梗死）患者，使用本药能降低病死率及再梗死率，此外，本药对于血管形成术及旁路移植术术后患者也有效。对短暂性脑缺血发作者，服用小剂量阿司匹林（30 ～ 50mg），可防止脑血栓形成。

【不良反应】　短期服用副作用少；长期大量用于抗风湿则不良反应很多。

1. 胃肠道反应　最为常见。口服可引起上腹不适、恶心、呕吐。较大剂量（抗风湿治疗）可引起胃溃疡及不易察觉的胃出血（无痛性出血）；原有溃疡病者，症状加重。因此，饭后服药，将药片嚼碎，同服抗酸药（如碳酸钙）或服用肠溶片可减轻或避免以上反应。胃溃疡患者禁用。

2. 凝血障碍　小剂量阿司匹林就可抑制血小板聚集，延长出血时间。大剂量（5g/d以上）或长期服用，还能抑制凝血酶原形成，延长凝血酶原时间，维生素 K 可以预防凝血障碍。严重肝损害、低凝血酶原血症、维生素 K 缺乏患者等均应避免服用阿司匹林，手术前一周应停用。

3. 过敏反应　少数患者可出现荨麻疹、血管神经性水肿、过敏性休克。某些哮喘患者服用阿司匹林或其他解热镇痛药后可诱发哮喘，称为阿司匹林哮喘。阿司匹林哮喘与阿司匹林抑制 PG 生物合成有关。肾上腺素治疗阿司匹林哮喘无效。哮喘、鼻息肉及慢性荨麻疹患者禁用阿司匹林。

4. 水杨酸反应　使用阿司匹林剂量过大（5g/d）时，可出现头痛、眩晕、恶心、呕吐、耳鸣、视力、听力减退，总称为水杨酸反应，是水杨酸类中毒的表现。严重者可出现过度呼吸、酸碱平衡失调，甚至精神错乱。严重中毒者应立即停药，静脉滴入碳酸氢钠溶液以碱化尿液，加速水杨酸盐自尿排泄。

5. 瑞氏（Reye）综合征　在儿童感染病毒性疾病，如流感、水痘、麻疹、流行性腮腺炎等时，使用阿司匹林退热可能会增加发生瑞氏综合征的风险，表现为严重肝功能不良合并脑病，此不良反应虽少见，但可致死。病毒感染的患儿不宜应用阿司匹林，可用对乙酰氨基酚代替。

考点　阿司匹林的药理作用、临床应用和不良反应

其他解热镇痛药见表 4-8。

表 4-8　其他解热镇痛药

药名	药理作用及临床应用	不良反应
对乙酰氨基酚	解热镇痛作用温和持久，强度类似阿司匹林，几乎无抗炎作用。用于感冒发热、关节痛、头痛、神经肌肉痛等。因胃肠刺激性小，适用于伴消化性溃疡者及儿童	过敏反应，如皮疹、药物热；急性中毒可致肝坏死；长期应用可能导致肾损害
布洛芬	较强的抗炎、解热及镇痛作用，缓解轻至中度疼痛如关节痛、肌肉痛、神经痛、头痛、偏头痛、牙痛、痛经，也用于感冒引起的发热。其主要特点是胃肠道反应较轻，易耐受	轻度消化不良、皮疹；视物模糊及中毒性弱视
吲哚美辛	作用强，不良反应多。仅用于其他药物不能耐受或疗效不显著的急性风湿性及类风湿性关节炎、强直性脊柱炎等，也用于癌性发热及其他不易控制的发热	胃肠道反应、可加重或诱发溃疡、粒细胞减少、哮喘等
尼美舒利	选择性抑制 COX-2，用于慢性关节炎症（如类风湿性关节炎和骨关节炎等），手术和急性创伤后的疼痛和炎症，耳鼻咽部炎症引起的疼痛，痛经，上呼吸道感染引起的发热等症状的治疗。同类药物还有美洛昔康、吡罗昔康等	胃肠道反应较阿司匹林轻；过敏性皮疹、头晕、嗜睡

续表

药名	药理作用及临床应用	不良反应
双氯芬酸钠	抗炎作用比阿司匹林强。缓解各种慢性关节炎的急性发作期或持续性的关节肿痛症状；各种软组织风湿性疼痛；急性的轻、中度疼痛	胃肠道反应；头痛、眩晕、嗜睡、兴奋等；水肿、少尿，电解质紊乱等；氨基转移酶升高、黄疸

自 测 题

一、选择题

【A 型题】

1. 地西泮不能缓解
   A. 失眠　B. 惊厥　C. 癫痫
   D. 焦虑症　E. 重症肌无力
2. 癫痫持续状态的首选药是
   A. 苯巴比妥口服
   B. 异戊巴比妥静脉注射
   C. 地西泮静脉注射
   D. 水合氯醛灌肠
   E. 硫喷妥钠静脉注射
3. 苯二氮䓬类与巴比妥类药物相比，前者不具有
   A. 镇静催眠作用　B. 抗惊厥作用
   C. 麻醉作用　D. 抗焦虑作用
   E. 抗癫痫作用
4. 主要用作静脉麻醉的药物是
   A. 苯巴比妥　B. 异戊巴比妥
   C. 司可巴比妥　D. 硫喷妥钠
   E. 劳拉西泮
5. 苯二氮䓬类药物的作用机制是
   A. 促进去甲肾上腺素能神经的功能
   B. 阻断中枢胆碱功能
   C. 促进多巴胺神经功能
   D. 抑制脑干网状结构上行激活系统
   E. 增强 GABA 能神经传递功能和突触抑制效应
6. 治疗新生儿黄疸应选用
   A. 苯巴比妥　B. 地西泮
   C. 水合氯醛　D. 阿托品
   E. 唑吡坦
7. 治疗癫痫全面性发作效果较好的药物是
   A. 苯巴比妥　B. 苯妥英钠
   C. 丙戊酸钠　D. 氯硝西泮
   E. 地西泮
8. 既可抗癫痫又可治疗三叉神经痛的药物是
   A. 苯巴比妥　B. 苯妥英钠
   C. 地西泮　D. 乙琥胺
   E. 丙戊酸钠
9. 局灶性癫痫发作首选
   A. 拉莫三嗪　B. 丙戊酸钠
   C. 卡马西平　D. 左乙拉西坦
   E. 地西泮
10. 具有抗心律失常作用的抗癫痫药是
    A. 丙戊酸钠　B. 苯巴比妥
    C. 乙琥胺　D. 卡马西平
    E. 苯妥英钠
11. 常用于人工冬眠的吩噻类药物是
    A. 氯丙嗪　B. 奋乃静
    C. 硫利达嗪　D. 氟奋乃静
    E. 三氟拉嗪
12. 缓解氯丙嗪引起的低血压，可以使用的药物是
    A. 肾上腺素　B. 多巴胺
    C. 普萘洛尔　D. 去甲肾上腺素
    E. 酚妥拉明
13. 氯丙嗪的禁忌证是
    A. 溃疡病　B. 癫痫
    C. 肾功能不全　D. 痛风
    E. 焦虑症
14. 氯丙嗪可引起视物模糊、心动过速、口干和便秘等，是因其可阻断

A. 多巴胺受体　B. α 肾上腺素受体
C. β 肾上腺素受体　D. M 胆碱受体
E. N 胆碱受体

15. 对躁狂发作效果较好的心境稳定剂是
A. 氯丙嗪　B. 文拉法辛
C. 五氟利多　D. 碳酸锂
E. 苯妥英钠

16. 适用于伴有焦虑或焦虑性抑郁的抗精神分裂症药物是
A. 氟哌啶醇　B. 奋乃静
C. 硫利达嗪　D. 氯普噻吨
E. 三氟拉嗪

17. 可用作神经安定镇痛术的抗精神病药是
A. 氟哌啶醇　B. 氟奋乃静
C. 氟哌利多　D. 氯普噻吨
E. 五氟利多

18. 下列属于四环类抗抑郁药的是
A. 马普替林　B. 文拉法辛
C. 氟西汀　D. 丙米嗪
E. 氯氮平

19. 使用氯丙嗪不能引起
A. 帕金森综合征　B. 流涎
C. 静坐不能　D. 直立性低血压
E. 急性肌张力障碍

20. 吩噻嗪类药物引起锥体外系反应的机制是阻断
A. 中脑 - 边缘叶通路 DA 受体
B. 结节 - 漏斗通路 DA 受体
C. 黑质 - 纹状体通路 DA 受体
D. 中脑 - 皮质通路 DA 受体
E. 中枢 M 胆碱受体

21. 碳酸锂主要用于治疗
A. 躁狂发作　B. 抑郁障碍
C. 精神分裂症　D. 焦虑障碍
E. 多动症

22. 单用或联合应用均不能抗帕金森病的药物是
A. DA 受体激动剂
B. 单胺氧化酶抑制剂
C. 儿茶酚 -*O*- 甲基转移酶抑制剂
D. 中枢胆碱受体激动剂
E. 多巴脱羧酶抑制剂

23. 儿茶酚 -*O*- 甲基转移酶抑制剂是
A. 普拉克索　B. 卡比多巴
C. 托卡朋　D. 司来吉兰
E. 苯海索

24. 能降低左旋多巴疗效的维生素是
A. 维生素 A　B. 维生素 B_1
C. 维生素 B_2　D. 维生素 B_6
E. 维生素 B_{12}

25. 增加左旋多巴疗效，减少其不良反应的药物是
A. 卡比多巴　B. 维生素 B_6
C. 利血平　D. 苯海索
E. 苯巴比妥

26. 患者，男，45 岁，因患严重精神分裂症，用氯丙嗪治疗，近 2 年来氯丙嗪用量逐渐增至 600mg/d，才能较满意地控制症状，但近日出现肌肉震颤、动作迟缓、流涎等症状。对此，应选何药纠正
A. 苯海索　B. 左旋多巴
C. 金刚烷胺　D. 地西泮
E. 溴隐亭

27. 吗啡的镇痛机制是
A. 阻断阿片受体
B. 激动中枢阿片受体
C. 抑制中枢 PG 合成
D. 抑制外周 PG 合成
E. 激动 5- 羟色胺受体

28. 慢性钝痛时，不宜用吗啡的主要理由是
A. 对钝痛效果差
B. 易成瘾
C. 可导致便秘
D. 治疗量即能抑制呼吸
E. 易引起直立性低血压

29. 阿片受体阻滞剂为
A. 羟考酮　B. 哌替啶
C. 吗啡　D. 纳洛酮

E. 曲马多

30. 吗啡的适应证是

A. 分娩镇痛

B. 支气管哮喘

C. 诊断未明的急腹症

D. 颅内压增高引起的剧烈头痛

E. 心源性哮喘

31. 羟考酮属于

A. 抗精神分裂症药　B. 催眠药

C. 抗抑郁药　D. 镇痛药

E. 抗帕金森病药

32. 严重胆绞痛镇痛使用吗啡时，最好合用

A. 哌替啶　B. 纳洛酮

C. 可待因　D. 山莨菪碱

E. 肾上腺素

33. 解热镇痛抗炎药的镇痛机制是

A. 激动中枢阿片受体

B. 抑制末梢痛觉感受器

C. 抑制 PG 合成

D. 抑制传入神经的冲动传导

E. 主要抑制中枢神经系统

34. 几乎无抗炎、抗风湿作用的药物是

A. 对乙酰氨基酚　B. 阿司匹林

C. 保泰松　D. 吲哚美辛

E. 布洛芬

35. 阿司匹林预防血栓形成的机制是

A. 使环氧合酶失活，减少血小板中 TXA_2 生成

B. 降低凝血酶活性

C. 激活抗凝血酶

D. 直接对抗血小板聚集

E. 加强维生素 K 的作用

36. 小儿感冒发热不宜使用阿司匹林的主要原因是其可引起

A. 过敏反应　B. 水杨酸中毒

C. 瑞氏综合征　D. 消化性溃疡

E. 出血倾向

【B 型题】

（37 ～ 40 题共用选项）

A. 苯巴比妥　B. 地西泮

C. 水合氯醛　D. 阿托品

E. 唑吡坦

37. 大剂量能产生麻醉作用的药物是

38. 大剂量能兴奋中枢的药物是

39. 中毒可以使用氟马西尼解救的药物是

40. 中毒可以用毛果芸香碱解救的药物是

（41 ～ 45 题共用选项）

A. 躁狂发作　B. 抑郁障碍

C. 精神分裂症　D. 晕动病

E. 神经安定镇痛术

41. 氯丙嗪主要用于

42. 氟哌利多常和芬太尼合用用于

43. 碳酸锂主要用于

44. 氟西汀主要用于

45. 氯普噻吨主要用于

二、填空题

1. 地西泮静脉注射速度过快，可引起 ________ 和 ________ 抑制，故注射速度宜缓慢。

2. 巴比妥类药物随剂量递增作用依次表现为 ________、________、________ 和 ________，过量则抑制呼吸中枢，引起死亡。

3. 吗啡急性中毒主要表现为昏迷、________、________、血压降低等症状，可以用阿片受体阻滞剂 ________ 对抗中毒症状。

4. 地西泮静脉注射过快引起急性中毒可用 ________ 解救。

5. 镇痛药物中，可用于阿片类药物成瘾的替代维持治疗的是 ________。

三、简答题

1. 说出吗啡治疗心源性哮喘的原因。

2. 比较氯丙嗪和对乙酰氨基酚对体温的影响有何不同。

3. 氯丙嗪引起锥体外系反应主要包括哪些？

4. 解释左旋多巴和卡比多巴合用的理由。

5. 说出阿司匹林的主要作用和临床用途。

（王　娟）

第 5 章
作用于心血管系统的药物

学习目标

1. 素质目标　具备关心、爱护、理解患者的人文素养，培养团结协作、奉献敬业的职业素养。

2. 知识目标　掌握一线抗高血压药，强心苷类、硝酸酯类及常用调血脂药的药理作用、临床应用、不良反应；熟悉抗高血压药的分类及代表药；其他抗慢性心功能不全药和抗心绞痛药的药理作用特点和临床应用；抗心律失常药的基本作用和分类；了解其他心血管系统药物的作用特点及临床应用。

3. 能力目标　能正确指导患者合理、安全用药，学会观察药物疗效，并能及时妥善处理药物出现的不良反应。

心血管系统包括心脏、血管及血液，受多种调节系统调节，如自主神经系统、肾素-血管紧张素-醛固酮系统（RAAS）和体液等，其中任何一个环节出现问题，都会导致心血管疾病的发生。心血管疾病病变部位广泛，病变种类多样，是一类严重危害人类健康的疾病，包括高血压、心绞痛、心律失常、高脂血症和心力衰竭等。

第 1 节　抗高血压药

案例 5-1

患者，男，58 岁，高血压病史 15 年，近几天病情急剧加重，测血压为 208/136mmHg，伴有头痛、头晕、恶心、视物模糊，一侧肢体出现麻木等症状，临床诊断为高血压危象。

问题： 1. 影响血压的因素有哪些？

2. 具备什么特点的药物能用于治疗该患者？

高血压是最常见的心血管疾病，在中老年人群中患病率高。高血压最大的危害是可导致心、脑、肾等重要器官严重病变，包括脑卒中、心肌梗死、肾功能不全等。高血压是指在未使用降压药的情况下诊室血压≥ 140/90mmHg；或家庭血压≥ 135/85mmHg；或 24h 动态血压≥ 130/80mmHg，白天血压≥ 135/85mmHg，夜间血压≥ 120/70mmHg。大多数高血压患者病因不明，为原发性高血压患者。少数患者高血压是由原发病引起，为继发性高血压患者。临床上主要根据血压升高程度将其分为 1、2、3 级高血压（表 5-1），根据靶器官受损及并发症情况将其分为 1、2、3 期高血压。高血压治疗应涵盖以下三个方面内容：①针对血压升高本身的降压治疗

（分级）；②针对高血压病因的纠正和治疗（分型）；③针对合并的危险因素、靶器官损害和临床并发症的治疗（分期）。若能配合综合治疗，如控制体重、低盐饮食、限制饮酒、适当地运动锻炼等，会取得更好的效果。

表 5-1 基于诊室血压的血压分类和高血压分级（mmHg）

分类	收缩压		舒张压
正常血压	< 120	和	< 80
正常高压	120 ～ 139	和（或）	80 ～ 89
高血压	≥ 140	和（或）	≥ 90
1 级高血压（轻度）	140 ～ 159	和（或）	90 ～ 99
2 级高血压（中度）	160 ～ 179	和（或）	100 ～ 109
3 级高血压（重度）	≥ 180	和（或）	≥ 110
单纯收缩期高血压	≥ 140	和	< 90
单纯舒张期高血压	< 140	和	≥ 90

一、抗高血压药的作用和分类

机体主要通过交感神经系统和 RAAS 对血压进行调节。抗高血压药往往通过直接或间接影响这些系统，使外周血管阻力降低或心输出量减少而发挥降压作用。根据抗高血压药的主要作用部位及作用机制，可将抗高血压药分为以下六大类。

1. 利尿药　氢氯噻嗪、螺内酯、呋塞米等。

2. 交感神经系统抑制剂

（1）中枢性交感神经抑制剂　如可乐定、利美尼定等。

（2）去甲肾上腺素能神经末梢抑制剂　利血平、胍乙啶等。

（3）肾上腺素受体阻滞剂

1）β 受体阻滞剂　普萘洛尔等。

2）α_1 受体阻滞剂　哌唑嗪、乌拉地尔等。

3）α 和 β 受体阻滞剂　拉贝洛尔等。

3. 钙通道阻滞剂（CCB）　硝苯地平、氨氯地平、非洛地平等。

4. 影响肾素 - 血管紧张素系统的药物

（1）血管紧张素转化酶抑制剂（ACEI）　卡托普利、依那普利等。

（2）血管紧张素Ⅱ受体阻滞剂（ARB）　氯沙坦、替米沙坦等。

5. 血管紧张素受体脑啡肽酶抑制剂（ARNI）　沙库巴曲缬沙坦。

6. 血管扩张药

（1）直接扩张血管药　肼屈嗪、硝普钠等。

（2）钾通道开放药　米诺地尔、二氮嗪等。

目前，我国临床常用的一类常用降压药是噻嗪类利尿药、钙通道阻滞剂（CCB）、β 受体阻滞剂、血管紧张素转换酶抑制剂（ACEI）、血管紧张素Ⅱ受体阻滞剂（ARB）和血管紧张素受体脑啡肽酶抑制剂（ARNI）。其中 ARNI 为《中国高血压防治指南（2024 年修订版）》新增的一类常用降压药。以上常用降压药及由它们组成的复方制剂均可作为高血压初始治疗和维持治疗的常用药物。其他抗高血压药物如中枢性降压药和血管扩张药等已较少单独长期应用。

考点　我国一类常用降压药

二、一类常用降压药

（一）利尿药

常用利尿药如呋塞米、氢氯噻嗪和螺内酯均可用于高血压治疗。噻嗪类利尿药降压作用温和，并能增强其他降压药的降压作用，无耐受性，因此最为常用。

氢氯噻嗪

【药理作用】　本药降压作用缓慢、温和、持久。降压作用机制是：①用药初期，降压作用与排钠利尿、减少有效血容量有关；②用药后期，因排钠增加，导致血管平滑肌细胞内 Na^+ 浓度下降，平滑肌细胞的 Na^+-Ca^{2+} 交换减少，血管平滑肌细胞内 Ca^{2+} 减少，血管舒张；③血管平滑肌对缩血管物质敏感性下降，血管扩张；④诱导动脉壁产生扩血管物质如缓激肽、前列腺素；⑤还可能与减少肠道对 Na^+ 的吸收有关。

【临床应用】　可单独使用治疗轻度高血压，也常与其他降压药合用治疗中、重度高血压。对老年性高血压、单纯性收缩期高血压和伴有心功能不全的高血压患者尤为适用。

【不良反应】　长期应用可引起电解质紊乱，最常见的是低血钾，还可引起高尿酸血症、高血糖、血脂升高，并增加血浆肾素活性。

吲达帕胺

本药具有利尿和钙拮抗双重作用，不良反应少，不引起血脂改变。故伴有肾功能不全、高脂血症、糖尿病的高血压患者可用吲达帕胺代替噻嗪类利尿药。

（二）钙通道阻滞剂

钙通道阻滞剂又称钙拮抗药，是选择性作用于钙通道，阻滞细胞外 Ca^{2+} 流入细胞内，从而影响细胞功能的一类药物。细胞内 Ca^{2+} 可参与神经递质释放、肌肉收缩、腺体分泌、血小板激活等，特别是对心血管系统的功能起着重要作用，是目前临床非常重要的一类药物。

按照化学结构，可将其分为苯烷胺类，如维拉帕米，主要用于抗心律失常；二氢吡啶类，如硝苯地平、氨氯地平、尼群地平、尼莫地平等，主要用于降压和心绞痛；苯并硫氮杂䓬类，如地尔硫䓬，主要用于抗心律失常和心绞痛。三类药物均能降压，但以二氢吡啶类最为常用。

钙通道阻滞剂在临床上多用于治疗心脏和血管系统疾病，如心律失常、高血压、心肌缺血性疾病（冠心病、心绞痛）、脑血管疾病、慢性心功能不全等。钙通道阻滞剂通过减少细胞内 Ca^{2+} 的浓度而松弛血管平滑肌，进而降低血压。降压时并不降低重要器官的血流量，还可增加心、脑、肾的血流量，也不影响脂质代谢及葡萄糖耐受性的改变。

硝苯地平

【药理作用】 本药对各型高血压均有降压作用，作用迅速、稳定，但对正常血压作用不明显。降血压时可伴有反射性心率加快、心输出量增加、血浆肾素活性升高，影响降压效果，合用β受体阻滞剂可避免上述反应并增强其降压作用。

【临床应用】 临床用于治疗各型高血压，尤其适用于伴有心绞痛、肾脏疾病、糖尿病、哮喘、高脂血症的患者。目前多推荐使用缓释片剂。

【不良反应】

1. 外周水肿　10%的患者可发生轻中度外周水肿，与动脉扩张有关。水肿多初发于下肢末端（胫骨前端或踝部），可用利尿药治疗。对于伴充血性心力衰竭的患者，需分辨水肿是否由于心室功能进一步恶化所致。

2. 消化道症状　牙龈增生、便秘、腹泻、胃肠痉挛、腹胀等。

3. 其他　头痛、面部潮红、眩晕、心悸、一过性低血压等。

（三）肾上腺素受体阻滞剂

肾上腺素受体阻滞剂只有β受体阻滞剂是一类常用降压药物。β受体阻滞剂降低血压的同时还能降低心血管并发症发生，如脑卒中和心肌梗死等。用于治疗高血压的β受体阻滞剂有普萘洛尔、纳多洛尔、美托洛尔和阿替洛尔等。现以普萘洛尔为代表介绍该类药物的降压作用。

普萘洛尔

【药理作用】 本药的降压作用主要与β受体阻断作用有关，可能涉及以下机制：①阻断心脏上的 β_1 受体，抑制心肌收缩力，使心输出量减少；②阻断肾小球旁细胞 β_1 受体，抑制肾素分泌，从而抑制 RAAS 的活性；③阻断去甲肾上腺素能神经末梢突触前膜的 β_2 受体，减少去甲肾上腺素的释放；④阻断中枢β受体，降低外周交感神经活性，降低血压。

【临床应用】 可单独用于轻、中度高血压，尤其适用于心输出量增加和肾素活性增加的高血压，对伴有心动过速、心绞痛、脑血管病的高血压有较好疗效。普萘洛尔的用量个体差异较大，一般宜从小量开始，以后逐渐递增，但每日用量以不超过 300mg 为宜。

【不良反应】

1. 常见不良反应有腹泻、恶心、胃痛等。

2. 过量可致心率减慢、房室传导减弱、心肌收缩力降低、诱发支气管哮喘等。

【用药指导】

1. 长期服用本药者，不能骤然停药或漏服，以防止出现停药综合征（反跳作用），停药时应逐渐减量，减药过程以 2 周为宜。

2. 用药过程中应注意监测心率、血压、心电图等。

3. 禁用于严重左心功能不全、窦性心动过缓、房室传导阻滞和支气管哮喘。

在 β 受体阻滞剂中，选择性 β_1 受体阻滞剂美托洛尔、阿替洛尔的作用都优于普萘洛尔，小剂量时，它们主要作用于心脏，对支气管的影响较小，因此，伴有阻塞性肺疾病的患者使用这类药物相对安全。

考点 普萘洛尔的降压机制

哌 唑 嗪

【药理作用】 本药是人工合成的喹唑啉类衍生物，能选择性地阻断突触后膜 α_1 受体，舒张静脉及小动脉，发挥中等偏强的降压作用。它与酚妥拉明不同，降压时并不加快心率，但增加心脏收缩力及血浆肾素活性，也能增加血中高密度脂蛋白（HDL）浓度，减轻冠脉病变。本药可通过阻滞膀胱颈、前列腺包膜和腺体、尿道的 α_1 受体，减轻前列腺增生患者的排尿困难。

【临床应用】 适用于各型高血压，尤其适用于伴高血脂、糖尿病和前列腺增生的高血压患者；也可用于难治性心力衰竭。

【不良反应】 部分患者首次给药时可出现严重的直立性低血压，晕厥、心悸等，称首剂现象，在直立体位、饥饿时较易发生。将首次用量减为 0.5mg，并在临睡前服用，可避免首剂现象的发生。

考点 哌唑嗪的首剂现象

乌拉地尔

乌拉地尔是一种高选择性 α_1 受体阻滞剂，具有外周和中枢双重作用。外周扩张血管作用主要是通过阻断突触后膜 α_1 受体，使外周阻力显著下降；此外，本药也有中等程度地阻断儿茶酚胺的收缩血管作用。中枢作用则是通过激动 5-HT1A 受体，降低延髓心血管中枢的交感反馈调节而起到降压作用，降压同时无反射性心率加快，并且可改善血流动力学各项指标。本药主要用于高血压急症的治疗和控制围手术期高血压。用药时间一般不超过 7 天。

拉贝洛尔

拉贝洛尔对 α、β 受体均有竞争性拮抗作用。其中，阻断 β_1、β_2 受体的作用程度相似，对 α_1 受体作用较弱，对 α_2 受体则无效，故负反馈调节仍然存在，用药后不引起心率加快。

本药降压作用温和，适用于治疗各型高血压，无严重不良反应，在心肌梗死早期，通过降低心室壁张力而产生有益的心脏保护作用。静脉注射可治疗高血压危象。

（四）肾素 – 血管紧张素 – 醛固酮系统抑制剂

肾素 - 血管紧张素 - 醛固酮系统（RAAS）在血压调节中有着重要影响。肾素由肾脏合成和释放。在肾素的作用下，血管紧张素原转化为血管紧张素 Ⅰ（Ang Ⅰ），后者在血管紧张素转化酶（ACE）的作用下转化为血管紧张素 Ⅱ（Ang Ⅱ）。Ang Ⅱ 作用于血管紧张素 Ⅱ 受体 1（AT_1 受体），产生收缩血管、促进醛固酮释放、增加血容量、升高血压的作用（图 5-1）。RAAS 抑制剂通过抑制 ACE 和阻断血管紧张素受体将其分为两类：血管紧张素转化酶抑制剂（ACEI），如卡托普利、依那普利、西拉普利、贝那普利、培垛普利、雷米普利等；血管紧张素Ⅱ受体阻滞剂（ARB），如氯沙坦、厄贝沙坦、缬沙坦、替米沙坦等。

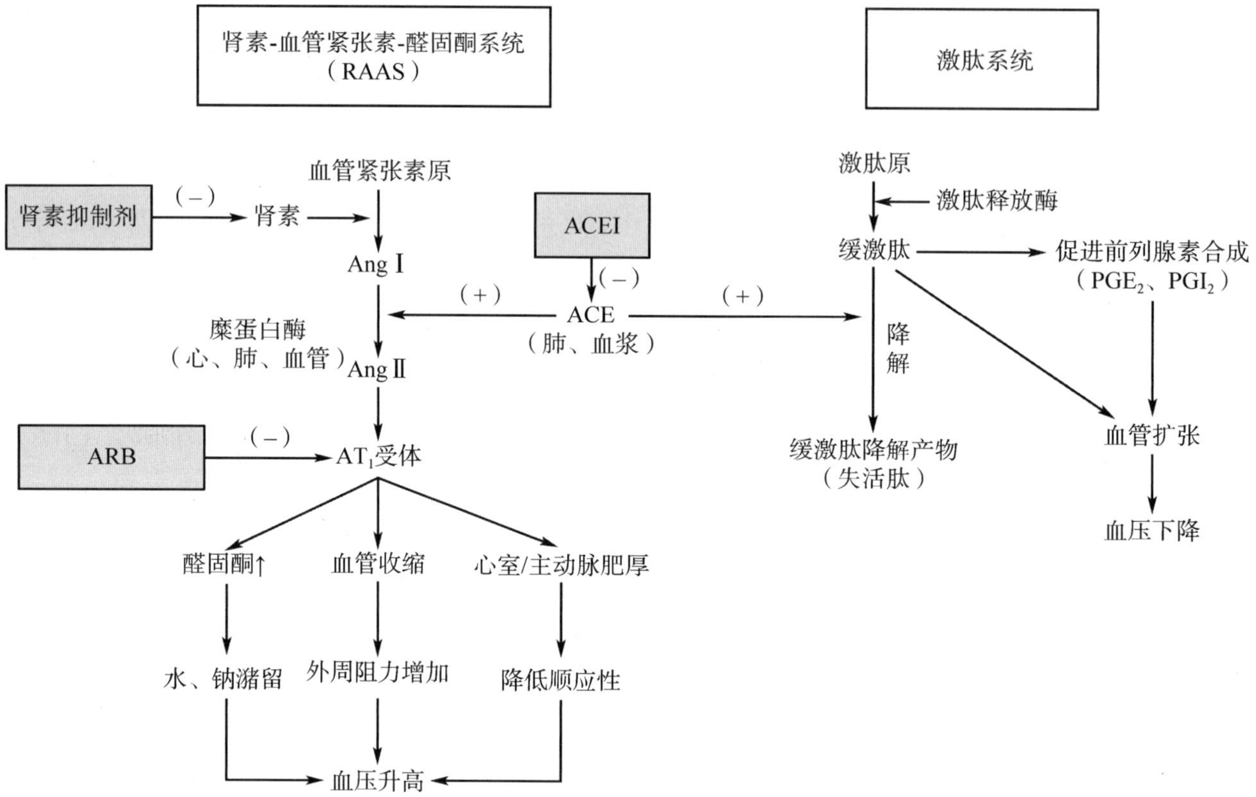

图 5-1　影响肾素 - 血管紧张素 - 醛固酮系统药物的作用环节

卡托普利

【药理作用】

1. 竞争性抑制血管紧张素转换酶，使 Ang Ⅰ不能转换为 Ang Ⅱ，从而降低外周血管阻力，并通过抑制醛固酮分泌，减少水钠潴留。

2. 通过干扰缓激肽的降解来扩张外周血管。与其他降压药相比，具有以下特点：①降压时不伴有反射性心率加快，且具有扩张肾血管、增加肾血流量的作用；②不易引起电解质紊乱和脂质代谢障碍，可降低糖尿病、肾病和其他肾实质性损害患者肾小球损伤的可能性；③可防止和逆转高血压患者血管壁的增厚和心肌细胞的增生肥大，发挥直接及间接的心脏保护作用。

【临床应用】 适用于各型高血压，对肾素活性高的高血压患者疗效好，尤其适用于伴有慢性心功能不全、缺血性心脏病、糖尿病肾病患者，可延缓病情的发展，显著改善患者的生活质量。

【不良反应】 除了引起刺激性干咳外，还可引起低血压（与开始用药剂量过大有关）、高血钾（一般不会发生，肾功能受损及肾血管狭窄者可发生）、肾功能损害（有肾实质损害时易出现蛋白尿），久用可致血锌降低而引起皮疹、味觉、嗅觉缺损、脱发等，应补锌纠正，另外还可引起血管神经性水肿。

考点 卡托普利的降压特点和主要不良反应

替米沙坦

替米沙坦等能阻断 AT_1 受体，拮抗 Ang Ⅱ的缩血管作用，从而使血管扩张、血容量减少而降低血压；还能逆转血管和心室重构，促进尿酸排泄并对肾脏具有保护作用。咳嗽、血管神经性水肿等不良反应明显低于 ACEI。临床可用于治疗各型高血压和慢性心功能不全，尤其适用于不能耐受 ACEI 所致干咳的高血压患者。

不良反应较少，常见头晕、疲倦、低血压、高血钾等，不宜与保钾利尿药合用。哺乳期妇女和孕妇禁用。

（五）血管紧张素受体脑啡肽酶抑制剂

沙库巴曲缬沙坦

脑啡肽酶是一种中性肽链内切酶，其抑制作用可以提高利尿钠肽、缓激肽和 P 物质的生物活性，从而引起利尿、血管舒张和抑制细胞增殖等生理效应，进而显著减轻心脏负荷并降低血压。沙库巴曲缬沙坦是第一个血管紧张素Ⅱ受体 - 脑啡肽酶双重抑制剂，由缬沙坦和沙库巴曲按物质的量 1∶1 组成。近几年在治疗慢性充血性心功能不全和高血压上越来越受到重视。

【药理作用和临床应用】

1. 降压　通过抑制脑啡肽酶和拮抗血管紧张素Ⅱ受体发挥双重降压作用。主要用于其他降压药不能控制、合并心力衰竭或心室重构、肾功能不全的轻中度高血压。

2. 保护心室结构，改善心脏功能　沙库巴曲缬沙坦可以抑制脑啡肽酶的降解作用，从而提高血液中心房利尿钠肽、缓激肽、肾上腺髓质素、B 型利尿钠肽等的水平，进而发挥排钠利尿、舒张血管等多重功效，同时可以减少心肌细胞的纤维化，延缓心脏的肥大增生，从而改善心脏功能，达到防治心力衰竭的目的。此外，沙库巴曲缬沙坦可以显著减少多种促炎细胞因子的分泌，从而有效抑制炎症反应的发生发展，保护心肌细胞不受损伤。是治疗射血分数降低为特点的心力衰竭的一线用药。

3. 保护肾脏结构，改善肾脏功能　沙库巴曲缬沙坦与传统的 ARB 类药物类似，均具有较强地保护肾脏结构的作用，其可以通过抗氧化、抗炎、抗纤维化和抗肾小球硬化等多重功效来保护肾脏功能不受损害，同时具有改善蛋白尿、促进排尿、提高肾小球滤过率、减轻水肿等多种作用。

【不良反应】

1. 低血压　大多数程度较轻，调整药物剂量后可缓解。

2. 血管性水肿等反应。

3. 过敏反应　如出现皮疹、瘙痒、喉头水肿等不良反应，建议停药。

4. 肝、肾功能异常　长期服用者建议监测肝、肾功能。18 岁以下儿童、重度肝功能损害者禁用。

考点 沙库巴曲缬沙坦的作用和临床应用

三、其他抗高血压药

（一）交感神经抑制剂

可　乐　定

可乐定可直接激动下丘脑及延髓的中枢突触后膜 α_2 受体，使抑制性神经元激动，减少中枢交感神经冲动传出，从而抑制外周交感神经活动。可乐定还可激动外周交感神经突触前膜 α_2 受体，增强其负反馈作用，减少末梢神经释放去甲肾上腺素，降低外周血管和肾血管阻力，减慢心率，降低血压。

可乐定可治疗中度高血压，常在其他药物无效时应用；口服也可用于预防偏头痛或作为阿片类镇痛药成瘾者的戒毒药。

常见不良反应有口干；久用使水钠潴留，合用利尿药可克服。此外还有镇静、嗜睡、抑郁、头痛、便秘、阳痿等，停药后能自行消失。少数患者在突然停用可乐定后可能出现短暂的交感神经功能亢进现象，临床表现为心悸、多汗、血压突然升高等，可通过重新给予可乐定或用非选择性 α 受体阻滞剂酚妥拉明拮抗。

利　血　平

利血平通过抑制周围交感神经末梢重新摄取去甲肾上腺素递质，而使囊泡内递质耗竭；也能使心、脑及其他组织中的儿茶酚胺和 5- 羟色胺贮存减少、减慢心率和抑制中枢神经系统。降压作用主要通过减少心输出量和降低外周阻力、部分抑制心血管反射实现。利血平还可产生镇静作用，但不会引起嗜睡和麻醉作用，不改变睡眠时脑电图，可缓解高血压患者焦虑、紧张和头痛症状。该药不良反应较多，现已少用。作用较强的胍乙啶，也因不良反应多而少用。

（二）作用于血管平滑肌的抗高血压药

硝　普　钠

本药口服不吸收，需静脉滴注给药，约 1min 起效，停药 5min 内血压回升。其作用机制类似于硝酸酯类，通过增加血管平滑肌细胞内环鸟苷酸（cGMP）水平而扩张血管。用于高血压危象，特别是伴有急性心肌梗死者或左心室功能衰竭的严重高血压患者。由于该药能扩张动、静脉，降低心脏前、后负荷而改善心功能，可用于治疗难治性心力衰竭。本药遇光易被破坏，故滴注的药液应新鲜配制和避光使用。

不良反应有呕吐、出汗、头痛、心悸，均是因过度降压而引起。

考点 硝普钠的作用机制和临床应用

肼　屈　嗪

本药为扩张小动脉的口服有效降压药，对肾、冠状动脉及内脏血管的扩张作用大于对骨骼肌血管。适用于中度高血压，极少单用，常与其他降压药合用。

口服吸收好，给药 1h 作用达峰值，维持约 6h。其不良反应有头痛、鼻充血、心悸、腹泻等。较严重时表现为心肌缺血和心力衰竭；大剂量使用时可引起全身性狼疮样综合征。

四、抗高血压药用药指导

（一）达到目标血压

高血压的治疗目标是最大限度地控制动脉粥样硬化进程，减少高血压对靶器官的损害，降低心血管疾病发病和死亡的总体危险。为实现这一目标，要求的降压目标是：①一般高血压患者诊室血压应降至＜ 140/90mmHg。②心血管风险高危 / 很高危的高血压患者以及有合并症的高血压患者，诊室血压降至＜ 130/80mmHg。③ 65 ～ 79 岁老年人推荐诊室血压目标＜ 140/90mmHg，如能耐受，可降至＜ 130/80mmHg；80 岁及以上高龄老年人降压目标＜ 150/90mmHg，如能耐受，可降至＜ 140/90mmHg。④肾脏病无蛋白尿＜ 140/90mmHg，有蛋白尿＜ 130/80mmHg。⑤心力衰竭＜ 130/80mmHg。⑥妊娠高血压 110/70mmHg。

（二）启动降压药物治疗时机

启动降压药物治疗的时机主要取决于心血管风险，而非仅依据血压水平。

1. 对于血压水平 140 ～ 159/90 ～ 99mmHg 的心血管低危高血压患者，可先采取 4 ～ 12 周的生活方式改善策略，如仍不达标则应启动降压药物治疗。

2. 血压水平≥ 160/100mmHg 的高血压患者，应立即启动降压药物治疗。

3. 血压水平 140 ～ 159/90 ～ 99mmHg 的高血压患者，心血管风险为中危及以上者应立即启动降压药物治疗。低危者可改善生活方式 4 ～ 12 周，如血压仍不达标，应尽早启动降压药物治疗。

4. 血压水平 130 ～ 139/85 ～ 89mmHg 的正常高值人群，心血管风险为高危和很高危者应立即启动降压药物治疗。低危和中危者，目前没有证据显示可以从降压药物治疗中获益，此类人群应持续进行生活方式干预。

（三）平稳降压

1. 一般患者采用常规剂量；高龄老年人，有心、脑、肾疾病的很高危者，初始采用较小有效剂量。根据需要，可逐渐增加到常规剂量。

2. 为防止靶器官损害，要求每天 24h 血压均稳定于目标范围内。可防止因夜间血压较低而清晨血压突然升高导致猝死、卒中或心脏病发作。要达到这一目标，最好每日给药 1 次，并使用作用可持续 24h 的长效药物（如氨氯地平、拉西地平、复方降压平、依那普利、缬沙坦、索他洛尔等）。

3. 需长期坚持治疗，不要随意停药或频繁改变治疗方案。对由肾动脉狭窄、嗜铬细胞瘤、肾性高血压、原发性醛固酮增多症、库欣综合征、睡眠呼吸暂停等引起的继发性高血压患者，如已通过手术等方式去除了诱发因素，并且血压也恢复了正常，可以在医生指导下考虑停止应用降压药物；如果治疗过程中，发生了严重不良反应，需要停药查找原因；若高血压患者经过药物治疗和生活方式干预后，血压降到目标值以下，在坚持生活方式干预的前提下，可在医生指导下尝试减量，若减量后血压平稳，可考虑停药。

4. 服药时间　一日 1 次的长效降压药要在上午 7 点服用；一日 2 次的长效降压药要在上午 7 点和下午 2 ～ 4 点服用；具有血压昼夜节律者，降压药不宜于睡前或夜间服用。

5. 达到目标血压时间　对大多数高血压患者而言，应根据病情，在 4 周内或 12 周内将血压逐渐降至目标水平。年轻、病程较短的高血压患者，达标时间可稍缩短；老年人、病程较长、有合并症且耐受性差的患者，降压速度则可稍慢。

（四）高血压合并症的选药

高血压合并症的选药见表 5-2。

表 5-2　合并其他疾病高血压患者合理选药

项目	CCB	ACEI	ARB	ARNI	利尿药	β 受体阻滞剂
老年人	+	+	+	+	+*	–
左心室肥厚	+	+	+	+	+	±
慢性冠心病	+	+	+	±	–	+
心肌梗死后	–a	+	+	±	+c	+
心力衰竭	–b	+	+	+	+	+
心房颤动预防	–	–	–	±	–	–
脑血管病	+	+	+	±	+	±
蛋白尿	–	+	+	+	+*	–
肾功能不全	±	+	+	+	+*	–
糖尿病	±	+	+	+	±	–
血脂异常	±	+	+	±	–	–

注：+，适宜；± 可能适用；–，证据不足或不适用；*，噻嗪类利尿药；a，对伴有心肌梗死病史者可用长效 CCB 控制血压；b，氨氯地平和非洛地平可用；c，螺内酯。

（五）降压药的联合应用

大多数高血压患者为控制血压须同时使用两种或两种以上降压药。合并用药时每种药的剂量不大，药物间的治疗作用应有协同或至少相加的作用，其不良反应可以相互抵消或至少不重叠或相加。合并使用的药物品种不宜过多，以避免复杂的药物相互作用。《中国高血压防治指南（2024 年修订版）》推荐的联合用药方案见表 5-3。三种药物联合使用可参考上述搭配。伴有同型半胱氨酸血症的高血压患者，适量补充叶酸和维生素 B_{12} 可使脑卒中风险显著下降。降压同时联合应用他汀类调脂药，可降低心血管事件发生率。

表 5-3　联合治疗方案

主要推荐联合应用的优化治疗方案	可以考虑使用的联合治疗方案	三种药物联合
C+A	D+B	C+A+D
A+D	α 阻 +B	C+A+B
C+D	C+ 螺内酯	F3
C+B	D+ 螺内酯	
F2	A+B	

注：A 是指 ACEI、ARB 和 ARNI；B 是指 β 受体阻滞剂；C 是指 CCB；D 是指噻嗪类利尿药；F2 是指两种药物的单片复方制剂；F3 是指三种药物的单片复方制剂；α 阻是指 α 受体阻滞剂。

（六）老年人和妊娠高血压

1. 老年人高血压　老年人在使用 ACEI 时，选用依那普利或雷米普利比卡托普利更好。老年人高血压伴心力衰竭时不宜使用硝苯地平、维拉帕米，可以使用氨氯地平。钙通道阻滞剂与 β 受体阻滞剂同时使用可使猝死概率增加。合并前列腺增生者可用 α 受体阻滞剂。

2. 妊娠高血压　β 受体阻滞剂和 CCB 可用于妊娠高血压的治疗，但是 β 受体阻滞剂长期使用可能引起胎儿生长迟缓。不推荐使用的是 ACEI 和 ARB。硫酸镁是治疗子痫和预防抽搐复发的一线药物，也可用于重度子痫前期预防子痫发作。

（七）高血压急症

血压过高［收缩压超过 180mmHg 和（或）舒张压超过 120mmHg］的高血压急症，应选用产生作用比较快的降压药。高血压急症初始阶段（数分钟到 1h）血压控制目标为平均动脉血压的降低幅度不超过治疗前水平的 25%。在随后 2 ～ 6h 内血压降至 160/100mmHg 左右。如能耐受这样的血压水平，且临床情况稳定，在其后 24 ～ 48h 逐步降低血压达到正常水平。高血压急症常用降压药有硝普钠、硝酸甘油、二氮嗪、拉贝洛尔、乌拉地尔、硫酸镁等。

第 2 节　抗心功能不全药

心功能不全是心脏泵血功能受损，不能满足全身组织代谢需要的一种病理生理状态及临床综合征。根据发病急缓不同，分为急性和慢性两型。慢性心功能不全又称充血性心力衰竭（CHF）。CHF 是由多种病因引起的心脏损害，导致心肌收缩无力、心输出量减少，以组织血液灌注不足及体循环和肺循环淤血为主要特征。此时心脏收缩力减弱，心输出量减少，导致动脉系统供血不足，静脉系统淤血，临床主要表现为水肿、呼吸困难、颈静脉怒张、心率加快、肝脾肿大、食欲不振等。

目前治疗慢性心功能不全的药物有正性肌力作用药、肾素 - 血管紧张素 - 醛固酮系统抑制剂、血管紧张素受体脑啡肽酶抑制剂、利尿药、β 受体阻滞剂和血管扩张剂（图 5-2）。

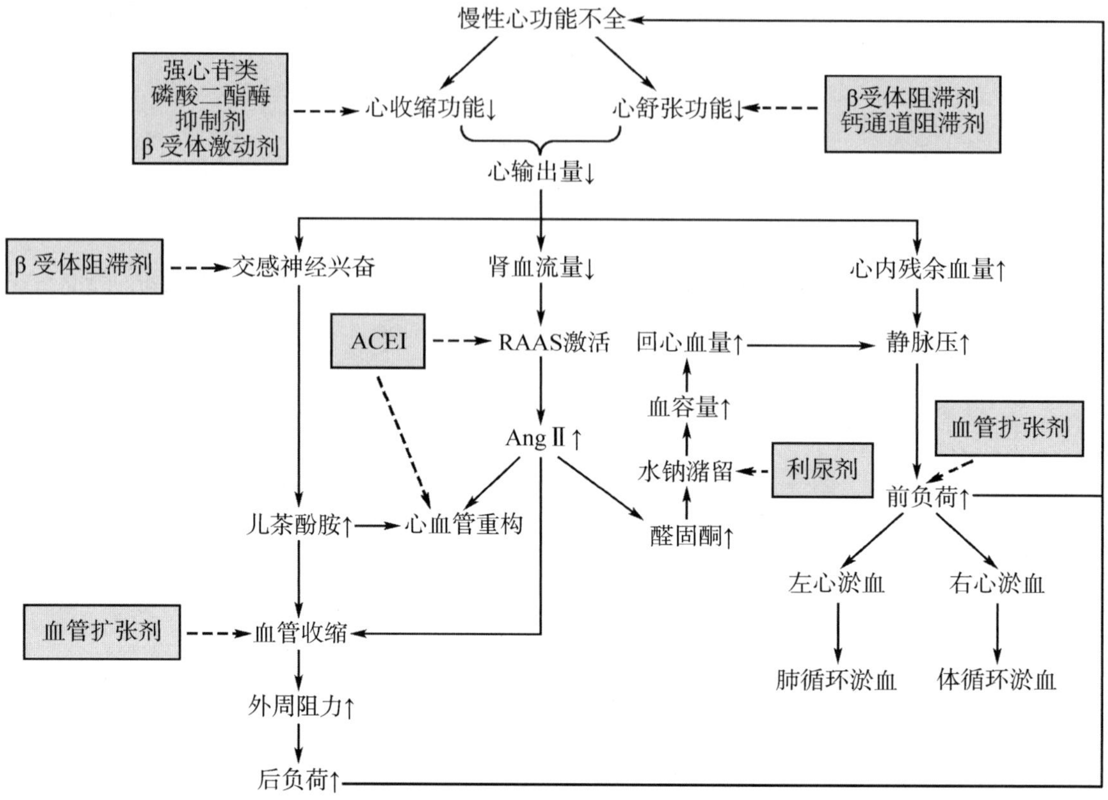

图 5-2 心力衰竭的病理生理过程及药物作用环节

案例 5-2

患者，女，30 岁。患风湿性心脏病二尖瓣狭窄合并关闭不全，出现心悸、气短、下肢水肿，医生给予口服地高辛 0.25mg、氢氯噻嗪 25mg，1 个月后患者感到恶心、呕吐。心电图显示：窦性心律，心率每分钟 68 次，室性期前收缩。

问题：1. 出现以上症状的主要原因是什么？

2. 本病例中哪些因素会导致地高辛中毒？

一、肾素 - 血管紧张素 - 醛固酮系统抑制剂

血管紧张素转化酶抑制剂如卡托普利、依那普利等；AT_1 受体阻滞剂如氯沙坦、缬沙坦等。本类药物可通过扩张血管，减少醛固酮分泌，减少血容量，降低心脏的前、后负荷，阻止和逆转血管及心室重构，改善心肌的舒缩功能，降低心力衰竭患者的病死率。应用时从小剂量开始，逐渐增量，确保最佳疗效。不能耐受 ACEI 的干咳患者，可改用 AT_1 受体阻滞剂。

二、血管紧张素受体脑啡肽酶抑制剂

详见本章第 1 节抗高血压药部分。

三、正性肌力作用药

（一）强心苷类

强心苷是一类选择性作用于心脏、增强心肌收缩力的苷类化合物，系从洋地黄等植物中提取的有效成分，临床上也称洋地黄类药物。目前临床常用的强心苷类药物有地高辛、去乙酰毛花苷、毒毛花苷 K，长效的洋地黄毒苷已停用。

各种强心苷的药理作用、作用机制和不良反应基本相同，但在作用强弱、快慢、持续时间等方面有所不同。这是由于它们的体内过程的差异而造成的（表 5-4）。

表 5-4　常用强心苷类药物药动学特点比较

分类	药物	口服吸收率（%）	血浆蛋白结合率（%）	给药途径	肝肠循环（%）	半衰期（$t_{1/2}$）
中效	地高辛	60 ～ 85	25	口服	7	36h
速效	去乙酰毛花苷	20 ～ 30	＜ 20	静脉	少	33h
	毒毛花苷 K	3 ～ 10	5	静脉	极少	21h

【药理作用】

1. 增强心肌收缩力（正性肌力作用）　强心苷对心脏有高度选择性，能明显地加强衰竭心脏的收缩力，增加心输出量，这是该药治疗心力衰竭的药理学基础。强心苷对衰竭心脏的正性肌力作用有以下特点。

（1）缩短收缩期，延长舒张期　使心肌收缩敏捷，舒张期相对延长，有助于静脉回流，有利于心脏获得较长时间的休息，有利于冠状动脉获得充足的血液灌注，增加心肌供氧和改善心肌代谢。

（2）降低衰竭心脏的心肌耗氧量　决定心肌耗氧量的主要因素为心肌收缩力、心率及心室壁张力，其中心室壁张力是最主要的影响因素。应用强心苷后心肌收缩力加强，心输出量增加，使心室壁张力降低；还可反射性兴奋迷走神经、减慢心率、降低外周阻力，故总耗氧量下降，心脏工作效率提高。

（3）增加衰竭心脏的输出量　在 CHF 时，强心苷不仅通过正性肌力作用增加心脏每搏输出量，还通过增强心肌收缩力改善心泵功能，降低因 CHF 而代偿性增高的交感神经张力，使外周阻力下降，减轻后负荷，进而增加心输出量，但并不增加正常心脏排血量。

考点　强心苷类药物增强心肌收缩力的特点

2. 减慢心率（负性频率作用）　CHF 时心率加快是因心输出量减少，反射性地提高交感神经活性所引起的一种代偿性反应。治疗剂量的强心苷通过正性肌力作用使心输出量增加，反射性兴奋迷走神经，使心率减慢。

3. 减慢房室结传导（负性传导作用）　治疗量强心苷通过兴奋迷走神经而使房室传导减慢。大剂量可直接抑制房室传导，导致不同程度的房室传导阻滞，甚至心脏停搏。

4. 利尿作用　与心输出量及肾血流量增加有关。另外，强心苷可抑制肾小管 Na^+-K^+-

ATP 酶，减少肾小管对 Na^+ 的重吸收，发挥利尿作用。

【作用机制】 治疗量的强心苷是通过增加细胞内 Ca^{2+} 浓度而实现增强心肌收缩力作用的。强心苷首先与心肌细胞膜上的 Na^+-K^+-ATP 酶（强心苷受体）特异性结合，通过抑制此酶的活性，使 Na^+-K^+ 交换减少，Na^+-Ca^{2+} 交换增多，心肌细胞内 Ca^{2+} 浓度升高，心肌收缩力加强。强心苷可使细胞内失 K^+，导致心肌细胞自律性增高，易引起心律失常。

【临床应用】

1. 治疗慢性心功能不全　强心苷对心功能不全的疗效随病因和病情而异，其中对伴有心房颤动（房颤）和心房扑动（房扑）或心室率快的 CHF 疗效最好；对心脏瓣膜病、原发性高血压、先天性心脏病所引起的低输出量 CHF 等疗效较好；但对甲状腺功能亢进、严重贫血、维生素 B_1 缺乏所继发的 CHF 疗效较差；对肺源性心脏病、严重心肌损伤、风湿活动期引起的 CHF，疗效也较差，且容易发生中毒；对心肌外机械因素如心脏压塞、缩窄性心包炎、严重二尖瓣狭窄所致的 CHF 无效。

2. 治疗某些心律失常

（1）心房颤动　指心房各部位发生过多且紊乱的细弱纤维颤动，其频率可达每分钟 350 ～ 600 次。强心苷通过抑制房室传导，使心房颤动时较多冲动不能下传至心室，以减慢心室频率，但多数患者心房颤动并不能因此终止。

（2）心房扑动　心房扑动时的心房率一般为每分钟 250 ～ 350 次。强心苷也能缩短心房有效不应期，使心房扑动转为心房颤动，停用强心苷后，部分患者有可能恢复窦性节律。

（3）阵发性室上性心动过速　一般只在其他方法无效时应用，还应注意强心苷中毒时也可出现阵发性室上性心动过速。因此，用药前应先鉴别发病原因。

【不良反应及防治】 强心苷的安全范围小，一般治疗量已接近中毒量的 60%，且个体差异大，有些中毒症状与 CHF 症状不易鉴别，故在用药过程中要密切观察患者的反应。

1. 强心苷的毒性反应

（1）胃肠道反应　是最常见的早期中毒症状，主要表现为厌食、恶心、呕吐及腹泻等，使用时应注意与强心苷用量不足，CHF 未得到控制所致的胃肠道症状相鉴别。

（2）神经系统症状　常见头痛、头晕、疲倦和谵妄，以及视觉障碍如黄视症、绿视症及视物模糊等。视觉障碍是最典型的中毒先兆。

（3）心脏毒性　是最严重、最危险的中毒症状。可发生各种心律失常，主要包括：①快速型心律失常，最多见和早见的是室性早搏，主要是浦肯野纤维自律性增高所致；②房室传导阻滞，不仅与迷走神经兴奋性增加有关，还与抑制 Na^+-K^+-ATP 酶导致细胞内钾离子丢失有关；③强心苷可降低窦房结的自律性，出现窦性心动过缓甚至窦性停搏。

2. 强心苷中毒与防治

（1）预防　详细了解患者用药情况，告诉患者诱发强心苷中毒的因素，警惕中毒先兆，如室性期前收缩、窦性心动过缓（心率低于 50 ～ 60 次 / 分）、视觉障碍等。一旦发现应及时减量或停用强心苷和排钾利尿药。

（2）治疗　①停药：一旦确诊为强心苷类药物中毒应立即停用。②补钾：对心动过速型心律失常患者，予以补钾，轻度患者可口服补钾，必要时可静脉滴注钾盐。细胞外 K^+ 通过阻止强心苷与细胞膜上的 Na^+-K^+-ATP 酶结合，来对抗强心苷的心脏毒性。但有传导阻滞者禁用补钾治疗。③应用抗心律失常药：室性心动过速可用利多卡因、苯妥英钠治疗。对缓慢型心律失常患者，如窦性心动过缓和房室传导阻滞，可用阿托品治疗，如无效则用异丙肾上腺素静脉滴注。

考点　强心苷类药物的作用机制、作用特点、临床应用和不良反应防治

链 接　强心苷的归纳记忆

三类剂型：快效、中效和慢效。

四个作用：一正两负加利尿。

一种机制：抑制 Na^+，K^+-ATP 酶，增加心肌细胞内 Ca^{2+} 浓度。

两个用途：慢性心功能不全；某些心律失常（房颤、房扑和阵发性室上性心动过速）。

三组毒性反应：消化道、神经系统和心脏。

三条防治措施：停药、补钾（传导阻滞要注意）；心动过速用苯妥英钠、利多卡因等；窦性心动过缓、传导阻滞用阿托品。

（二）非强心苷类正性肌力药

多巴酚丁胺

本药为多巴胺的衍生物，能选择性激动心脏 β_1 受体，对 β_2 受体和 α 受体作用较弱。CHF 患者使用多巴酚丁胺后心肌收缩力增强，心输出量增加，左心室舒张末压和外周血管阻力下降，但无明显加快心率作用，使心功能不全患者的心、肾功能明显改善。静脉给药适用于难治性心功能不全的紧急治疗。不良反应有头痛、恶心、诱发心绞痛和心律失常等。

氨力农和米力农

氨力农和米力农对心肌和血管平滑肌细胞内磷酸二酯酶有特异性抑制作用，能通过增加细胞内环腺苷酸（cAMP）的含量，发挥正性肌力、扩张血管、降低心脏前后负荷、改善心功能的作用。主要用于强心苷、利尿剂无效的难治性心功能不全的短期治疗。

四、减轻心脏负荷的药物

（一）利尿药

利尿药是缓解 CHF 引起的水肿最有效的药物。本类药物通过排钠利尿来减少血容量和回心血量，进而降低心室舒张末期的容量和压力，即减轻心脏前负荷；同时，由于排钠作用，使血管壁平滑肌细胞内 Na^+ 浓度下降，Na^+-Ca^{2+} 交换减少，血管平滑肌张力和收缩程度降低，从而减轻心脏后负荷。由于心脏前、后负荷降低，心脏泵血功能改善，

心输出量增加，从而减轻或消除心功能不全的一系列症状和体征。小剂量给药，同时合用小剂量的 ACEI、β- 受体阻滞剂及地高辛，是治疗 CHF 的标准辅助用药。

心力衰竭伴有水肿的患者必须使用利尿药。轻度心力衰竭用噻嗪类；中度心力衰竭可口服呋塞米，必要时可合用噻嗪类与保钾利尿药；对于重度心力衰竭、慢性心功能不全急性发作、急性肺水肿的患者，静脉注射呋塞米可迅速缓解症状。

考点 心力衰竭患者使用利尿药的条件

（二）血管扩张剂

1. 硝普钠　是常用的静脉滴注制剂。可同时扩张小动脉和小静脉，减轻心脏前、后负荷，迅速改善心功能，主要用于急性心肌梗死及高血压所致的 CHF。

2. 硝酸酯类　主要扩张静脉和肺小动脉，对外周小动脉扩张作用较弱，减轻心脏前负荷，用药后可明显减轻患者呼吸急促和呼吸困难等症状。临床适用于伴有心肌缺血的 CHF 患者。

五、β 受体阻滞剂

β 受体阻滞剂通过上调 β 受体，抑制肾素 - 血管紧张素 - 醛固酮系统和血管升压素的作用，改善心脏舒张功能及抗心律失常作用等，可明显改善心功能不全的症状，提高射血分数，改善患者的生活质量，降低死亡率。β 受体阻滞剂目前是治疗慢性心功能不全的常规用药。在各种 β 受体阻滞剂中卡维地洛的治疗效果较为显著，其他可用的还有美托洛尔及比索洛尔等。

β 受体阻滞剂临床上主要用于高血压心脏病、缺血性心脏病、扩张型心肌病导致的慢性心功能不全。本类药必须与常规治疗药强心苷、利尿药和 ACEI 合用。

第 3 节　抗心绞痛药

心绞痛是冠状动脉粥样硬化性心脏病（冠心病）的常见症状，是由于心肌急剧短暂地缺血缺氧引起的临床综合征。心肌血氧供需失衡是其发病的基础，典型临床表现为阵发性的胸骨后压榨性疼痛，常向左上肢放射。根据发作时的特征可分为三种类型。①劳累型心绞痛：于劳累、情绪波动时发作，与心肌耗氧量增加有关，包括稳定型心绞痛、初发型心绞痛和恶化型心绞痛；②自发型心绞痛：发作时症状重、持续时间长，与冠脉血流储备量减少有关，预后差，包括卧位型心绞痛（休息或熟睡时发生）和变异型心绞痛（冠状动脉痉挛所诱发）；③混合型心绞痛：劳累性心绞痛和自发性心绞痛混合出现，心肌需氧量增加或无明显增加时都可能发生。临床一般将初发型、恶化型和变异型心绞痛称为不稳定型心绞痛。

抗心绞痛药一般分为两类。一类是减轻病症、改善缺血的药物。这类药物能调节心肌需氧与供氧平衡，增加心肌供氧，降低心肌耗氧，改善疾病症状；另一类是改善预后的药物。目前常用的减轻症状、改善缺血的药物主要有三类：硝酸酯类、β 受体阻滞剂、钙通道阻滞剂。其他用于减轻症状、改善缺血的药物还有代谢性药物曲美他嗪和钾通道开放剂尼可地尔。

一、减轻症状，改善缺血的药物

减轻症状、改善缺血的药物应与预防心肌梗死和降低死亡风险的药物联合使用。部分药物，如 β 受体阻滞剂，同时兼有两方面的作用。

案例 5-3

患者，男，60 岁。经常在劳累后出现心前区压榨性疼痛，并向左肩放射，持续 5min 左右，经休息或舌下含服速效救心丸可缓解。患者既往有高血压病史 10 年。查体：血压 148/96mmHg。心电图示心肌缺血性改变。临床诊断：冠心病（心绞痛）。

问题：1. 医生给患者选哪些药最合适？为什么？

2. 用药过程中应注意什么？

（一）硝酸酯类

硝酸甘油

【体内过程】　硝酸甘油脂溶性大，口服易吸收，但首过效应重，生物利用度仅为 10%，故不宜采用口服。舌下含服易经口腔黏膜吸收，且可避免首过效应的影响，含服后 1 ～ 2min 起效，3 ～ 10min 作用达峰值，作用维持 20 ～ 30min，舌下含服为硝酸甘油最常用的给药方法；也可经皮肤吸收，如将硝酸甘油软膏或贴膜剂涂抹或贴在皮肤上，作用持续时间较长。

【药理作用】　硝酸甘油的基本作用是松弛平滑肌，尤其是松弛血管平滑肌，扩张动脉、静脉和冠状血管，增加心肌供氧量和降低心肌耗氧量。

1. 降低心肌耗氧量　硝酸甘油能舒张静脉和动脉，容量血管舒张可减少回心血量，降低心脏的前负荷，阻力血管舒张可降低外周阻力，减轻心脏后负荷，心脏前后负荷降低均可导致室壁张力降低，从而降低心肌耗氧量。

2. 增加缺血区血流量　可明显扩张心外膜较大的输送血管和侧支血管，但对小动脉血管（阻力血管）作用很弱。当心绞痛发作时，缺血区小动脉因缺氧而高度扩张，而非缺血区血管的阻力相对较高，用药后将迫使血液从输送血管经侧支循环流向缺血区，从而改善缺血区的血液供应，且不引起冠脉窃流（图 5-3）。

3. 冠状动脉血流重新分配　由于心内膜下血管是心外膜血管垂直穿过心肌而来，所以心内膜下血管的血流量最易受到心室壁张力和心室内压的影响。当心室壁张力和心室内压增高时，心内膜下的血流量会明显减少。心绞痛发作时，室壁张力明显增高，心内膜下区域极易缺血。硝酸甘油通过舒张容量血管，减少回心血量，降低心室舒张末期压力，从而减轻心室内压对心内膜下血管的压迫，促使血流从心外膜更多地流入心内膜下层，增加缺血区血液灌注，缓解心绞痛。

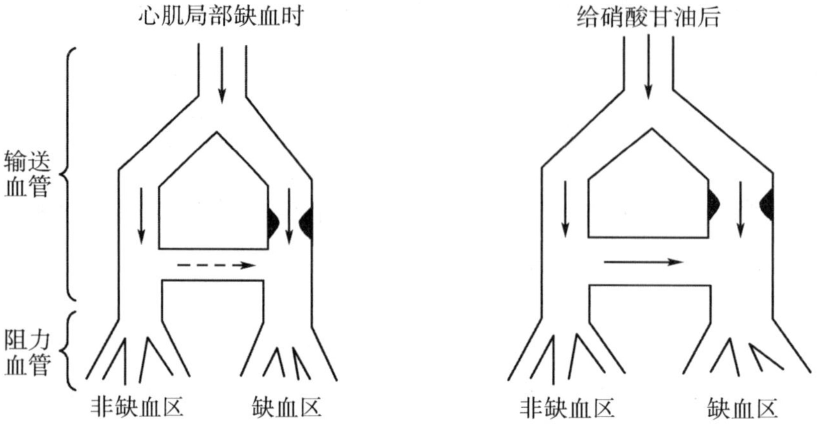

图 5-3　硝酸甘油对冠脉血液分布的影响

血流从阻力较大的非缺血区经扩张的侧支血管流向阻力较小的缺血区

【临床应用】

1. 心绞痛　舌下含服能迅速缓解各种类型心绞痛。若心绞痛发作未缓解，可每 5min 重复使用 1 片，直至疼痛缓解。如果 15min 内总量达 3 片后疼痛仍然存在，应立即就医。在活动或排便前 5 ～ 10min 预防性使用，可避免诱发心绞痛。喷雾剂也主要用于缓解心绞痛发作，贴剂和控释剂主要用于预防心绞痛急性发作和治疗慢性心绞痛。由于本药可反射性增加交感神经张力，使心率增快，所以常和 β 受体阻滞剂或非二氢吡啶类钙通道阻滞剂合用。

2. 急性心肌梗死　尽早、小剂量、短时间静脉注射硝酸甘油，不仅能降低心肌耗氧量，增加缺血区供血，还可抑制血小板聚集和黏附，从而缩小梗死范围。

3. 心功能不全　硝酸甘油可降低心脏前、后负荷，用于治疗重度和难治性心功能不全。

【不良反应】

1. 血管舒张反应　主要包括搏动性头痛、颜面潮红、直立性低血压、晕厥、心率增快和眼内压升高等。舌下含服时应采用卧位或坐位。

2. 高铁血红蛋白血症　常在用药量过大或频繁用药时发生。

3. 耐受性　连续用药 2 ～ 3 周可产生，但停药 1 ～ 2 周可消失。为克服耐受性，可采用下列措施：调整给药次数和剂量，不宜频繁给药；采用最小剂量；采用间歇给药法。

同类药物还有硝酸异山梨酯、单硝酸异山梨酯、戊四硝酯（少用）等，它们和硝酸甘油控释片、贴片一样，作用时间长，主要用于心绞痛的预防和长期治疗。常用硝酸酯类药的剂量和用法见表 5-5。

表 5-5　常用硝酸酯类药的剂量和用法

药物	剂型	剂量（mg）	用法
硝酸甘油	舌下片	0.5 ～ 0.6	一般连用不超过 3 次，每次间隔 5min
	皮肤贴片	5	每日一次，换部位贴敷
	喷雾剂	0.4	15min 内不超过 1.2mg
硝酸异山梨酯	普通片	10 ～ 30	每日 3 ～ 4 次口服
	缓释或胶囊	20 ～ 40	每日 1 ～ 2 次口服
单硝酸异山梨酯	普通片	20	每日 2 次口服
	缓释剂或胶囊剂	40 ～ 60	每日 1 次口服

考点　硝酸甘油的作用特点和不良反应

课程思政：章臣桂——速效救心丸的幕后英雄

速效救心丸发明者是天津中新药业集团股份有限公司首席技术专家、终身高级顾问—章臣桂教授。章臣桂教授对上百种活血化瘀药材进行了一系列的研究，成功研制出具有速效作用、易被黏膜吸收、服用量小且便于携带的微型滴丸剂——速效救心丸。在用于心绞痛急救时，速效救心丸的疗效不亚于硝酸甘油片，且头痛、口干等不良反应较少见。速效救心丸的成功研制为中药现代化发展提供了一个标杆。

（二）β 受体阻滞剂

普萘洛尔及选择性 β_1 受体阻滞剂阿替洛尔、美托洛尔、比索洛尔、阿罗洛尔等，都有抗心绞痛作用，但临床推荐使用 β_1 受体阻滞剂。现以普萘洛尔为代表进行介绍。

普萘洛尔

【药理作用】

1. 降低心肌耗氧量　普萘洛尔通过阻断 β_1 受体，使心肌收缩力减弱、心率减慢，从而降低心肌耗氧量。

2. 改善心肌缺血区供血　通过阻断 β_1 受体，使心率减慢，心舒张期相对延长，有利于血液从心外膜血管流向易缺血的心内膜区。通过阻断 β_2 受体，使非缺血区阻力血管收缩，而缺血区则由于缺氧呈代偿性舒张状态，促使血液从非缺血区流向缺血区。

3. 改善心肌代谢　促进氧合血红蛋白的解离而增加组织包括心肌的供氧。

【临床应用】　主要用于治疗劳累性心绞痛，对伴有心动过速和高血压的患者更为适用。可用于稳定型心绞痛的初始治疗，能明显降低心肌梗死后不稳定型心绞痛或心力衰竭患者的病死率。与硝酸酯类药物合用可增强疗效，同时 β 受体阻滞剂能对抗硝酸酯类药物引起的反射性心率加快，硝酸酯类药物可克服 β 受体阻滞剂所致的冠脉血管收缩和心室容积增大的缺点，两药合用可取长补短，增强疗效。但不宜用于因冠状动脉痉挛引起的变异型心绞痛，可加重发作。

考点　普萘洛尔的临床应用

（三）钙通道阻滞剂

常用于抗心绞痛的钙通道阻滞药有硝苯地平、非洛地平、尼卡地平、维拉帕米、地尔硫䓬等。

【药理作用】

1. 降低心肌耗氧量　通过阻滞钙通道，降低 Ca^{2+} 内流而扩张冠状动脉和外周动脉，并能使心肌收缩性下降、心率减慢，减轻心脏负荷，从而降低心肌耗氧量。

2. 增加缺血区血流量　舒张冠状血管，增加冠状动脉血流量而改善缺血区的供血供氧。

3. 保护缺血心肌　通过阻滞 Ca^{2+} 内流，减轻缺血区心肌细胞，特别是线粒体内 Ca^{2+} 超负荷造成的损害，从而保护缺血的心肌细胞。

4. 抑制血小板聚集　通过阻滞 Ca^{2+} 内流，降低血小板内 Ca^{2+} 浓度，抑制血小板聚集。

【临床应用】　对稳定型和不稳定型心绞痛均有效，对变异型心绞痛效果好。硝苯地平与 β 受体阻滞剂合用较为理想，与维拉帕米合用应注意对心脏的抑制作用。钙通道阻滞剂特别适用于伴有高血压、快速型心律失常、哮喘及脑缺血的患者。维拉帕米、地尔硫䓬有负性传导作用，适用于伴有心房颤动和心房扑动的心绞痛患者。

（四）其他类

曲美他嗪

曲美他嗪通过保护细胞在缺氧或缺血情况下的能量代谢，阻止细胞内 ATP 水平下降，从而维持离子泵的正常功能，维持细胞内环境的稳定。临床上，曲美他嗪适用于冠状动脉功能不全、心绞痛、陈旧性心肌梗死等疾病。对伴有严重心功能不全者可与洋地黄合用。不良反应包括过敏反应，胃肠道不适（如恶心、呕吐），但较罕见。

尼可地尔

尼可地尔属硝酸酯类化合物，具有扩张冠状动脉血管，增加冠状动脉血流量，抑制冠状动脉痉挛的作用，在扩张冠状动脉时，并不影响血压、心率、心肌收缩力及心肌耗氧量。本品还具有抑制血小板聚集、防止血栓形成的作用。

本药对于劳累性、自发性、梗死后或混合性心绞痛均有效。伴有心房颤动、心脏扩大的心绞痛、需慎用其他抗心绞痛药物的患者，可选用本品。

主要不良反应是：①可引起头痛、头晕、耳鸣、失眠等，服用阿司匹林可减轻症状；②皮疹等过敏反应；③胃肠道症状：腹痛、腹泻、食欲不振、消化不良、恶心、呕吐、便秘等，偶见口角炎，可有氨基转移酶升高。④心血管系统：心悸、乏力、颜面潮红、下肢水肿，还可引起反射性心率加快、严重低血压等反应。

二、改善预后的药物

（一）阿司匹林

心绞痛患者只要没有禁忌，都应服用小剂量的阿司匹林（75 ～ 150mg/d），阿司匹林能降低患者心肌梗死、脑卒中等心血管性死亡的风险。不能耐受阿司匹林或阿司匹林过敏的患者可服用氯吡格雷。

（二）β 受体阻滞剂

β 受体阻滞剂可保护心脏，明显降低心绞痛引发心肌梗死的风险，以及降低心肌梗死后死亡率。具有内在拟交感活性的 β 受体阻滞剂效果较差。常用药物有美托洛尔、阿替洛尔等。

（三）调血脂药

他汀类药物除了降低胆固醇外，还具有稳定斑块、延缓斑块进展和抗炎作用。他汀类可合用胆固醇吸收抑制剂依折麦布以增加降脂效果。伴有甘油三酯增高的患者可应用贝特类或烟酸。心绞痛伴有血脂升高的患者，使用调血脂药来降低血脂能减少心血管事件的发生，尤其是他汀类药物。

（四）血管紧张素转化酶抑制剂

心绞痛合并糖尿病、慢性心功能不全或左心室收缩功能不全的高危患者使用 ACEI 能使患者的死亡率明显降低。其中雷米普利、培哚普利效果较好。

考点 改善心绞痛预后的药物种类

第 4 节 抗心律失常药

正常情况下，窦房结以每分钟 60 ～ 100 次的频率发放冲动，通过心脏的传导系统，使心脏维持正常的节律。当心脏冲动的形成和传导出现异常时，会导致心律失常，表现为心动节律和速率的紊乱。心律失常可分为快速型心律失常、缓慢型心律失常和传导阻滞等类型。本节主要介绍治疗快速型心律失常的药物。

一、抗心律失常药的基本作用

1. 降低自律性　药物抑制快反应细胞 4 相 Na^+ 内流或抑制慢反应细胞 4 相 Ca^{2+} 内流，从而降低心肌细胞自律性；药物促进 K^+ 外流而增大最大舒张电位，使其远离阈电位，也将降低自律性。

2. 减少后除极与触发活动　早后除极的发生与 Ca^{2+} 内流增多有关，因此钙拮抗药对之有效。迟后除极所致的触发活动与细胞内 Ca^{2+} 过多和短暂 Na^+ 内流有关，因此钙拮抗药和钠通道阻滞药对之有效。

3. 改变膜反应性而改变传导性　增强膜反应性改善传导或减弱膜反应性而减慢传导都能取消折返激动，前者因改善传导而取消单向阻滞，因此停止折返激动，某些促使 K^+ 外流加大最大舒张电位的药如苯妥英钠有此作用；后者因减慢传导而使单向传导阻滞发展成双向阻滞，从而停止折返激动，某些抑制 Na^+ 内流的药如奎尼丁有此作用。

4. 改变有效不应期（ERP）及动作电位时程（APD）而减少折返　折返冲动是指下一次冲动下传后，可顺着另一环形通路折回再次兴奋原已兴奋过的心肌细胞，引起过速型心律失常（图 5-4）。

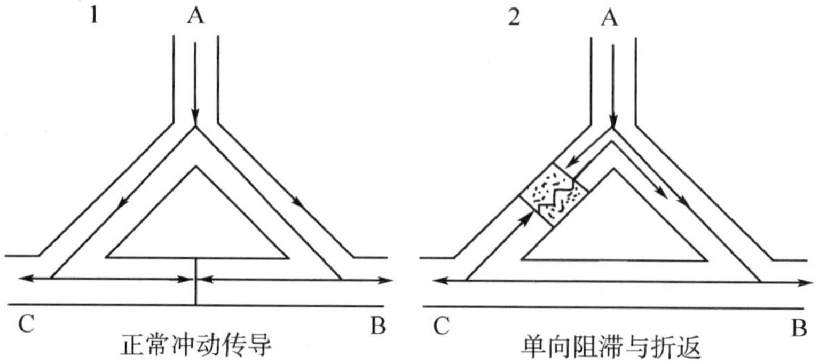

图 5-4　折返激动形成示意图

药物对此约有三种可能的影响：

（1）绝对延长 ERP　指在延长 APD、ERP 时，延长 ERP 更为显著（ERP/APD 值增大），即说明在一个 APD 中 ERP 占时增多，冲动将有更多机会落入 ERP 中，折返易被取消。

（2）相对延长 ERP　指在缩短 APD、ERP 时，缩短 APD 更加显著，ERP/APD 值仍较正常为大，同样能取消折返。

（3）提高邻近细胞 ERP 的均一（长短不一）性，使冲动同步下传，也可防止折返的发生。

二、抗心律失常药物的分类

根据药物对心肌电生理特性的影响及作用机制，可将抗心律失常药分为五类（表 5-6），其中Ⅰ类药又分为 A、B、C 三个亚类。

表 5-6　抗心律失常药物分类

	类别	药物	作用机制
Ⅰ类　钠通道阻滞药	ⅠA 类	奎尼丁、普鲁卡因胺	抑制 Na^+ 内流、K^+ 外流，减慢传导速度，延长 APD 和 ERP
	ⅠB 类	利多卡因、苯妥英钠、美西律	抑制 Na^+ 内流、促进 K^+ 外流，缩短 APD，相对延长 ERP
	ⅠC 类	普罗帕酮、氟卡尼	明显抑制 Na^+ 内流，减慢传导速度
Ⅱ类　β 受体阻滞剂		普萘洛尔、美托洛尔	阻滞心脏 β 受体
Ⅲ类　钾通道阻滞剂	非选择性钾通道阻滞剂	胺碘酮	延长 APD 和 ERP，延长膜复极
	选择性钾通道阻滞剂	索他洛尔、伊布利特	
Ⅳ类　钙通道阻滞剂		维拉帕米、地尔硫䓬	阻滞 Ca^{2+} 通道，抑制 Ca^{2+} 内流

续表

	类别	药物	作用机制
V其他类	窦房结 If 通道抑制剂	伊伐布雷定	降低窦房结 4 期除极速率和窦房结自律性，减慢心率
	腺苷 A1 受体激动剂	腺苷	降低窦房结的自律性，抑制房室传导
	M 受体阻滞剂、β 受体激动剂、洋地黄	阿托品、异丙肾上腺素、地高辛	–

注：APD，动作电位时程；ERP，有效不应期。

考点 抗心律失常药物的分类

三、常用抗心律失常药

案例 5-4

患者，女，37 岁，有阵发性心悸发作病史 18 年，每年发作 10 余次，每次发作前均无明显诱因，心悸发作的特点为突发突止，持续数分钟至数小时不等，开始发作时自己诱发恶心或压迫眼球后可终止发作；近半年以来心悸发作比较频繁，且发作时伴胸闷、出汗及头晕，需静脉注射“普罗帕酮”等药物方可终止发作，但无黑矇及意识丧失。查体无明显阳性体征。心电图显示为阵发性室上性心动过速。

问题：1. 前面讲过的能治疗阵发性室上性心动过速的药物是什么？

2. 讲过的药物哪些能治疗心律失常？

3. 学完本节内容后，说出本病最好使用何药？

常用抗心律失常药的临床应用和不良反应见表 5-7。

表 5-7　常用抗心律失常药临床应用和不良反应

药物	临床应用	不良反应
奎尼丁	房性和室性心律失常都有效，电转律前用本药或者强心苷可以减慢心室率	胃肠道、金鸡纳反应、奎尼丁晕厥
普鲁卡因胺	和奎尼丁相似，不良反应多，目前少用	胃肠道反应，皮疹、粒细胞减少等、狼疮样综合征
利多卡因	各种室性心律失常	轻，大剂量引起语言障碍、惊厥，呼吸抑制，偶见窦性过缓、房室阻滞等心脏毒性
氟卡尼	室上性心动过速、心房颤动，现少用	感觉异常、头晕、视力障碍，恶心、低血压、心动过缓等，严重时可出现心力衰竭
苯妥英钠	强心苷中毒引起的室性心律失常的常用药	见抗癫痫药
普罗帕酮	致命的室性心律失常	头晕、视物模糊、心动过缓或过快、晕厥等
普萘洛尔	适用于治疗与交感神经兴奋有关的各种心律失常，包括室性和室上性	见抗高血压药

续表

药物	临床应用	不良反应
胺碘酮	广谱抗心律失常药，用于各种室上性和室性心律失常	甲状腺功能减退、角膜色素沉着、光敏性皮炎、肝损害、肺纤维化、消化道症状等
伊布利特	用于近期发作的心房颤动或心房扑动逆转成窦性心律	室性心动过速
维拉帕米	室上性心律失常	消化道症状、低血压、心动过缓、肌肉痉挛等
伊伐布雷定	窦性心动过速、心绞痛、慢性心力衰竭	光幻视、心动过缓
腺苷	阵发性室上性心动过速	面部潮红、头痛、出汗、心悸、胸痛、低血压、呼吸困难、恶心等

抗心律失常药种类多，要根据心律失常的类型和药物的特点选择合适的药物，各种快速型心律失常的常用药物见表 5-8。

表 5-8　各种快速型心律失常的常用药物

类型	常用药物
窦性心动过速	有症状可用 β 受体阻滞剂或伊伐布雷定
房性早搏、短阵房性心动过速	β 受体阻滞剂或普罗帕酮，严重的胺碘酮
局灶性房性心动过速	β 受体阻滞剂、腺苷、维拉帕米
多源性房性心动过速	β 受体阻滞剂、维拉帕米
阵发性室上性心动过速	腺苷、普罗帕酮、维拉帕米
心房扑动	伊布利特
心房颤动	心室率控制：腺苷；控制节律：β 受体阻滞剂、维拉帕米、普罗帕酮、胺碘酮
室性早搏	β 受体阻滞剂、胺碘酮
室性心动过速	β 受体阻滞剂、胺碘酮、利多卡因
室性心动过速 / 心室颤动风暴	胺碘酮
强心苷中毒引起的室上性心动过速	维拉帕米、β 受体阻滞剂
强心苷中毒引起的室性心律失常	苯妥英钠、利多卡因

考点　常见心律失常的药物选择

第 5 节　调 血 脂 药

动脉硬化主要表现为动脉管壁增厚变硬、失去弹性和管腔缩小等各种退行性和增生性病变，是常见的心血管疾病。由于在动脉内膜积聚的脂质外观呈黄色粥样，因此称为动脉粥样硬化。动脉粥样硬化的发生与高脂血症有直接关系。

血脂以胆固醇酯（CE）和甘油三酯（TG）为核心，外包胆固醇（Ch）和磷脂（PL）构成球形颗粒。再与载脂蛋白（Apo）相结合，形成脂蛋白溶于血浆进行转运与代谢。脂蛋白可分为乳糜微粒（CM）、极低密度脂蛋白（VLDL）、中密度脂蛋白（IDL）、低密度脂蛋白（LDL）和高密度脂蛋白（HDL）等。当血浆中 VLDL、IDL、LDL 及 ApoB 浓度高于正常即为高脂蛋白血症，易致动脉粥样硬化。近年来发现 HDL、ApoA 浓度低于正常，也为动脉粥样硬化的危险因子。临床常通过检查总胆固醇（TC）、甘油三酯（TG）、高密度脂蛋白胆固醇（HDL-C）和低密度脂蛋白胆固醇（LDL-C）、ApoA 和 ApoB 的浓度来诊断高脂蛋白血症。《中国血脂管理指南（2023 年版）》参照 WHO 对高脂蛋白血症的分类，将血脂异常进行了简易的临床分型，见表 5-9。

表 5-9　血脂异常临床分型

分型	TC	TG	HDL-C	相当于 WHO 表型
高胆固醇血症	增高	–	–	Ⅱa
高甘油三酯血症	–	增高	–	Ⅰ、Ⅳ
混合型高脂血症	增高	增高	–	Ⅱb、Ⅲ、Ⅳ、Ⅴ
低高密度脂蛋白血症	–	–	降低	–

调血脂药是通过降低血脂和调节脂蛋白浓度以防治动脉粥样硬化的药物。

一、主要降低胆固醇的药物

常用的有羟甲基戊二酸单酰辅酶 A（HMG-CoA）还原酶抑制剂（他汀类）、胆固醇吸收抑制剂、胆汁酸结合树脂、前蛋白转化酶枯草溶菌素（PCSK9）抑制剂、普罗布考、胆酸螯合剂及其他降脂药（脂必泰、多廿烷醇）等。

（一）HMG-CoA 还原酶抑制剂

【药理作用】　能明显降低血浆 TC 和 LDL-C。通过抑制肝脏合成胆固醇的限速酶 HMG-CoA 还原酶的活性，使肝内胆固醇合成减少。肝内胆固醇含量下降后，可刺激 LDL 受体合成增加，从而使血浆中大量 LDL、IDL 被肝脏摄取，使血浆 LDL-C、IDL 含量降低。也可通过许多非调血脂作用如改善血管内皮功能、抑制单核细胞 - 巨噬细胞的黏附和分泌、抑制血小板聚集等发挥抗动脉粥样硬化及稳定血管内斑块的作用。

血脂康虽被归入降脂中药，但其降脂机制与他汀类药物类似，其主要活性成分为 13 种天然复合他汀，系无晶型结构的洛伐他汀及其同类物，并含有麦角甾醇以及多种微量元素和黄酮类等物质。血脂康能够降低 LDL-C，并显著降低冠心病死亡率以及心血管事件发生率，不良反应少。

【临床应用】　临床适用于以胆固醇增高为主的高脂血症，也推荐用于糖尿病性、肾性高脂血症。对纯合子家族性高胆固醇血症无降低 LDL 功效，但可以使 VLDL 下降。他汀类药物已成为高脂血症治疗的基石，能明显减少心血管事件发生。《中国血脂管理指南（2023 年版）》推荐将中等强度的他汀类药（表 5-10）作为中国血脂异常人群的常用药物。

表 5-10 常用他汀类药物降低胆固醇强度

高强度（每日剂量可降低 LDL-C ≥ 50%）	中等强度（每日剂量可降低 LDL-C 25% ～ 50%）
阿托伐他汀 40 ～ 80mg 瑞舒伐他汀 20mg	阿托伐他汀 10 ～ 20mg 瑞舒伐他汀 5 ～ 10mg 氟伐他汀 80mg 洛伐他汀 40mg 辛伐他汀 40mg 普伐他汀 20 ～ 40mg

链 接 家族性高胆固醇血症

家族性高胆固醇血症是一种常染色体显性遗传病，人群发生比例为 1 : 500，其特征为 LDL-C 水平明显升高，常常超过 4.7mmol/L，伴肌腱黄色瘤和早发冠心病。病因是肝脏表面特异性的 LDL 受体数目减少或缺乏，导致肝脏对血液循环中 LDL-C 的清除能力下降，进而引起血液循环中 LDL-C 的水平升高。根据 LDL 受体的数目，分为两种类型：纯合子型家族性高胆固醇血症和杂合子型家族性高胆固醇血症。纯合子型家族性高胆固醇血症临床上极其罕见，发生率仅为百万分之一。这类患者 LDL 受体缺乏比杂合子严重得多，随着年龄的增长，二者都可以在身体的许多部位发生黄色瘤。大多数患者在 40 岁以前就有严重而广泛的动脉粥样硬化，冠状动脉、颈动脉、髂动脉、股动脉等都会受累。

【不良反应】

1. 患者有轻度胃肠道症状、头痛或皮疹。

2. 血清氨基转移酶升高。失代偿性肝硬化及急性肝功能衰竭是他汀类药物应用禁忌证。

3. 肌痛、肌炎、肌病及横纹肌溶解。服用他汀类药物期间若出现肌肉不适和（或）无力，伴或不伴肌酸激酶升高，如经评估确系他汀类药物引起应考虑减量或停药。

考点 他汀类药物作用机制、临床应用和对肌肉的影响

（二）胆固醇吸收抑制剂

肠道吸收是人体获取胆固醇的重要途径，依折麦布和海博麦布口服后被迅速吸收，并广泛与葡萄糖醛酸结合形成活性代谢产物，作用于小肠细胞的刷状缘，通过抑制 NPC1L1 蛋白，选择性抑制膳食和胆汁中的胆固醇跨小肠壁转运，从而有效地阻止胆固醇的吸收，使得肝脏胆固醇储量降低，进而增加血液中胆固醇的清除率。

依折麦布不增加胆汁分泌（如胆汁酸结合树脂），也不抑制胆固醇在肝脏中的合成（如他汀类）。由于依折麦布对内源性胆固醇无抑制作用，而他汀类药物的作用机制为减少肝脏中胆固醇的合成，故两药联用有协同降低胆固醇水平的作用，在降低高胆固醇血症患者的 TC、LDL-C、ApoB、TG 及提高 HDL-C 水平等方面均优于两种药物单独应用时。目前不推荐和贝特类及考来烯胺联用。此外，依折麦布不增加胆汁分泌，对小肠吸收甘

油三酯、脂肪酸、胆汁酸及脂溶性维生素均无显著影响。适用于治疗原发性高胆固醇血症、家族性高胆固醇血症。

不良反应：①单独使用可引起疲乏、腹痛、腹泻、病毒感染、咽炎、鼻窦炎、关节痛、背痛、咳嗽。②与 HMG-CoA 还原酶抑制剂合用可出现胸痛、头晕、疲乏、头痛、腹痛、腹泻、鼻窦炎、上呼吸道感染、背痛、肌痛。③过敏反应，包括血管神经性水肿和药疹。

（三）胆汁酸结合树脂

考来烯胺和考来替泊都为碱性阴离子交换树脂，不溶于水，口服后，本类药不被消化道吸收，而是在肠腔内与胆汁酸形成络合物，并随粪便排出，使胆汁酸的肝肠循环受抑制。由于肝中胆汁酸减少，又促使胆固醇向胆汁酸转化。另外，本类药与胆汁酸结合也会影响外源性胆固醇在肠道的吸收，显著降低血浆 TC、LDL 水平。主要用于以 TC 和 LDL 升高为主的高胆固醇血症。本类药可使 HMG-CoA 还原酶活性增加，使肝脏胆固醇合成增多。因此，本类药物与 HMG-CoA 还原酶抑制剂合用，降脂作用增强。

不良反应主要为胃肠道反应，如恶心、腹胀、便秘，偶见腹泻、腹痛、黑粪。长期大剂量用药易导致脂肪、脂溶性维生素、叶酸和铁剂等药物的吸收减少。

考点 依折麦布和考来烯胺降血脂作用主要区别

（四）前蛋白转化酶枯草溶菌素抑制剂

当血液流经肝脏时，肝细胞表面的低密度脂蛋白受体（LDLR）会结合 LDL，带其进入溶酶体中进行降解，之后 LDLR 则会返回细胞表面去结合更多循环中的 LDL 颗粒，进一步降低血浆 LDL-C 的水平。PCSK9 能与 LDLR 结合，干扰 LDLR 的再循环，降低了肝脏从血液中清除 LDL-C 能力，导致患者体内 LDL-C 堆积。PCSK9 抑制剂通过阻断 PCSK9 与 LDLR 的结合，进而阻断 PCSK9 介导的 LDLR 在肝内的降解，使肝细胞表面 LDLR 的水平提高，从而促进 LDL-C 的摄取和清除，起到降低血浆内 LDL-C 的水平的作用，可减少高血脂患者心血管事件的发生和发展。

国内唯一获批的 PCSK9 抑制剂是依洛尤单抗。依洛尤单抗的作用维持时间长，1 个月皮下注射一次就能达到满意效果。主要适用于：①单纯使用他汀类药物 LDL 水平降幅并不明显的患者，需要联合使用 PCSK9 抑制剂；②对他汀类药物不能耐受者，可单独使用 PCSK9 抑制剂；③家族性遗传性高胆固醇血症，血脂水平不易下降，可以联合使用他汀类药物。

主要不良反应：①局部注射部位反应，通常轻微（例如，红斑、疼痛或瘀斑）；②过敏反应，如皮疹、瘙痒和荨麻疹。严重过敏反应包括钱币状湿疹、重度荨麻疹和超敏性血管炎；③肌肉毒性和肝药酶升高。

考点 依洛尤单抗降脂机制和特点

（五）抗氧化剂

普罗布考具有抗氧化和调血脂双重作用。其降脂作用是通过抑制胆固醇合成与促进胆固醇分解来降低血浆胆固醇和 LDC 水平，此外，普罗布考还能改变 HDL 亚型的性质和功能，导致血浆 HDL-C 水平下降。其降低 HDL-C 的临床意义未明。对血甘油三酯的影响小。

本品有显著的抗氧化作用，能抑制泡沫细胞的形成，延缓动脉粥样硬化斑块的进展，消退已形成的动脉粥样硬化斑块。

本药联合其他降脂药物用于治疗家族性高胆固醇血症患者，以减小皮肤黄色瘤发生风险并减轻严重程度。

用药后约 10% 患者有腹泻、腹胀、腹痛、恶心；偶有嗜酸性粒细胞增多、感觉异常、血管神经性水肿；个别患者可出现心电图 Q-T 间期延长、室性心动过速、血小板减少等。

二、主要降低甘油三酯的药物

（一）苯氧酸类（贝特类）

氯贝丁酯是最早应用的苯氧酸衍化物，降脂作用显著，但不良反应多且严重。新一代苯氧酸类药物在保留较强药效的同时，显著降低了毒性，有吉非罗齐、苯扎贝特、非诺贝特、环丙贝特等。

非诺贝特

非诺贝特通过抑制 VLDL 和甘油三酯的生成，同时促使其分解代谢，从而降低血浆中 LDL、TC、TG 水平；还使载脂蛋白 A Ⅰ和 A Ⅱ生成增加，从而增高 HDL 水平；本品尚有降低正常人及高尿酸血症患者血尿酸的作用。非诺贝特为治疗严重高甘油三酯血症和家族型高脂蛋白血症的推荐用药。对混合型高脂蛋白血症有较好疗效。

不良反应较轻。有轻度腹痛、腹泻、恶心等胃肠道反应。偶有皮疹、脱发、视物模糊、血常规异常等。近几年发现还可以引起肌肉疼痛，和他汀类药物合用更应注意。

考点 非诺贝特的临床应用

（二）ω-3 脂肪酸

ω-3 脂肪酸通过减少 TG 的合成与分泌，以及增强 TG 从 VLDL 颗粒中的清除来降低血清中 TG 浓度。此外 ω-3 脂肪酸具有一定的冠状动脉血管保护作用，可降低心血管事件的风险，可用于高甘油三酯血症和动脉粥样硬化。目前国内的制剂主要是 ω-3 脂肪酸乙酯 90 软胶囊。

（三）烟酸类

主要制剂是烟酸及其衍生物阿昔莫司。烟酸类药物大剂量时具有降低 TC、LDL-C 和 TG，以及升高 HDL-C 的作用。降脂作用与抑制脂肪组织中激素敏感酶活性、减少游离脂肪酸进入肝脏和抑制 VLDL 分泌有关。最常见的不良反应是颜面潮红，其他还有皮肤瘙痒、皮疹、肝脏损害、高尿酸血症、高血糖、黑棘皮症和消化道不适等，慢性活动性肝病、活动性消化性溃疡和严重痛风者禁用。烟酸类药物是一种广谱调血脂药，常与其他药物联合使用，用于各种高脂血症的治疗。

自　测　题

一、选择题

【A 型题】

1. 关于利尿药的降压机制不正确的是
   A. 排 Na^+ 利尿，降低血容量
   B. 血管壁平滑肌细胞内 Ca^{2+} 减少，使血管平滑肌松弛
   C. 降低血管平滑肌对缩血管物质的敏感性
   D. 诱导动脉壁产生扩血管物质
   E. 降低肾素活性
2. 卡托普利的抗高血压作用机制是
   A. 抑制肾素活性
   B. 抑制血管紧张素 Ⅰ 转化酶的活性
   C. 抑制 β- 羟化酶的活性
   D. 抑制血管紧张素 Ⅰ 的生成
   E. 阻滞血管紧张素受体
3. 卡托普利治疗高血压的特点错误的是
   A. 用于各型高血压　B. 能降低外周血管阻力
   C. 易引起低血钾　D. 适用于肾性高血压
   E. 预防和逆转血管平滑肌增殖和心肌肥厚
4. 普萘洛尔降压机制不包括
   A. 减少去甲肾上腺素释放
   B. 减少肾素分泌，抑制肾素 - 血管紧张素 - 醛固酮系统
   C. 阻止 Ca^{2+} 内流，松弛血管平滑肌
   D. 减少心输出量
   E. 阻断中枢 β 受体，使兴奋性神经元活动减弱
5. 下列药物属于血管紧张素转化酶抑制剂的是
   A. 硝普钠　B. 卡托普利
   C. 替米沙坦　D. 缬沙坦
   E. 氨氯地平
6. 为避免哌唑嗪的首剂现象，可采取的措施是
   A. 空腹服用　B. 低钠饮食
   C. 首次剂量减半　D. 舌下含用
   E. 合用利尿药
7. 下列药物属于血管扩张剂的是
   A. 可乐定　B. 卡托普利
   C. 肼屈嗪　D. 氢氯噻嗪
   E. 哌唑嗪
8. 高血压合并痛风者不宜用
   A. 普萘洛尔　B. 依那普利
   C. 硝苯地平　D. 氢氯噻嗪
   E. 利血平
9. 使血浆肾素水平明显降低的降压药是
   A. 氢氯噻嗪　B. 哌唑嗪
   C. 普萘洛尔　D. 硝苯地平
   E. 可乐定
10. 抗高血压药物中可能引起狼疮样综合征的药物是
    A. 氧氟沙星　B. 哌唑嗪
    C. 万古霉素　D. 普鲁卡因胺
    E. 肼屈嗪
11. 对高血压伴有心绞痛的患者宜选用
    A. 氢氯噻嗪　B. 普萘洛尔
    C. 哌唑嗪　D. 肼屈嗪
    E. 可乐定
12. 高血压合并支气管哮喘的患者不宜使用
    A. β 受体阻滞剂　B. α_1 受体阻滞剂
    C. 利尿药　D. 扩血管药
    E. 钙通道阻滞剂
13. 硝普钠主要用于
    A. 高血压危象　B. 中度高血压
    C. 轻度高血压　D. 肾性高血压
    E. 原发性高血压
14. 既有利尿作用又能阻断 Ca^{2+} 内流的降压药是
    A. 吲达帕胺　B. 美托洛尔
    C. 依那普利　D. 硝普钠

E. 可乐定

15. 当前常用的一类降压药不包括

A. 利尿药

B. β 受体阻滞剂

C. ACEI、ARB 和 ARNI

D. CCB

E. 直接扩张血管药

16. 下列哪种药一般不作为降压治疗的起始用药

A. 氢氯噻嗪　B. 氯丙嗪

C. 硝苯地平　D. 缬沙坦

E. 美托洛尔

17. 下列哪种药一般不作为降压治疗的维持用药

A. 吲达帕胺　B. 阿替洛尔

C. 依那普利　D. 氨氯地平

E. 硝普钠

18. 治疗高血压长期使用噻嗪类利尿药可引起

A. 低钾、低钠、高尿酸血症

B. 低钾、高钠、低尿酸血症

C. 低钾、低钠、低尿酸血症

D. 高钾、低钠、高尿酸血症

E. 低钾、高钠、高尿酸血症

19. 患者，男，66 岁，高血压，心脏病，心功能不全，心电图显示Ⅱ度房室传导阻滞，两肺底闻及湿啰音，该患者不宜使用的降压药物是

A. 卡托普利　B. 硝苯地平

C. β 受体阻滞剂　D. 噻嗪类利尿药

E. 哌唑嗪

20. 治疗高血压危象应选用

A. 复方降压片　B. 普萘洛尔

C. 卡托普利　D. 硝普钠

E. 氢氯噻嗪

21. 患者，男，72 岁，患原发性高血压 3 年，血压 165/95mmHg，伴 2 型糖尿病，首先推荐的降压药物是

A. 利尿药　B. β 受体阻滞剂

C. ACEI 类　D. 肼屈嗪

E. 利血平

22. 强心苷治疗心力衰竭最主要和最基本的作用是

A. 正性肌力作用　B. 增加自律性

C. 负性频率作用　D. 缩短有效不应期

E. 加快心房和心室肌的传导

23. 强心苷中毒引起的室性心动过速宜首先选用

A. 苯妥英钠　B. 伊伐布雷定

C. 伊布利特　D. 腺苷

E. 胺碘酮

24. 强心苷中毒引起的窦性心动过缓可选用

A. 苯妥英钠　B. 阿托品

C. 维拉帕米　D. 肾上腺素

E. 胺碘酮

25. 下列哪项不是强心苷的毒性反应

A. 胃肠道反应　B. 各种类型的心律失常

C. 神经系统症状　D. 粒细胞减少

E. 黄视、绿视症

26. 强心苷的正性肌力作用主要是由于

A. 兴奋心肌 β 受体

B. 兴奋心肌 α 受体

C. 抑制心肌细胞膜的 Na^+，K^+-ATP 酶，使细胞内 Ca^{2+} 含量增加

D. 直接兴奋支配心脏的交感神经

E. 反射性兴奋交感神经

27. 强心苷治疗慢性心功能不全疗效最好的是

A. 严重贫血诱发的心力衰竭

B. 甲状腺功能亢进的心力衰竭

C. 严重二尖瓣狭窄诱发的心力衰竭

D. 缺乏维生素 B_1 诱发的心力衰竭

E. 伴有心房颤动的心力衰竭

28. 卡托普利逆转心室肌重构的机制是

A. 抑制 Na^+，K^+-ATP 酶

B. 减少血管紧张素Ⅱ的形成

C. 抑制磷酸二酯酶

D. 促进 Ca^{2+} 内流

E. 阻断 β 受体

29. 强心苷中毒时容易引起心律失常，最常见的是

A. 窦性心动过缓　B. 房室传导阻滞

C. 室性期前收缩　D. 室性心动过速
E. 心室颤动

30. 强心苷类药物不能用于治疗
A. 阵发性室上性心动过速
B. 慢性心功能不全
C. 心房颤动
D. 心房扑动
E. 缩窄性心包炎引起的心力衰竭

31. 硝酸甘油抗心绞痛的主要机制是
A. 扩张容量血管和阻力血管
B. 扩张冠脉输送血管
C. 扩张冠脉侧支血管
D. 扩张冠脉阻力血管
E. 减慢心率、抑制心肌收缩力、降低心肌耗氧量

32. 硝酸甘油、β 受体阻滞剂、钙通道阻滞剂治疗心绞痛的共同药理学基础是
A. 扩张血管
B. 防止反射性心率加快
C. 减慢心率
D. 抑制心肌收缩力
E. 降低心肌耗氧量

33. 下列描述不正确的是
A. 硝酸甘油抗心绞痛的基本药理作用是松弛血管平滑肌
B. 硝酸甘油可用于急性心肌梗死
C. 硝苯地平可用于变异型心绞痛
D. 普萘洛尔与维拉帕米合用于心绞痛的治疗，可使房室传导加快
E. 硝苯地平与硝酸异山梨酯合用可提高抗心绞痛疗效

34. 硝酸甘油不能
A. 扩张容量血管　B. 减少回心血量
C. 减慢心率　D. 增加心室壁张力
E. 降低心肌耗氧量

35. 硝酸甘油常见的不良反应是
A. 心肌梗死　B. 消化道反应
C. 呼吸抑制　D. 头痛、面部潮红
E. 心动过缓

36. 硝酸甘油不能治疗
A. 稳定型心绞痛　B. 不稳定型心绞痛
C. 变异型心绞痛　D. 心律失常
E. 心功能不全

37. 使用卡托普利最常见的不良反应是
A. 低血钾　B. 干咳
C. 肝损害　D. 肾损害
E. 听力损害

38. 属于钙通道阻滞剂的是
A. 利多卡因　B. 苯妥英钠
C. 维拉帕米　D. 奎尼丁
E. 胺碘酮

39. 应用奎尼丁治疗心律失常时，最严重的不良反应是
A. 胃肠道反应　B. 金鸡纳反应
C. 出现心功能不全　D. 奎尼丁晕厥
E. 低血压

40. 治疗窦性心动过速的首选药是
A. 普鲁卡因胺　B. 地高辛
C. 奎尼丁　D. 利多卡因
E. 普萘洛尔

41. 仅对室性心律失常有效的药物是
A. 利多卡因　B. 奎尼丁
C. 普萘洛尔　D. 维拉帕米
E. 胺碘酮

42. 胺碘酮是
A. 钠通道阻滞剂　B. β 受体阻滞剂
C. 钙通道阻滞剂　D. 钾通道开放抑制剂
E. 血管紧张素 I 转化酶抑制剂

43. 伊伐布雷定主要用于减慢窦性心律，它属于
A. β 受体阻滞剂
B. α 受体激动剂
C. 窦房结 If 通道抑制剂
D. 选择性钾通道阻滞剂
E. 腺苷 A1 受体激动剂

44. 对阵发性室上性心动过速宜首选
A. 奎尼丁　B. 腺苷

C. 苯妥英钠　　D. 利多卡因

E. 胺碘酮

45. 使用普萘洛尔无效的病症是

A. 室性早搏　　B. 心绞痛

C. 高血压　　D. 甲亢

E. 窦性心动过缓

46. 急性心肌梗死引起的室性心动过速首选药是

A. 利多卡因　　B. 奎尼丁

C. 维拉帕米　　D. 普萘洛尔

E. 地高辛

47. 下列药物中主要抑制肝脏合成胆固醇的是

A. 辛伐他汀　　B. 烟酸

C. 依折麦布　　D. 考来烯胺

E. 吉非罗齐

48. 不是通过影响胆汁，而是抑制胆固醇在肠道吸收的药物是

A. 依折麦布　　B. 洛伐他汀

C. 考来烯胺　　D. 非诺贝特

E. 烟酸

49. 考来烯胺的作用机制是

A. 和肠道胆汁酸结合

B. 抑制 HMG-CoA

C. 扩张血管

D. 抑制血小板聚集

E. 抗氧自由基

【B 型题】

（50 ～ 53 题共用选项）

A. 卡托普利　　B. 可乐定

C. 哌唑嗪　　D. 肼屈嗪

E. 米诺地尔

50. 可用于伴有前列腺肥大的高血压的药物是

51. 可引起红斑狼疮综合征的是

52. 可出现顽固性干咳的是

53. 容易引起下肢末端水肿的是

（54 ～ 57 题共用选项）

A. 卡比多巴　　B. 新斯的明

C. 苯扎贝特　　D. 阿司匹林

E. 洛伐他汀

54. 可抑制前列腺素合成酶的是

55. 可抑制乙酰胆碱酯酶的是

56. 可抑制 HMG-CoA 还原酶的是

57. 可抑制多巴脱羧酶的是

二、填空题

1. 强心苷加强心肌收缩力引发的三方面显著特点是__________、__________、__________。

2. 强心苷的主要不良反应有__________、__________和__________。

3. 地高辛的半衰期是 36h，一天给药一次，每次给 0.25g，经过__________天，药物可以达到稳态血浓度。

4. 变异型心绞痛常选用__________药；缓解心绞痛发作常舌下含服__________。

5. 依洛尤单抗通过抑制 PCSK9，减少__________受体的破坏，发挥降低胆固醇的作用。

三、简答题

1. 硝酸酯类与 β 受体阻滞剂合用治疗心绞痛的意义是什么？

2. 举例说明主要用于降低以胆固醇升高为主的高脂血症的主要药物类别。

3. 强心苷增强心肌收缩力的特点是什么？

4. 说出强心苷类药物中毒的防治措施。

（贾莺燕）

第 6 章
作用于血液和造血系统的药物

学习目标

1. 素质目标　培养学生关爱血液系统疾病患者的意识，树立以人为本的正确理念。

2. 知识目标　掌握肝素、双香豆素、枸橼酸钠的抗凝血作用特点；掌握维生素 K、氨甲苯酸、链激酶的药理作用和临床应用；掌握铁剂、叶酸和维生素 B_{12} 的临床应用。了解其他药物的作用特点。

3. 能力目标　能够根据凝血障碍、贫血类型选择合适的药物。

生理状态下，人体的血液中既存在抗凝机制也存在凝血机制，二者相互制约，维持血液在血管内的流动。当这种平衡被打破的时候，就可能出现凝血或出血性疾病（图 6-1）。

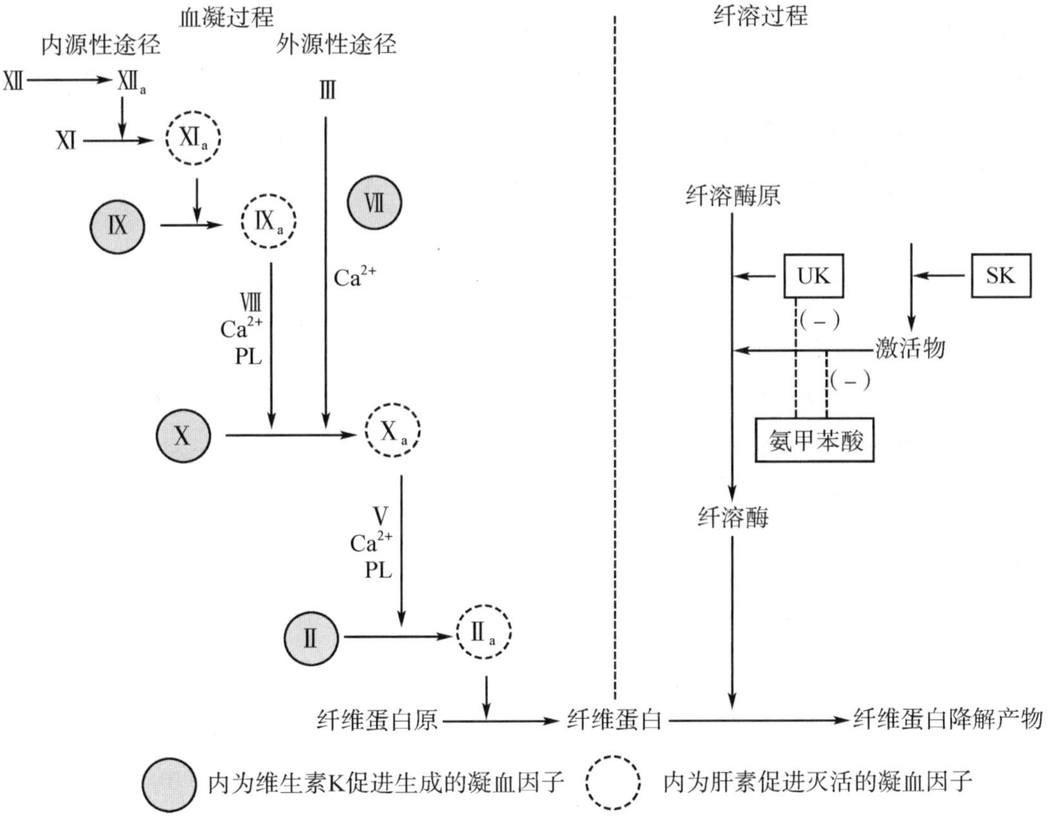

图 6-1　血液凝固 - 纤溶过程

注：实线圈为维生素 K 促进生成的凝血因子；虚线圈内为肝素促进灭活的凝血因子；PL：血小板磷脂；UK：尿激酶；SK：链激酶；⟶激活或促进；（－）：抑制

第 1 节　抗凝血药

抗凝血药是一类通过干扰机体生理性凝血过程而阻止血液凝固的药物，临床主要用于防止血栓形成和阻止已经形成的血栓进一步发展。

案例 6-1

患者，男，58 岁，高血压病史 12 年，因左侧肢体麻木，肌肉无力而就诊，经检查确诊为脑血栓形成。

问题： 1. 为溶栓或防止血栓进一步扩大选择的药物应能影响血液凝固 - 纤溶的哪些环节？

2. 用药时可能有哪些不良反应？

3. 可以用哪些药物缓解高血压？

一、影响凝血过程药

肝素因最初来自肝脏而得名。药用肝素主要是从牛肺或猪小肠黏膜中提取。口服给药无效，皮下注射吸收不规律，肌内注射局部易发生水肿，故常静脉给药。

【药理作用】

1. 抗凝作用　在体内、体外均有抗凝作用，作用迅速、强大，可延长凝血时间。肝素主要通过激活血浆中的生理性抗凝物质抗凝血酶Ⅲ（AT- Ⅲ）来发挥作用。激活后的抗凝血酶Ⅲ能够与凝血酶和凝血因子Ⅻa、Ⅺa、Ⅸa、Ⅹa 相结合，从而使凝血因子失去活性。

2. 抗动脉粥样硬化作用　肝素的抗动脉粥样硬化作用是通过以下几方面实现的：①降血脂：促进脂蛋白酶从组织释放到血浆中，进而水解血中乳糜微粒和极低密度脂蛋白，降低血脂；②保护动脉内皮细胞：低分子量肝素与血管内皮有较高的亲和力，阻止血小板和其他物质与血管内皮黏附，从而保护动脉内皮细胞的功能；③抗平滑肌细胞增殖：此作用在较低浓度时就可存在，与其抗凝活性无关。

【临床应用】

1. 主要用于防治血栓栓塞性疾病　如静脉血栓、肺栓塞、周围动脉血栓栓塞。但对已经形成的血栓无溶解作用。

2. 用于心肌梗死、脑梗死、心血管手术及外周静脉术后血栓的防治。

3. 治疗早期弥散性血管内凝血（DIC）　如脓毒血症、胎盘早期剥离、恶性肿瘤溶解等所致的 DIC。早期应用肝素治疗，可防止因纤维蛋白和凝血因子的消耗而引起继发性出血。

4. 体外抗凝　可用于血液透析、体外循环、心导管检查、心血管手术等；也可用于输血时预防血液凝固或在血液标本制备等体外诊断程序中作为抗凝血药使用。

【不良反应】

1. 出血　每次注射前应测定凝血时间，如注射后引起严重出血，可静脉注射硫酸鱼精蛋白进行急救。

2. 血小板减少症　发生在用药初 5 ～ 9 天，故开始治疗 1 个月内应定期监测血小板计数。

3. 其他　偶有过敏反应，如哮喘、荨麻疹、结膜炎和发热等。长期应用可引起脱发、腹泻、骨质疏松和骨折等。

对肝素过敏、有自发出血倾向、血液凝固迟缓（如血友病、紫癜、血小板减少）、溃疡病、创伤、产后出血者及严重肝功能不全者禁用。

低分子量肝素

低分子量肝素（LMWH）是一种新型抗凝血药物，抗凝血因子Xa 活性强，同时不影响血小板聚集和纤维蛋白原与血小板的结合，在发挥抗栓作用时，出血的可能性较小。

目前临床常用的 LMWH 制剂有依诺肝素、替地肝素、弗希肝素、洛吉肝素、洛莫肝素等，低分子量肝素可用于预防深静脉血栓形成及肺栓塞，治疗已形成的静脉血栓，预防与手术有关的血栓形成，以及在血液透析和体外循环中预防血凝块的形成。

考点　肝素的抗凝特点和不良反应

香豆素类

香豆素类药有华法林、双香豆素、醋硝香豆素等，这类药口服有效，故又称口服抗凝血药。

【药理作用】　拮抗维生素 K 的作用，抑制凝血因子Ⅱ、Ⅶ、Ⅸ、Ⅹ的合成，产生抗凝作用。本类药物对已形成的上述凝血因子无抑制作用，故起效慢，维持时间长，只在体内有效，在体外无抗凝作用。

【临床应用】

1. 用于防治血栓栓塞性疾病，防止血栓形成与发展，如治疗下肢深静脉血栓、闭塞性血栓性静脉炎，降低肺栓塞的发病率和病死率，减少外科大手术、风湿性心脏病、髋关节固定术、人工置换心脏瓣膜手术等的静脉血栓发生率。

2. 心肌梗死的辅助用药，如心房颤动伴肺栓塞的治疗、冠状动脉闭塞的辅助治疗。

【不良反应】

1. 应用过量易致自发性出血，可累及机体的所有脏器，最严重者为颅内出血。轻度出血者减量或停药可以缓解；对中度或重度出血者，应给予维生素 K_1 治疗。同时输注新鲜血、血浆或凝血酶原复合物可以迅速恢复凝血因子的功能。

2. 偶见不良反应有恶心、呕吐、腹泻、瘙痒性皮疹、过敏反应及皮肤坏死。

枸橼酸钠

枸橼酸钠为体外抗凝血药，其酸根与 Ca^{2+} 可形成难解离的可溶性络合物，导致血中

Ca^{2+}浓度降低，故有抗凝作用。仅适用于体外抗凝血，如在袋装血液中加入2.5%枸橼酸钠10ml可使每100ml的血液不凝固。当大量输入或输入过快含有枸橼酸钠的外源性血液时，机体不能及时氧化枸橼酸钠，可引起血钙过低，导致手足抽搐、心功能不全、血压骤降，及时补充钙盐可缓解。同时注意也可能引起高血钾。

考点 香豆素类药物和枸橼酸钠的抗凝机制和临床应用区别

链 接 影响凝血过程药记忆口诀

血栓疾病需抗凝，肝素作用强快灵，抗凝适用体内外，鱼精蛋白拮抗快，

双香豆素仅体内，过量中毒加维K，枸橼酸钠用体外，大量输血防低钙。

二、抗血小板药

抗血小板药是指能抑制血小板黏附、聚集和释放等功能，防止血栓的形成，用于防治心脏或脑缺血性疾病、外周血栓栓塞性疾病的药物。

（一）抑制血小板代谢的药物

血小板膜磷脂在磷脂酶A_2的作用下，被水解生成花生四烯酸。花生四烯酸经环氧合酶作用生成PGG_2、PGH_2，二者在TXA_2合成酶存在时，合成TXA_2。TXA_2是目前最强的缩血管剂和促血小板聚集剂之一，因此，抑制磷脂酶A_2、环氧合酶及TXA_2合成酶的药物，都将直接或间接地减少TXA_2的合成，从而对TXA_2合成过多所引起的疾病有治疗作用。环氧合酶抑制剂是目前常用的一类抗血小板药。解热镇痛抗炎药（如阿司匹林、吲哚美辛、布洛芬等）是一类特异性更强的TXA_2合成酶抑制剂，可减少TXA_2生成。

双嘧达莫

双嘧达莫通过多种机制抑制血小板的聚集和黏附，也可延缓动脉粥样硬化早期的病理过程。

双嘧达莫一般与口服抗凝血药香豆素类药物合用，治疗血栓栓塞性疾病。对人工心脏瓣膜置换术后患者，可抑制血小板在损伤血管内膜和人工瓣膜表面黏附，防止血栓形成。与阿司匹林合用，可延长血栓栓塞性疾病的血小板生存时间，增强阿司匹林的抗血小板聚集作用。

（二）阻碍ADP介导的血小板活化的药物

目前于临床应用的有氯吡格雷和噻氯匹定。抗血小板聚集作用优于阿司匹林。适用于有过近期发作的卒中、心肌梗死和外周动脉疾病的患者，该药可减少动脉粥样硬化事件的发生（如心肌梗死、卒中和血管性死亡）。噻氯匹定最常见的不良反应为腹泻和白细胞减少，应常规定期检查血常规。氯吡格雷的以上不良反应很少，但也可发生血小板减少性紫癜等，虽发生率低，但因其性质严重，使用时应提高警惕。

考点 氯吡格雷的临床应用

三、凝血酶抑制剂

这类药物主要有阿加曲班和水蛭素等，抗凝作用不依赖体内的抗凝血酶Ⅲ。它们的共同不良反应是引起出血和血压下降。

阿加曲班

阿加曲班通过抑制凝血酶的活性，导致纤维蛋白原不被裂解，纤维蛋白凝块不能形成；减少某些凝血因子的活化；还能抑制凝血酶诱导的血小板聚集及分泌作用；最终通过抑制纤维蛋白交联促使纤维蛋白溶解。主要用于发病 48h 内的缺血性脑梗死急性期患者神经症状（运动麻痹）以及日常活动能力（步行、起立、坐位保持、饮食）的改善。

四、纤维蛋白溶解药

纤维蛋白溶解药可使纤溶酶原转变为纤溶酶，纤溶酶能迅速水解纤维蛋白，导致血栓溶解，故又称血栓溶解药，目前有三代药物。第一代主要有链激酶和尿激酶；第二代主要有重组人 TNK 组织型纤溶酶原激活剂、重组人尿激酶原；第三代主要有瑞替普酶等。

链　激　酶

链激酶能与纤溶酶原结合，形成链激酶 - 纤溶酶原复合物，促使纤溶酶原转变成纤溶酶，溶解纤维蛋白。

主要用于治疗血栓栓塞性疾病。静脉注射可治疗动、静脉内新鲜血栓形成和栓塞，如急性肺栓塞和深部静脉血栓等。也可用于心肌梗死早期治疗。

本药应用后易引起出血，注射局部可出现血肿，一般无须治疗。严重出血时，可注射氨甲苯酸对抗。个别患者可引起过敏反应，出现寒战、发热、头痛、血压下降等。

出血性疾病、创伤、消化性溃疡、严重高血压患者禁用。

尿　激　酶

尿激酶可直接激活纤溶酶原使之转变为纤溶酶，发挥溶血栓作用。尿激酶还能抑制 ADP 诱导的血小板聚集。其适应证、不良反应及禁忌证基本和链激酶相同，但过敏反应发生率低。

考点　链激酶和尿激酶的作用特点

重组人 TNK 组织型纤溶酶原激活剂

重组人 TNK 组织型纤溶酶原激活剂是利用基因重组技术合成的药物。其能激活内源性纤溶酶原，使之转变为纤溶酶。溶栓作用较强，对血栓具有选择性，作用快。用于发病 6h 内急性心肌梗死患者的溶栓治疗。阻塞血管再通率比链激酶高，且不良反应少，是一种较好的第二代溶栓药。

第 2 节　促凝血药

促凝血药是用于治疗因凝血因子缺乏、血小板减少或纤溶功能亢进等所致凝血功能障碍的一类药物。有些药物虽然不能直接促进凝血，但因其他机制临床仍广泛用于出血性疾病，如抑酸药用于上消化道出血、生长抑素用于门静脉高压引起的食管静脉出血等。

一、促进凝血因子生成药

主要有维生素 K、凝血酶、凝血酶原复合物、蛇毒血凝酶、硫酸鱼精蛋白等。

维生素 K

植物性食物中主要含维生素 K_1，维生素 K_2 由肠道细菌合成或得自腐败鱼粉，维生素 K_1、维生素 K_2 是脂溶性的，且其吸收有赖于胆汁；维生素 K_3 和维生素 K_4 是人工合成品，是水溶性的，不需胆汁协助吸收。

【药理作用】　维生素 K 的主要作用是作为肝脏微粒体酶的辅酶，参与凝血因子Ⅱ、Ⅶ、Ⅸ、Ⅹ的合成。此外还有解痉、镇痛和参与骨骼代谢的作用。

【临床应用】　维生素 K 缺乏导致的出血。①梗阻性黄疸、胆瘘、慢性腹泻、早产儿及新生儿出血患者等；②应用香豆素类和水杨酸类药物引起的出血者；③预防长期应用广谱抗菌药物继发性维生素 K 缺乏症。但对先天性或严重肝病所致的低凝血酶原血症无效。

【不良反应】

1. 维生素 K_1 偶见过敏反应。静脉注射过快，可引起面部潮红、出汗、支气管痉挛、心动过速、低血压等。肌内注射可引起局部红肿和疼痛。

2. 维生素 K_3、维生素 K_4 常致胃肠道反应，引起恶心、呕吐等。

3. 较大剂量维生素 K 可致新生儿、早产儿溶血性贫血，高胆红素血症及黄疸。对红细胞缺乏葡萄糖 -6- 磷酸脱氢酶的患者也可诱发急性溶血性贫血。

考点　维生素 K 的临床应用

二、抗纤维蛋白溶解药

氨甲苯酸

氨甲苯酸、氨甲环酸可竞争性抑制纤溶酶原激活因子，抑制纤溶酶原转变为纤溶酶；高浓度氨甲苯酸直接抑制纤溶酶的活性，从而保护纤维蛋白不被降解。

【临床应用】　主要用于纤维蛋白溶解亢进引起的出血，如产后出血，肝、肺、胰、卵巢、前列腺、甲状腺等富含纤溶酶原激活物的脏器手术后的出血；还可用于溶栓药链激酶、尿激酶过量引起的出血。氨甲环酸比氨甲苯酸止血效果强，临床常用。

【不良反应】　过量可促进血栓形成，甚至诱发心肌梗死，故对有血栓形成倾向或有血栓栓塞性疾病病史者慎用或禁用。肾功能不良者慎用。

抑　肽　酶

抑肽酶是一种广谱蛋白酶抑制剂，对各种激肽释放酶、胰蛋白酶、糜蛋白酶、纤溶酶和凝血酶等均有抑制作用。主要用于：①治疗和预防各种纤维蛋白溶解所引起的急性出血。②抑制血管扩张、血管通透性增加所引起的血压下降或休克状态。③各型胰腺炎的预防和治疗。④腹腔疾病或手术引起的腹腔粘连。

不良反应：偶有恶心、呕吐、腹泻等，极少数患者有血清肌酐一过性增高及过敏反应和类过敏反应发生。

三、血管收缩药

垂体后叶激素

垂体后叶激素对平滑肌具有强烈收缩作用，尤其对血管及子宫平滑肌作用更强，根据剂量不同，该激素可引起子宫从节律收缩至强直收缩的变化。对于肠道及膀胱亦能增加张力而使其收缩。此外，垂体后叶激素尚能抑制排尿。口服易被破坏，常静脉给药。本品主要用于肺、支气管出血（如咯血）及消化道出血（呕血、便血），并适用产科催产及产后收缩子宫、止血等；还可对抗腹腔手术后肠道麻痹、尿崩症。静脉注射过快可引起面色苍白、胸闷、心悸、恶心和过敏反应等，应检测血压，注意引起血压骤升。

酚磺乙胺

酚磺乙胺通过收缩血管，降低毛细血管的通透性，增强血小板的作用，而起到止血作用。用于防治外科手术出血过多和血管因素引起的出血、胃肠道出血、牙龈出血、鼻黏膜出血等，不良反应轻，偶可出现暂时性血压下降。

四、其　他　类

生长抑素

生长抑制是人体能够分泌的激素，在中枢和外周神经系统、胃肠道和胰脏等有广泛分布。

【药理作用】

1. 可以抑制生长激素、促甲状腺激素、胰岛素、胰高血糖素的分泌。

2. 可以抑制胃酸分泌，抑制胃蛋白酶、胃泌素的释放。

3. 可以显著减少内脏血流，降低门静脉压力，降低侧支循环的血流和压力，减少肝脏血流量。

4. 可减少胰腺的内外分泌，以及胃、小肠和胆囊的分泌，降低相关酶活性，对胰腺细胞有保护作用。

5. 可影响胃肠道吸收和营养功能。

【临床应用】

1. 适用于肝硬化、门静脉高压所致的食管静脉出血。

2. 消化性溃疡、应激性溃疡、糜烂性胃炎所致的上消化道出血。

3. 预防和治疗急性胰腺炎及其并发症；胰、胆、肠瘘的辅助治疗。

4. 其他：肢端肥大症、胃泌素瘤、胰岛素瘤及血管活性肠肽瘤。

【不良反应】 少数患者出现眩晕、耳鸣、脸红等症状。

同类药物奥曲肽是人工合成的天然生长抑素的八肽衍生物，其药理作用与生长抑素相似，但作用持续时间更长。

链 接 非曲张静脉上消化道出血为何使用抑制胃酸分泌药物

除食管胃底静脉曲张破裂出血之外的其他病因引起的上消化道大出血，习惯上又称为非曲张静脉上消化道大出血，其中以消化性溃疡所致出血最为常见。通常选用胃酸分泌抑制药奥美拉唑等止血。原因是血小板聚集及血浆凝血功能所诱导的止血作用需在 pH ＞ 6.0 时才能有效发挥，而且新形成的凝血块在 pH ＜ 5.0 的胃液中会被迅速破坏。因此，抑制胃酸分泌，提高胃内 pH 能发挥止血作用。

第 3 节 抗贫血药

案例 6-2

患者，女，12 岁。长期挑食，面色发黄，近 2 个月来出现面色苍白、头晕、全身乏力、反应较迟钝、注意力不集中，反复引起口角炎，诊断为缺铁性贫血。医嘱予以口服硫酸亚铁治疗。

问题：1. 这位患者出现缺铁性贫血的原因是什么？

2. 应怎样针对上述患者存在问题给予正确的生活和用药指导？

贫血是指循环血液中红细胞数量或血红蛋白含量低于正常。临床常见的贫血有三种（表 6-1）。

表 6-1 临床贫血分类及药物的选用

临床贫血分类	细胞形态学表现	可选用的药物
缺铁性贫血	小细胞低色素性	铁剂
巨幼红细胞贫血	大细胞性	叶酸和（或）维生素 B_{12}
再生障碍性贫血	正细胞性	抗胸腺细胞球蛋白、雄激素

铁 制 剂

常用的口服铁制剂有硫酸亚铁、枸橼酸铁铵、富马酸亚铁。注射铁剂有右旋糖酐铁和山梨醇铁。临床以硫酸亚铁制剂常用。

【药理作用】 铁是红细胞成熟期合成血红蛋白的原料。机体对铁的需要量可因不同年龄和生理状态而有所差别。生长发育期的婴儿、儿童、青少年和孕妇，铁的需要量将相对或绝对地增加，造成机体铁缺乏而致血红蛋白的合成障碍引起贫血。

【体内过程】 铁主要在十二指肠和空肠上段以 Fe^{2+} 的形式被吸收。食物中的铁制剂均为高价铁（Fe^{3+}）或有机铁，胃酸、食物中果糖、半胱氨酸和维生素 C 等可将其还原为二价铁（Fe^{2+}）而促进吸收。胃酸缺乏，服用抗酸药、高钙及四环素类药物等均可妨碍铁的吸收。

【临床应用】 主要用于治疗缺铁性贫血。尤其对慢性失血（如月经过多、子宫肌瘤、痔疮出血等）、营养不良、儿童生长发育、妊娠等所引起的贫血疗效较好，用药后一般症状迅速改善，血红蛋白含量经 4 ～ 8 周接近正常。是否有效判断：口服铁剂 5 天后网织红细胞数量增加，1 周后血红蛋白含量开始回升，约 1 个月应接近正常。

【不良反应】

1. 胃肠道反应　消化道症状如恶心、呕吐、上腹部不适、腹泻、便秘等，饭后服用可减轻。还会导致黑便，应事先告知患者。

2. 过敏反应　注射用铁剂可引起局部刺激及皮肤潮红、发热、荨麻疹等过敏反应。严重者可发生心悸、血压下降等。

3. 毒性反应　小儿误服铁剂 1g 以上可发生急性中毒，表现为急性循环衰竭、休克、胃黏膜凝固性坏死。可应用去铁胺灌胃或肌内注射以结合残存的铁进行急救。

考点　常用铁制剂及其临床应用

叶　　酸

人体必须从食物中获得叶酸。叶酸缺乏可引起巨幼红细胞贫血。

【药理作用】 叶酸缺乏引起的巨幼红细胞贫血比缺乏维生素 B_{12} 引起的巨幼红细胞贫血多见。需要量增加，如妊娠期、婴儿期及溶血性贫血；营养不良、偏食、饮酒；吸收不良、胃和小肠切除、胃肠功能紊乱等都可引起叶酸缺乏。此外使用叶酸对抗药如苯妥英钠、甲氨蝶呤、甲氧苄啶等可造成叶酸代谢障碍，也可造成叶酸利用障碍。叶酸与高血压和胎儿神经发育也密切相关。

【临床应用】

1. 一般的巨幼红细胞贫血　同时配合使用维生素 B_{12}。

2. 叶酸对抗药引起的巨幼红细胞贫血　此时体内并不缺乏叶酸，而是叶酸不能转化为四氢叶酸，故需使用四氢叶酸制剂亚叶酸钙治疗。

3. 恶性贫血　是维生素 B_{12} 吸收障碍引起的一种巨幼红细胞贫血，叶酸仅能纠正异常血常规，而不能改善神经损害症状。故治疗时应以注射维生素 B_{12} 为主，补充叶酸为辅。

4. 妊娠期、哺乳期妇女预防给药，预防胎儿神经管畸形。

5. 同型半胱氨酸水平升高的高血压的辅助治疗。

链 接 叶酸与胎儿畸形

叶酸对孕妇非常重要。如在怀孕前3个月内缺乏叶酸，可导致胎儿神经管发育缺陷，增加裂脑儿、无脑儿的发生率。孕妇经常补充叶酸，还可防止新生儿体重过轻、早产以及婴儿唇腭裂等先天性畸形的发生。经产妇再次怀孕时，也应从孕前开始服用叶酸增补剂，以预防神经管畸形的发生。

维生素 B_{12}

维生素 B_{12} 是一类含钴的水溶性B族维生素。主要来源于动物性食品，如肝、肾、心脏及乳类、蛋类。维生素 B_{12} 的吸收有赖于胃壁细胞分泌的内因子。当某些疾病如胃癌、萎缩性胃炎使内因子分泌减少时，可引起恶性贫血，此时应注射给药。

【药理作用】 维生素 B_{12} 可促进红细胞成熟和叶酸的循环利用，并参与神经髓鞘磷脂的合成，缺乏维生素 B_{12} 时，可出现相应的神经症状。叶酸和维生素 B_{12} 可互相纠正血常规异常，但出现神经症状时，必须用维生素 B_{12} 进行治疗。

【临床应用】 主要用于恶性贫血和其他巨幼红细胞贫血，也可用于神经系统疾病（如神经炎、神经萎缩等）、再生障碍性贫血等的辅助治疗。

维生素 B_{12} 偶发过敏反应，严重的可致过敏性休克。

重组人促红细胞生成素

在正常生理状态下，人体内源性促红细胞生成素主要由肾脏产生，且其分泌量可根据组织氧合水平的变化进行调节。促红细胞生成素是刺激红细胞生成的一种糖蛋白，有与内源性促红细胞生成素相同的生物活性，能促进和调节骨髓红细胞的生成。临床主要用于治疗肾衰竭需进行血液透析的贫血患者，也可用于治疗慢性肾病引起的贫血、肿瘤化疗和艾滋病药物治疗所致的贫血等。

不良反应：①用药初期可出现头痛、低热、乏力等，个别患者可出现肌痛、关节痛等，绝大多数不良反应经对症处理后可以好转；②过敏反应：极少数患者用药后可能出现皮疹等过敏反应，甚至出现过敏性休克。③心脑血管系统：血压升高，可因高血压脑病而引起头痛、意识障碍、痉挛，甚至可引起脑出血。

考点 叶酸和维生素 B_{12} 的临床应用

第4节 血容量扩充药

大量失血或失血浆（如烧伤）可引起血容量降低，导致休克。迅速补足以至扩充血容量是抗休克的基本疗法。除全血和血浆外，也可应用人工合成的血容量扩充剂。对血容量扩充剂的基本要求是能维持血液胶体渗透压；排泄较慢；无毒、无抗原性。现用制剂包括不同分子量的右旋糖酐、淀粉代血浆、聚烯吡酮、氧化聚明胶等，以右旋糖酐常用。

右旋糖酐

右旋糖酐为高分子化合物，是葡萄糖的聚合物。临床上常用的有中分子量、低分子量及小分子量右旋糖酐，分别称为右旋糖酐 70、右旋糖酐 40、右旋糖酐 10。

【药理作用及临床应用】

1. 扩充血容量　静脉滴注后可通过提高血浆胶体渗透压而扩充血容量。作用强度与维持时间根据分子量由大到小而逐渐降低。因此，用于低血容量性休克时选用中分子右旋糖酐。

2. 抗血栓作用　低分子和小分子右旋糖酐，能改善微循环，预防或消除血管内红细胞聚集和血栓形成等，用于各种休克所致的微循环障碍、弥散性血管内凝血、心绞痛、急性心肌梗死及其他周围血管疾病等。

3. 渗透性利尿作用　低分子和小分子右旋糖酐因分子量较小，易自肾脏排出，渗透性利尿作用强。

【不良反应】

1. 少数患者用药后可出现皮肤瘙痒、荨麻疹、红色丘疹等皮肤过敏反应。极少发生过敏性休克，多在首次输入低分子右旋糖酐数滴至数毫升时出现胸闷、面色苍白、血压下降甚至休克，首次用药时应密切观察 5 ～ 10min，出现症状立即停药。

2. 偶见发热。在多次用药或长期用药停药后，可出现周期性高热或持续性低热，少数尚可见淋巴结肿大、关节疼痛。

3. 用量过大可致出血，如鼻出血、齿龈出血、皮肤黏膜出血、创面渗血、血尿、经血增多等。

心功能不全、肺水肿及肾功能不佳者慎用。

自　测　题

一、选择题

【A 型题】

1. 有利于铁剂吸收的物质是
   A. 维生素 C　B. 牛奶
   C. 茶　D. 咖啡
   E. 氢氧化铝
2. 治疗缺铁性贫血的患者可服用
   A. 叶酸　B. 维生素 B_{12}
   C. 硫酸亚铁　D. 华法林
   E. 肝素
3. 口服铁剂的主要不良反应是
   A. 直立性低血压　B. 休克
   C. 胃肠道刺激　D. 过敏
   E. 出血
4. 叶酸主要用于治疗
   A. 缺铁性贫血　B. 巨幼红细胞贫血
   C. 再生障碍性贫血　D. 脑出血
   E. 心绞痛
5. 治疗叶酸对抗药所致巨幼红细胞贫血可选用
   A. 叶酸　B. 维生素 B_{12}
   C. 铁剂　D. 亚叶酸钙
   E. 尿激酶

6. 关于硫酸亚铁的说法不正确的是
A. 餐前服药可减轻胃肠道副作用
B. 可使粪便染成黑色
C. 注射铁剂可导致过敏反应
D. 四环素可影响其吸收
E. 口服可引起恶心、呕吐

7. 维生素 K 属于
A. 抗凝血药　B. 促凝血药
C. 抗高血压药　D. 纤维蛋白溶解药
E. 血容量扩充药

8. 香豆素类过量引起的出血有效的对抗药是
A. 肝素　B. 枸橼酸钠
C. 维生素 K　D. 尿激酶
E. 维生素 B_{12}

9. 氨甲环酸的作用机制是
A. 竞争性阻止纤维蛋白溶解酶
B. 促进血小板聚集
C. 促进凝血酶原合成
D. 抑制二氢叶酸合成酶
E. 减少血栓素的生成

10. 维生素 K 的作用机制是
A 抑制抗凝血酶Ⅲ
B. 促进血小板聚集
C. 抑制纤溶酶
D. 作为羧化酶的辅酶参与凝血因子的合成
E. 竞争性对抗纤溶酶原激活因子

11. 肝素过量引起的自发性出血可选用的对抗药物是
A. 右旋糖酐　B. 阿司匹林
C. 鱼精蛋白　D. 垂体后叶激素
E. 维生素 K

12. 下列对于肝素的叙述错误的是
A. 可用于体内抗凝
B. 不能用于体外抗凝
C. 为带正电荷的大分子物质
D. 可静脉注射
E. 口服无效

13. 肝素在临床上不能用于治疗
A. 心肌梗死
B. 肺栓塞
C. 弥散性血管内凝血的高凝期
D. 脑出血
E. 脑梗死

14. 充血性心力衰竭或严重的呼吸系统疾病需要卧床的患者预防静脉血栓栓塞性疾病，常使用
A. 链激酶
B. 阿司匹林
C. 重组人 TNK 组织型纤溶酶原激活剂
D. 低分子肝素
E. 链激酶

15. 体内体外均有抗凝作用的药物是
A. 尿激酶　B. 华法林
C. 肝素　D. 阿司匹林
E. 枸橼酸钠

16. 输入血库袋装血液过快、过多引起的心肌收缩乏力、抽搐应迅速补充
A. 地高辛　B. 氯化钾
C. 钙剂　D. 地西泮
E. 硝酸甘油

17. 不属于收缩血管发挥止血作用的药物是
A. 去甲肾上腺素　B. 肾上腺素
C. 垂体后叶激素　D. 酚磺乙胺
E. 维生素 K

18. 阿司匹林、华法林引起的出血倾向常用的对抗药是
A. 鱼精蛋白　B. 维生素 K
C. 钙剂　D. 氨甲苯酸
E. 抑肽酶

【B 型题】

（19 ～ 23 题共用选项）
A. 维生素 K　B. 肝素
C. 叶酸　D. 垂体后叶激素
E. 链激酶

19. 体外循环应选用
20. 新生儿出血应选用

21. 急性肺栓塞应选用

22. 上消化道出血应选用

23. 巨幼红细胞贫血应选用

二、填空题

1. 氨甲苯酸主要用于 ___________ 酶活性亢进引起的出血。

2. 去甲肾上腺素口服可治疗 ___________。

3. 氯吡格雷是抑制 ___________ 聚集的药物。

4. 使用肝素引起的出血倾向可用 ________ 对抗；使用链激酶引起的出血倾向可用 __________ 对抗；使用阿司匹林引起的出血倾向可用 ___________ 对抗。

5. 判断铁剂是否有效主要要在用药 1 周左右检查 ___________ 和血红蛋白水平。

6. 可以抑制生长激素、促甲状腺激素、胰岛素、胰高血糖素、胃酸等分泌，明显降低门静脉压力，用于肝硬化门静脉高压所致的食管静脉出血的药物是 ___________。

（陈　强）

第 7 章 抗过敏药

学习目标

1. 素质目标　培养学生具备关爱过敏性疾病患者的意识，积极认真开展岗位服务的职业素养。

2. 知识目标　掌握 H_1 受体阻滞剂的临床应用和不良反应；熟悉 H_1、H_2 受体的作用；了解其他抗过敏药物的作用特点。

3. 能力目标　能解释抗感冒复方制剂中含有 H_1 受体阻断药的意义。

变态反应涉及的范围较广，目前对各型变态反应性疾病尚无专一有效的药物。因此，对变态反应的治疗原则主要是纠正免疫失调和抑制变态反应引起的炎症反应。临床上常用的抗变态反应药物主要分为：抗组胺药、白三烯受体阻滞剂、过敏反应介质阻滞剂（肥大细胞膜稳定剂）、糖皮质激素、钙剂等。

第 1 节　组胺和抗组胺药

组胺是最早发现的广泛存在于人体各组织中的自体活性物质，以皮肤结缔组织、肠黏膜及肺中含量较高。组织中的组胺主要与蛋白质、肝素结合，以复合物的形式贮存于肥大细胞及嗜碱性粒细胞中。化学或物理等许多因素能促使肥大细胞脱颗粒，导致组胺释放，产生强大的生物学效应。组胺首先和靶细胞上的特异性组胺受体结合，从而产生药理效应。目前，根据受体对特异性激动剂与阻滞剂的反应不同，可将组胺受体分为 H_1、H_2、H_3、H_4 等受体，本节主要介绍 H_1 和 H_2 受体（表 7-1）。

表 7-1　组胺受体分布及效应表

受体类型	所在组织	效应	阻滞剂
H_1	支气管、胃肠及子宫等平滑肌	收缩，引起支气管哮喘、腹痛等	苯海拉明、异丙嗪、氯苯那敏等
	皮肤血管	扩张，出现红斑、风团、水肿	
	心房，房室结	收缩增强，传导减慢	
	痛觉感受器	瘙痒	
H_2	胃壁细胞	胃酸分泌增加	西咪替丁、法莫替丁、雷尼替丁
	血管	扩张，血压下降	
	心室，窦房结	收缩加强，心率加快	

抗组胺药又称组胺拮抗药，是指能在组胺受体水平竞争性阻断组胺作用的药物。根

据其对组胺受体的选择性不同，可分为 H_1 受体阻滞剂、H_2 受体阻滞剂，这里主要介绍 H_1 受体阻滞剂。

H_1 受体阻滞剂，目前已经发展至第三代，常用 H_1 受体阻滞剂作用特点见表 7-2。临床可用于过敏性皮肤病如荨麻疹、湿疹、特应性皮炎，呼吸道过敏性疾病如过敏性鼻炎、过敏性哮喘及过敏性结膜炎等。

【药理作用】

1. 抗组胺 H_1 受体效应　H_1 受体被激动后可使胃、肠、气管和支气管平滑肌收缩；通过释放血管内皮松弛因子和 PGI_2 使小血管扩张，通透性增高。H_1 受体阻滞剂可阻断这些作用。对组胺引起的血管扩张和血压下降，H_1 受体阻滞剂仅有部分阻断作用，对组胺所致的胃酸分泌增多无效。

2. 中枢作用　治疗量 H_1 受体阻滞剂对中枢有抑制作用，可产生镇静和嗜睡效应。以苯海拉明、异丙嗪和氯苯那敏作用较强，其中枢抑制作用可能与阻断中枢 H_1 受体有关。它们还有抗晕、镇吐作用，可能与其中枢抗胆碱作用有关。第二代和第三代不易透过血脑屏障，中枢作用较弱。

3. 其他作用　第一代 H_1 受体阻滞剂有抗胆碱作用。第二代和第三代 H_1 受体阻滞剂无抗胆碱作用。各种 H_1 受体阻滞剂的特点见表 7-2。

表 7-2　常用 H_1 受体阻滞剂作用特点

分类	第一代	第二代	第三代
代表药物	苯海拉明、异丙嗪、氯苯那敏、赛庚啶	氯雷他定、西替利嗪、特非那定	地氯雷他定、左西替利嗪、非索非那定
作用特点	半衰期短，需多次给药，用药量较大；多数能透过，引起中枢抑制；部分品种有抗胆碱和 α 受体阻断作用	多数为长效制剂；有抗炎作用；中枢抑制作用不明显；无抗胆碱作用	较第二代抗组胺药抗过敏和抗炎作用增强；无抗胆碱作用，不易透过血脑屏障
临床应用	主要用于荨麻疹、过敏性皮炎、过敏性鼻炎；消除或减轻普通感冒患者的打喷嚏、咳嗽和流涕等症状	适用于慢性荨麻疹及驾驶员等特殊职业的患者	主要用于季节性过敏性鼻炎、过敏性哮喘和慢性特发性荨麻疹引起的症状

【临床应用】

1. 变态反应性疾病　本类药物对因组胺释放而引起的荨麻疹、枯草热、花粉症、过敏性鼻炎和血管神经性水肿等皮肤黏膜变态反应性疾病效果较好；对昆虫咬伤引起的皮肤瘙痒和水肿也有良效；对药疹和接触性皮炎有止痒效果。本类药物对支气管哮喘患者几乎无效，原因在于引起哮喘的活性物质种类复杂，本类药物无对抗其他活性物质的作用。本类药物对过敏性休克也无效。不同代的 H_1 受体阻滞剂联合应用，可增强抗过敏疗效，此外，H_1 受体阻滞剂和 H_2 受体阻滞剂的联合应用，也是一种有效对抗严重变态反应的治疗方案。

2. 晕动病及呕吐　苯海拉明、异丙嗪等对晕动病、妊娠呕吐以及放射病呕吐有止吐作用。在预防晕动病方面，应在乘车、乘船前 15 ～ 30min 服用。

【不良反应】 常见镇静、嗜睡和乏力等中枢抑制现象，故服药期间应避免驾驶车、开船和高空作业。少数患者则有烦躁不安表现。此外尚有消化道反应及头痛和口干等表现。过量服用抗胆碱作用较强的苯海拉明、氯苯那敏等可出现排尿困难、尿痛等症状。局部外敷可致皮肤过敏。特非那定大剂量或长期应用，心电监测可出现 Q-T 间期延长，甚至出现室性心动过速。

考点 H_1 受体阻滞剂的临床应用和主要不良反应

第 2 节 其他抗过敏药

一、白三烯受体阻滞剂

白三烯是花生四烯酸经 5- 脂氧合酶途径代谢产生的一组炎性介质。它对人体支气管平滑肌的收缩作用较组胺、血小板活化因子强，并且可刺激黏液分泌，增加血管通透性，促进黏膜水肿形成。常用药物有孟鲁司特和普仑司特等。

本类药物可用于成人支气管哮喘的预防和长期治疗，包括预防白天和夜间的哮喘症状，但对已经发作的支气管哮喘疗效差；还可治疗对阿司匹林敏感的哮喘患者，以及预防运动诱发的支气管收缩；另外，还可减轻成人季节性过敏性鼻炎引起的症状。孟鲁司特可用于儿童哮喘的治疗。其中，孟鲁司特咀嚼片适用于 2 ～ 14 岁儿童，孟鲁司特颗粒剂可用于 1 ～ 2 岁儿童。

本类药物不良反应轻，使用后可出现嗳气、呕吐、腹痛、胃部不适、腹泻、便秘等消化道症状；出现皮疹、瘙痒等过敏反应时，应停药并做适当处置。

二、过敏反应介质阻滞剂

过敏反应介质阻滞剂（肥大细胞膜稳定剂）通过抑制细胞内环磷酸腺苷磷酸二酯酶，致使细胞内环磷腺苷的浓度增加，阻止 Ca^{2+} 转运入肥大细胞内，稳定肥大细胞膜，阻止肥大细胞脱颗粒，抑制组胺、5- 羟色胺和白三烯等多种炎症介质的释放，从而发挥抗过敏作用。常用药物有色甘酸钠、曲尼司特和酮替芬等。酮替芬尚有阻断 H_1 受体的作用。

本类药物主要用于预防支气管哮喘，对已经发作哮喘无效；也可用于过敏性鼻炎和过敏性结膜炎。

不良反应：经鼻给药可引起鼻腔干燥；经眼给药有刺痛感和过敏反应（如眼睑炎）；气雾剂可引起刺激性咳嗽，甚至诱发支气管痉挛，与少量异丙肾上腺素合用可以预防。

三、糖皮质激素

糖皮质激素主要用于各种严重过敏性疾病，如严重支气管哮喘、血小板减少性紫癜、粒细胞减少症、剥脱性皮炎、神经性皮炎、湿疹等。详见第 12 章激素类药物。

四、钙　　剂

常用钙剂有葡萄糖酸钙、氯化钙、果糖酸钙、乳酸钙等。

Ca^{2+} 能增加毛细血管的致密性，降低血管的通透性，减少血浆渗出，从而缓解过敏症状。因此，钙剂可用于荨麻疹、湿疹、血清病、血管神经性水肿、接触性皮炎、皮肤瘙痒等的辅助治疗。

葡萄糖酸钙因对组织的刺激性较小故多被临床使用。氯化钙静脉注射漏出血管外可引起组织坏死，因此，禁止采用肌内注射给药。钙剂具有心脏兴奋作用，注射过快可致心律失常，静脉注射时可引起全身出现发热感。

自　测　题

一、选择题

【A 型题】

1. 下列不能用于过敏性疾病的药物是
   A. 氯苯那敏　B. 葡萄糖酸钙
   C. 色甘酸钠　D. 卡马西平
   E. 孟鲁司特
2. 不属于 H_1 受体阻滞剂的是
   A. 苯海拉明　B. 特非那定　C. 异丙嗪
   D. 氯苯那敏　E. 法莫替丁
3. 属于 H_2 受体阻滞剂是
   A. 阿司咪唑　B. 氯雷他定　C. 苯海拉明
   D. 特非那定　E. 西咪替丁
4. 抗感冒复方制剂中常加用的第一代 H_1 受体阻断药是
   A. 氯苯那敏　B. 氯雷他定
   C. 特非那定　D. 地氯雷他定
   E. 非索非那定
5. 下列药物可用于人工冬眠的是
   A. 异丙嗪　B. 苯海拉明　C. 氯苯那敏
   D. 特非那定　E. 氯雷他定
6. H_1 受体阻滞剂的主要用途是治疗
   A. 过敏性休克　B. 支气管哮喘
   C. 消化性溃疡　D. 失眠
   E. 荨麻疹、过敏性鼻炎等皮肤黏膜变态反应
7. H_1、H_2 受体激动后均可引起
   A. 肠蠕动增强　B. 血管扩张
   C. 心率减慢　D. 支气管平滑肌收缩
   E. 胃酸分泌减少
8. 第一代 H_1 受体阻滞剂最常见的不良反应是
   A. 烦躁、失眠　B. 镇静、嗜睡
   C. 消化道反应　D. 药物致畸
   E. 变态反应
9. 组胺收缩支气管平滑肌主要是
   A. 激动 H_1 受体　B. 激动 H_2 受体
   C. 阻断 H_3 受体　D. 阻断 H_1 受体
   E. 阻断 H_2 受体
10. 白三烯受体阻滞剂是
    A. 西咪替丁　B. 孟鲁司特
    C. 法莫替丁　D. 特非那定
    E. 雷尼替丁
11. 下列药物无中枢抑制作用的是
    A. 苯海拉明　B. 异丙嗪　C. 特非那定
    D. 地西泮　E. 氯苯那敏
12. 下列不属于组胺受体拮抗药的是
    A. 氯苯那敏　B. 氯吡格雷
    C. 氯雷他定　D. 西咪替丁
    E. 特非那定

二、问答题

H_1 受体阻滞剂的临床应用及常见的不良反应有哪些？

（蒋蔡滨）

第 8 章 作用于呼吸系统的药物

学习目标

1. 素质目标　通过呼吸系统疾病主要症状咳、痰、喘的联系，利用整体观分析作用于呼吸系统的药物的药理作用和不良反应。

2. 知识目标　掌握平喘药的分类和各类药代表药的作用特点；熟悉镇咳药、祛痰药各代表药的药理作用和临床应用，了解呼吸兴奋药的临床应用。

3. 能力目标　充分认识呼吸系统疾病症状的内部联系，能够为呼吸系统简单疾病进行用药指导。

呼吸系统疾病是一种常见病、多发病，主要病变在气管、支气管、肺部及胸腔，病变轻者多咳嗽、胸痛、呼吸受影响，重者呼吸困难、缺氧，甚至发生呼吸衰竭而致死。呼吸系统疾病主要症状表现为咳、痰、喘，多数同时伴有感染症状。

第 1 节　平　喘　药

案例 8-1

患者，女，37 岁，商店营业员，支气管哮喘病史 10 年，近 3 年症状逐渐加重。

问题： 1. 哪些药物能改善患者症状？

2. 如何对患者进行用药指导？

支气管哮喘是临床上常见的慢性呼吸系统疾病，发病机制十分复杂，其基本的病理改变是炎细胞浸润、炎症介质释放、支气管黏膜充血水肿、支气管平滑肌痉挛收缩，从而引起呼吸困难。临床常用的平喘药可根据药物作用方式进行分类（表 8-1）。

表 8-1　平喘药分类及常用药物

类别		主要药物
支气管扩张药	β_2 受体激动剂	沙丁胺醇
	茶碱类	氨茶碱
	吸入性抗胆碱药	异丙托溴铵
抗炎平喘药	糖皮质激素类	倍氯米松、布地奈德
抗过敏平喘药	肥大细胞膜阻滞剂	色甘酸钠、曲尼司特
	白三烯受体阻滞剂	孟鲁司特

一、支气管扩张药

支气管扩张药是常用的平喘药，目前主要有三类，即 β_2 受体激动剂、茶碱类和吸入性抗胆碱药。

（一）β_2 受体激动剂

β_2 受体激动剂通过激动支气管平滑肌细胞膜上的 β_2 受体，产生松弛支气管平滑肌的作用。非选择性 β 受体激动剂，平喘作用强大，但可引起严重的心脏不良反应。

β_2 受体激动剂主要包括短效的沙丁胺醇、左旋沙丁胺醇和特布他林等，长效的福莫特罗、克伦特罗和沙美特罗等。这类药物对 β_2 受体有强大的兴奋性，对 β_1 受体的亲和力低，常规剂量口服或吸入给药时很少产生心血管反应。

主要用于支气管哮喘、喘息性支气管炎及伴有支气管痉挛的呼吸道疾病。本类药不能有效抑制炎症反应，只能控制症状，常需配合其他有效治疗措施。雾化吸入使用的短效的 β_2 受体激动剂是哮喘急性期首选药物，平稳期可用长效 β_2 受体激动剂。

其主要不良反应为头痛、头晕、心悸、手指震颤等，停药或坚持用药一段时间后症状可消失。药物用量过大可引起严重的心律失常，甚至发生猝死。本类药物久用可产生耐受性。高血压、冠心病、甲亢患者慎用。

考点 β_2 受体激动剂的平喘特点

（二）茶碱类

氨 茶 碱

【药理作用】

1. 平喘作用　平喘机制复杂，主要通过：①抑制磷酸二酯酶（PDE），使 cAMP 的分解减少，舒张支气管平滑肌；②氨茶碱是嘌呤受体阻滞剂，能对抗腺嘌呤等对呼吸道的收缩作用；③促进内源性肾上腺素与去甲肾上腺素释放；④能增强膈肌收缩力，尤其在膈肌收缩无力时作用更显著，因此有益于改善呼吸功能。

2. 兴奋心脏　可用于心功能不全和心源性哮喘。

3. 利尿作用　用于心源性水肿的辅助治疗。

4. 其他　舒张胆管平滑肌，舒张冠状动脉和外周血管。

【临床应用】

1. 缓解支气管哮喘、慢性喘息性支气管炎、慢性阻塞性肺疾病等的喘息症状。静脉给药可控制哮喘急性发作。

2. 可用于治疗心功能不全和心源性哮喘，但通常不作首选。

【不良反应】　安全范围小，应严格控制剂量，及时调整剂量。不良反应的发生率与其血药浓度密切相关，血药浓度超过治疗水平（$>20mg/L$）时，易发生不良反应，应用时最好进行血药浓度监测。

1. 胃肠道反应　口服时多见。消化性溃疡患者慎用。

2. 中枢兴奋　可用镇静剂对抗。

3. 心血管系统反应　氨茶碱用量过大或静脉注射速度过快，可引起心悸、血压骤降、心律失常，严重者可出现室性心动过速、惊厥甚至心搏骤停。注射应用时，用 25% ～ 50% 葡萄糖溶液 20 ～ 40ml 稀释后缓慢静脉注射。严重心脏病、高血压、严重肺源性心脏病、甲亢患者应慎用。

考点 氨茶碱的药理作用和临床应用

（三）吸入性抗胆碱药

常用药物包括短效的异丙托溴铵和长效的噻托溴铵。

异丙托溴铵雾化吸入时可在局部发挥平滑肌舒张作用，并无阿托品样的全身性不良反应，对控制哮喘急性发作的疗效一般不如肾上腺素受体激动剂。

本类药物主要用于防治支气管哮喘和喘息性慢性支气管炎，对气道平滑肌有一定的选择作用；单独或与硫酸沙丁胺醇联合应用均可奏效，比短效 β_2 受体激动剂起效慢，对 β_2 受体激动剂耐受的患者有效，对老年性哮喘尤为适用。

二、抗炎平喘药

哮喘的主要病理机制是呼吸道炎症。糖皮质激素具有强大的抗炎作用，现已成为治疗哮喘的重要药物。临床常用的吸入性抗炎平喘药有倍氯米松、布地奈德等。全身用药可使用甲泼尼龙、氢化可的松等，可缓解急性哮喘。

本类药物全身应用的适应证限于：①哮喘危急发作且经气雾吸入治疗或注射 β 受体激动剂合用静脉注射氨茶碱后，疗效不明显者；②慢性哮喘应用其他平喘药后，症状不能改善者。

倍氯米松

糖皮质激素吸入给药后，直接作用于呼吸道而发挥抗炎平喘作用。本药可作为治疗慢性哮喘的一线药物。本药起效缓慢，故不宜用于哮喘急性发作的治疗。

不良反应少见，长期局部应用本药不抑制肾上腺皮质功能，几乎无全身性不良反应。少数患者出现声音嘶哑和口腔、咽部白念珠菌感染。喷药后须及时漱口，减少药液残留于咽部可预防此类反应。孕妇及婴儿慎用。

链 接　气雾剂应用注意事项

气雾剂是呼吸系统疾病常用的用药剂型。气雾吸入给药时应注意以下几点：①使用前充分摇匀；②将接口端放入双唇间，在深吸气开始时按压气雾器顶部；③随吸气将药粒吸入，吸完后尽可能屏住呼吸 10s。

考点 糖皮质激素平喘的主要特点和注意事项

三、抗过敏平喘药

用于平喘的抗过敏药主要有肥大细胞膜稳定药，如色甘酸钠、曲尼司特和酮替芬等；白三烯受体阻滞剂，如孟鲁司特、普仑司特等。详见第 7 章抗过敏药。

链 接　平喘药记忆口诀

抑制酯酶氨茶碱，强心利尿松气管；托溴铵，抗胆碱，吸入用它治哮喘；

色甘酸钠急不缓，沙丁胺醇 β_2 显；糖皮吸入慢首选，全身用药急性转。

第 2 节　镇　咳　药

咳嗽是呼吸系统疾病的一个主要症状。咳嗽是一种保护性反射，具有促进呼吸道的痰液和异物排出，保持呼吸道清洁与通畅的作用。轻度的咳嗽一般无须应用镇咳药。无痰而剧烈的干咳，或有痰且过于频繁的剧烈咳嗽，可适当地应用镇咳药，以缓解咳嗽。咳嗽伴有痰液量多，应该审慎给药，以免分泌物排出受阻而加重呼吸道感染。因过敏引起的咳嗽应选用抗过敏药物，如苯海拉明、氯雷他定、西替利嗪等。

目前，根据作用机制，常用的镇咳药可分为两类：①中枢性镇咳药：直接抑制延髓咳嗽中枢而发挥镇咳作用；②外周性镇咳药：通过抑制咳嗽反射弧中的感受器、传入神经、传出神经或效应器中任何一环节而发挥镇咳作用。有些药物兼有中枢和外周镇咳作用。

一、中枢性镇咳药

可　待　因

可待因抑制咳嗽中枢的作用强，止咳作用迅速而强大。对剧烈的无痰干咳、咳嗽伴有胸痛者尤为适用。可待因是吗啡的衍生物，能引起呼吸抑制、便秘等，连续用药可存在耐受性和依赖性等问题，因此，对于痰多者应更重视祛痰，而不宜单用此类药物。

考点　可待因的镇咳特点

右美沙芬

本药通过抑制延髓咳嗽中枢而发挥中枢性镇咳作用。其镇咳强度与可待因相等或略强，无镇痛作用。治疗剂量不抑制呼吸。口服吸收好，15 ～ 30min 起效，作用可维持 3 ～ 6h。本药主要用于干咳，适用于感冒、急性或慢性支气管炎、支气管哮喘、咽喉炎、肺结核及其他上呼吸道感染时的咳嗽，对治疗夜间咳嗽效果较好。不良反应包括轻度口干、头晕、嗜睡、恶心、便秘等，偶有中枢兴奋和呼吸抑制。妊娠期妇女、严重高血压、有精神病史者禁用。

右美沙芬大量服用时有成瘾性，会出现欣快感、醉酒感、高度兴奋、感觉异常、幻视、幻听等；若继续加大用量，则会出现中枢抑制，如反应及定向力减弱、嗜睡、昏迷、呼吸抑制甚至死亡。我国已将右美沙芬及其盐和单方制剂列入第二类精神药品目录。

福尔可定作用和右美沙芬相似，除了具有中枢性镇咳作用外，还有镇静和镇痛作用。成瘾性较可待因低。

课程思政：关爱人民健康　调整药品目录

近年来，右美沙芬滥用现象屡见不鲜，为了关爱人民健康，防止药物滥用，我国对右美沙芬的管理一直在不断收紧，2021 年底，国家药品监督管理局发布公告，将氢溴酸右美沙芬单方制剂转换为处方药。2022 年 12 月 1 日，《药品网络销售禁止清单（第一版）》正式施行，右美沙芬口服单方制剂作为处方药被禁止通过网络销售。2024 年 5 月 7 日国家药品监督管理局网站发布消息，根据《麻醉药品和精神药品管理条例》有关规定，国家药品监督管理局、公安部、国家卫生健康委员会决定调整精神药品目录。其中，将右美沙芬、含地芬诺酯复方制剂、纳呋拉啡、氯卡色林列入第二类精神药品目录。

喷托维林

喷托维林对咳嗽中枢有选择性抑制作用。喷托维林还兼具阿托品样作用（解除支气管痉挛）以及局麻作用，可缓解和减轻呼吸道黏膜的炎性刺激而发挥镇咳作用。本药主要用于急性呼吸道炎症或百日咳引起的急性咳嗽，常与祛痰药氯化铵制成复方制剂。有青光眼、肺部淤血的咳嗽患者，心功能不全患者，妊娠及哺乳期妇女禁用。5 岁以下儿童使用可造成呼吸抑制，不宜使用。

二、外周性镇咳药

苯丙哌林

本药有双重镇咳作用，作用机制主要是阻断肺 - 胸膜的牵张感受器产生的肺 - 迷走神经反射，同时对呼吸中枢也有抑制作用，故其镇咳作用兼具中枢性和末梢性双重机制。其作用较可待因强 2 ～ 4 倍。和可待因相比，苯丙哌林不抑制呼吸，无成瘾性，不会引起便秘。不良反应偶见轻度口干、嗜睡、乏力、头晕、胃部烧灼感、食欲不振、药疹等。本药对口腔黏膜有麻醉作用，故应整片吞服，切勿嚼碎，以免引起口腔麻木。本药可引起眼调节障碍、困倦及眩晕，服药者不可驾驶汽车及进行有危险性的机械操作。

本药可用于治疗急、慢性支气管炎及临床上各种原因引起的干咳。

苯佐那酯

苯佐那酯对呼吸道黏膜末梢感受器有局部麻醉作用，抑制咳嗽反射的传入冲动而减缓咳嗽。临床主要用于刺激性干咳、阵咳、无痰或痰量很少的咳嗽。不良反应轻，主要有轻度嗜睡、口干、胸闷、鼻塞等，偶见过敏性鼻炎。

第 3 节　祛　痰　药

痰是呼吸道炎症的产物，可刺激呼吸道黏膜引起咳嗽，还可加重感染。祛痰药可稀释痰液或液化黏痰，使之易于咳出。

祛痰药按作用方式可分为两类。

1. 刺激性祛痰药　主要药物有氯化铵、愈创甘油醚等，口服后可刺激胃黏膜，引起轻度恶心，反射性地促进呼吸道腺体的分泌增加，从而使黏痰稀释而便于咳出。氯化铵还能酸化血液和尿液，适用于呼吸道炎症的初期，如急性支气管炎、感冒、痰少而稠且不易咳出者，常与其他镇咳祛痰药配成复方制剂使用。愈创甘油醚多与其他镇咳平喘药联用或配成复方制剂使用。

2. 痰液溶解剂　该类药物能激活蛋白水解酶，使黏痰中的黏多糖纤维分解，或抑制黏液腺、杯状细胞中酸性糖蛋白的合成，同时分解黏蛋白，从而使痰液的黏度降低，使痰液易于咳出。主要包括溴己新、乙酰半胱氨酸、氨溴索、糜蛋白酶等。此类药物在临床上应用较为广泛。

乙酰半胱氨酸

乙酰半胱氨酸对白色黏痰或脓痰均有效，适用于各种原因引起的痰液黏稠者、大量黏痰阻塞引起呼吸困难、术后咳痰困难。吸入治疗常无不良反应，口服也较安全。支气管哮喘、严重呼吸道阻塞、严重呼吸功能不全的老年患者禁用。直接滴入呼吸道可刺激呼吸道黏膜，导致痰液分泌增多，产生大量痰液，需用吸痰器吸引排痰；本药可引起呛咳、支气管痉挛等不良反应，一般减量可缓解，支气管痉挛可用异丙肾上腺素缓解。

氨　溴　索

氨溴索能调节浆液性与黏液性物质的分泌，增加中性黏多糖分泌，减少酸性黏多糖合成，使呼吸道黏液理化性质趋于正常以利于排出。痰黏而不易咳出者，可选用氨溴索。对因感染而引起的咳嗽多痰，可与抗生素联用；常见的不良反应有轻度胃肠道不适、眼压升高等，个别患者出现过敏反应，如出现皮疹、荨麻疹时应立即停药。

溴　己　新

溴己新多用于急慢性支气管炎、哮喘、支气管扩张、肺气肿、硅沉着病等痰液黏稠咳出困难者；能增加四环素类抗生素在支气管的分布浓度，联用能增强疗效。不良反应有消化道症状，并损害胃黏膜屏障，胃溃疡患者不宜服用。

考点　氨溴索的临床应用

第 4 节　呼吸兴奋剂

呼吸兴奋剂属于中枢兴奋药，主要通过直接兴奋延髓呼吸中枢，也可通过刺激颈动脉体和主动脉体的化学感受器反射性地兴奋呼吸中枢，使呼吸加深加快，通气量增加，从而提高血中氧分压，降低血中二氧化碳分压。呼吸兴奋剂可提高呼吸中枢对二氧化碳的敏感性，在呼吸中枢处于抑制状态时兴奋作用尤为明显。

呼吸兴奋剂的使用原则：①必须保持气道通畅，否则会促发呼吸肌疲劳，并进而加重 CO_2 潴留；②脑缺氧、水肿未纠正而出现频繁抽搐者慎用；③患者的呼吸肌功能基本正常；④适用于以中枢抑制为主、通气量不足引起的呼吸衰竭，对以肺换气功能障碍为主所导致的呼吸衰竭患者，不宜使用。

考点 呼吸兴奋剂使用原则

呼吸衰竭使用机械通气（无创或有创）比较安全、可靠。因此，呼吸兴奋剂的应用不断减少。但在基层医院，尚未完全普及应用机械通气的情况下，合理、有效地使用呼吸兴奋剂，仍是临床抢救呼吸衰竭的常用措施之一。呼吸兴奋剂常用于以下几种情况：①各种危重疾病所致呼吸抑制或呼吸衰竭，如 CO 中毒所致的呼吸衰竭，在救治脑水肿的同时应用本类药物。②慢性阻塞性肺疾病引起缺氧和（或）CO_2 潴留所致的呼吸衰竭，本类药物可作为抢救的综合措施之一，可防止因单纯吸氧而引起的通气减少及 CO_2 潴留。③中枢抑制药过量时引起的意识障碍及呼吸衰竭。轻型患者可通过使用呼吸兴奋剂使病症得以改善；对于重症患者，呼吸兴奋剂仅作为其获得机械通气之前的应急措施，现已不主张单独应用此类药物来救治。④新生儿窒息时，应用呼吸兴奋剂的同时必须清除呼吸道分泌物，并辅以人工呼吸或机械通气、吸氧、纠正酸中毒、保暖等综合措施。

呼吸兴奋剂剂量过大容易引起惊厥，用药过程中应严密观察患者，当出现自口周开始的颤抖、瘙痒、呕吐、面部潮红等情况时，提示可能出现惊厥。目前认为多沙普仑安全性最好，不易引起惊厥。常见的呼吸兴奋剂的作用和临床应用见表 8-2。

表 8-2　呼吸兴奋剂作用和临床应用

药物名称	呼吸中枢	化学感受器	血管	临床应用
洛贝林	–	兴奋	–	新生儿窒息、小儿呼吸衰竭、CO 中毒引起的呼吸抑制
尼可刹米	兴奋	兴奋	收缩	肺源性心脏病及吗啡中毒引起的呼吸抑制
二甲弗林	兴奋	–	–	肺性脑病引起的呼吸抑制
多沙普仑	兴奋	兴奋	–	镇静催眠药过量、慢性阻塞性肺疾病引起的呼吸抑制
咖啡因	小剂量兴奋大脑皮质；中剂量兴奋呼吸中枢		收缩脑血管	配合其他药物使用缓解头痛，如合用麦角胺和解热镇痛药

自 测 题

一、选择题

【A 型题】

1. 支气管哮喘患者禁用

A. 氨茶碱　B. 色甘酸钠

C. 肾上腺素　D. 普萘洛尔

E. 沙丁胺醇

2. 呼吸道炎症引起的无痰干咳，疗效较好的药物是
A. 色甘酸钠　B. 氯化铵
C. 喷托维林　D. 氨茶碱
E. 盐酸溴己新
3. 茶碱的平喘机制是
A. 抑制组胺释放
B. 抑制腺苷酸环化酶
C. 抑制磷酸二酯酶
D. 抑制血管紧张素转化酶
E. 抑制前列腺素合成酶
4. 下列药物具有平喘和强心作用并能治疗心源性哮喘的是
A. 肾上腺素　B. 异丙肾上腺素
C. 氨茶碱　D. 色甘酸钠
E. 丙酸倍氯米松
5. 可用于治疗心源性哮喘，又可用于治疗支气管哮喘的药物是
A. 吗啡　B. 肾上腺素
C. 纳洛酮　D. 氨茶碱
E. 酮替芬
6. 属于抑制过敏介质释放的平喘药的是
A. 色甘酸钠　B. 丙酸氯地米松
C. 肾上腺素　D. 喷托维林
E. 布地奈德
7. 对伴胸痛的胸膜炎干咳宜选用
A. 吗啡　B. 可待因
C. 喷托维林　D. 肾上腺素
E. 吗啡
8. 对 β_2 受体有选择性激动作用的平喘药是
A. 氨茶碱　B. 肾上腺素
C. 沙丁胺醇　D. 色甘酸钠
E. 异丙肾上腺素
9. 对已经发作的哮喘无效，主要用于预防支气管哮喘的药物是
A. 氨茶碱　B. 肾上腺素
C. 特布他林　D. 色甘酸钠
E. 异丙肾上腺素
10. 心血管系统不良反应较少的平喘药是
A. 茶碱　B. 肾上腺素
C. 沙丁胺醇　D. 异丙肾上腺素
E. 麻黄碱
11. 常用于平喘的 M 胆碱受体阻滞剂是
A. 哌仑西平　B. 异丙托溴铵
C. 阿托品　D. 特布他林
E. 氨茶碱
12. 明显抑制支气管炎症过程的平喘药是
A. 肾上腺素　B. 布地奈德
C. 沙丁胺醇　D. 异丙肾上腺素
E. 异丙托溴铵
13. 为减少不良反应，用糖皮质激素平喘时常采用
A. 口服　B. 静脉滴注
C. 皮下注射　D. 气雾吸入
E. 肌内注射
14. 对哮喘急性发作迅速有效的药物是
A. 倍氯米松吸入　B. 色甘酸钠口服
C. 沙丁胺醇吸入　D. 氨茶碱口服
E. 异丙托溴铵口服
15. 哮喘持续状态或危重发作的抢救应选用
A. 麻黄碱　B. 异丙肾上腺素
C. 布地奈德吸入　D. 甲泼尼龙静脉滴注
E. 色甘酸钠
16. 伴有冠心病的支气管哮喘发作应选用
A. 麻黄碱　B. 氨茶碱
C. 沙丁胺醇吸入　D. 异丙肾上腺素
E. 肾上腺素
17. 具有一定依赖性，已被列入二类精神药品的中枢镇咳药是
A. 右美沙芬　B. 氨溴索
C. 喷托维林　D. 苯丙哌林
E. 苯佐那酯
18. 具有抗胆碱作用的中枢镇咳药是
A. 可待因　B. 右美沙芬
C. 喷托维林　D. 苯丙哌林
E. 苯佐那酯

19. 不能用于平喘的肾上腺素受体激动剂是
   A. 肾上腺素　　B. 多巴胺
   C. 麻黄碱　　D. 异丙肾上腺素
   E. 沙丁胺醇
20. 呼吸兴奋药主要用于
   A. 呼吸肌麻痹引起的呼吸抑制
   B. 中枢抑制药中毒引起的轻度呼吸抑制
   C. 气道阻塞患者引起的呼吸抑制
   D. 脑缺氧、水肿未纠正而出现频繁抽搐患者引起的呼吸抑制
   E. 肺换气功能障碍为主所导致的呼吸衰竭患者

【B 型题】

（21 ～ 25 题共用选项）
   A. 洛贝林　　B. 沙丁胺醇
   C. 异丙托溴铵　　D. 倍氯米松
   E. 色甘酸钠
21. 可激动 β_2 受体的药物是
22. 可阻断 M 胆碱受体的药物是
23. 可稳定肥大细胞膜的药物是
24. 可用于新生儿窒息的药物是
25. 具有抗炎、抗过敏作用的药物是

（26 ～ 29 题共用选项）
   A. 氢化可的松静脉滴注
   B. 沙丁胺醇吸入
   C. 氨茶碱静脉滴注
   D. 肾上腺素皮下注射
   E. 色甘酸钠
26. 治疗伴有心功能不全的支气管哮喘急性发作宜选用
27. 治疗过敏性鼻炎宜选用
28. 治疗支气管哮喘轻度发作宜选用
29. 预防过敏性支气管哮喘发作宜选用

二、简答题

举例说明用于治疗支气管哮喘和心源性哮喘药物的主要类别。

（聂金兰）

第9章 作用于消化系统的药物

学习目标

1. 素质目标　培养学生养成良好的卫生和饮食习惯，减少病从口入的发生；通过马歇尔的事迹，培养学生为医学奉献的敬业精神。

2. 知识目标　掌握西咪替丁、奥美拉唑、枸橼酸铋钾等常用药物的作用、临床应用、不良反应及注意事项；熟悉硫酸镁的作用、注意事项、过量的临床表现及处理措施；了解其他作用于消化系统药物的特点，如泻药、止泻药等。

3. 能力目标　掌握消化性溃疡等消化系统常见疾病正确用药的技能，指导患者用药；学会鉴别和避免抗酸药、抑酸药等作用于消化系统药物引起的药品不良反应；会运用消化系统药物的相关知识，解决患者的合理用药咨询。

消化系统疾病是一类常见病、多发病。其中胃炎、消化性溃疡的发病率较高。消化不良、腹泻、便秘、呕吐等消化道症状也十分常见。此外，胆囊炎、胆石症、病毒性肝炎、肝硬化等肝胆系统疾病也较为常见。因此，消化系统疾病药物在临床上占有重要地位。

第1节　抗消化性溃疡药

案例 9-1

患者，男，41岁。上腹部烧灼痛反复发作，且常发生于空腹时或夜间发作，伴反酸、嗳气半年余。胃液分析示：胃酸分泌量增高；细菌学检查：幽门螺杆菌阳性。临床诊断：十二指肠溃疡。

问题： 1. 十二指肠溃疡的主要病因有哪些？

2. 根据胃及十二指肠溃疡的病因，治疗胃及十二指肠溃疡的药物应该具备什么样的作用？

消化性溃疡发病机制是损伤因子（胃酸、胃蛋白酶的分泌、幽门螺杆菌感染）与防御或细胞保护因子（黏液分泌、碳酸氢盐分泌、前列腺素的产生）失衡所致。药物治疗的策略是平衡二者关系，以达到镇痛、促进愈合和防止复发的目的。抗消化性溃疡药按其作用机制主要分为四类：抗酸药、胃酸分泌抑制药、胃黏膜保护药和抗幽门螺杆菌药。

一、抗　酸　药

抗酸药也称中和胃酸药，均为弱碱性物质。口服后能中和胃酸而降低胃液酸度和胃蛋白酶活性，从而解除胃酸对胃、十二指肠黏膜的侵蚀及对溃疡面的刺激。理想的抗酸药应该作用迅速，持久，不吸收、不产气，不引起腹泻或便秘，对黏膜有保护作用。单一药物很难达到这一要求，故常用复方制剂（如维U颠茄铝胶囊、复方氢氧化铝等）。抗酸药与奶制品可形成络合物，要避免同时服用。一般于饭后1～2h服用，酸性的食物及饮料不宜与抗酸药同服。氢氧化铝凝胶能阻碍磷的吸收，老年人长期服用应警惕引起骨质疏松。常用抗酸药的作用特点见表9-1。

表9-1 常用抗酸药的特点

药物	抗酸强度	起效时间	持续时间	收敛作用	保护作用	产生 CO_2	排便影响
碳酸氢钠	弱	最快	短暂	无	无	有	无
碳酸钙	较强	较快	较久	有	无	有	便秘
氢氧化镁	强	快	久	无	无	无	轻泻
氢氧化铝	中	慢	久	有	有	无	便秘
三硅酸镁	弱	慢	久	无	有	无	轻泻

链 接 抗酸药简单记忆

根据抗酸药是否产生二氧化碳和是否引起腹泻、便秘，可把抗酸药归纳为：两泻两秘和两气。两泻指氢氧化镁和三硅酸镁；两秘指氢氧化铝和碳酸钙；两气指碳酸钙和碳酸氢钠。

二、胃酸分泌抑制药

胃酸是由胃壁细胞分泌，组胺、乙酰胆碱、胃泌素分别激动胃壁细胞膜上的H_2受体、M_1受体和胃泌素（G）受体，通过第二信使的介导，最终激活胃壁细胞膜上的H^+-K^+-ATP酶（H^+泵、质子泵），使胃酸分泌增加。阻断以上三种受体或抑制H^+-K^+-ATP酶，都可减少胃酸的分泌（图9-1）。

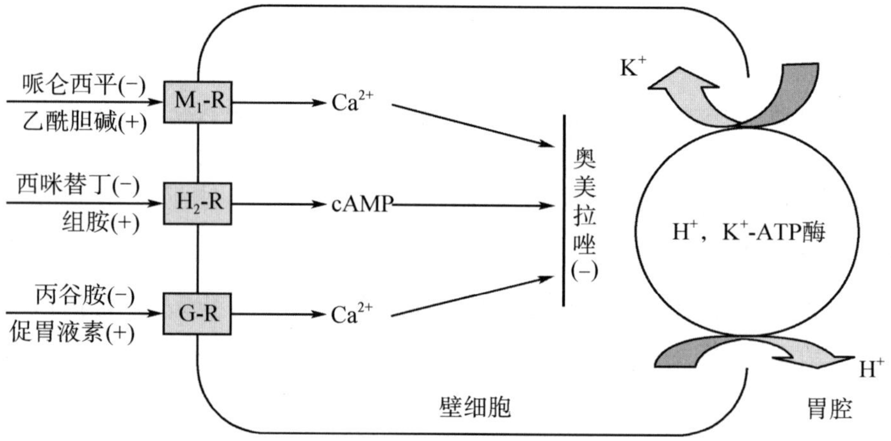

图9-1 抑制胃酸分泌药

注：M_1-R：M_1受体；H_2-R：H_2受体；G-R：胃泌素受体；（+）：激动；（−）：抑制

（一）质子泵抑制剂（PPI）

抑制胃酸分泌作用强，作用时间久，对消化性溃疡疗效较好，溃疡愈合的时间比 H_2 受体阻滞剂短。常用的药物有奥美拉唑、兰索拉唑、泮托拉唑、雷贝拉唑、埃索拉唑等。

奥美拉唑

【药理作用】 在酸性环境下转化为有活性的亚磺酸胺，后者与 H^+-K^+-ATP 酶（质子泵）的巯基以共价键结合，使酶失活，从而不可逆地抑制质子泵，抑制各种刺激引起的胃酸分泌。特点：①作用强，可使胃内 pH 升至 7；②一次用药 24h 后，胃酸分泌仍受抑制，作用持久，直至新的 H^+-K^+-ATP 酶合成，本药应在餐后立即服用；③对正常人及溃疡病患者的胃酸分泌均有作用；④动物实验证明奥美拉唑对阿司匹林、乙醇、应激所致的胃黏膜损伤有保护作用。

【临床应用】 适用于胃及十二指肠溃疡、反流性食管炎、上消化道出血、佐林格 - 埃利森综合征。幽门螺杆菌阳性患者，合用抗菌药物，可明显降低复发率。

【不良反应】 主要有头晕、恶心、呕吐、腹胀、腹痛、腹泻、口干、便秘；偶有皮疹、外周神经炎、白细胞减少、血清氨基转移酶升高。长期用药可致胃内细菌滋生。肝肾功能不全者慎用，妊娠及哺乳期妇女、儿童尽可能不用。

考点 奥美拉唑抑制胃酸分泌机制、临床应用和不良反应

（二）H_2 受体阻滞剂

常用药物有西咪替丁、雷尼替丁、法莫替丁、尼扎替丁、罗沙替丁等。

本类药通过阻断 H_2 受体，抑制胃酸分泌，减少胃蛋白酶的分泌。其抑制胃酸分泌的强度为法莫替丁＞雷尼替丁＞尼扎替丁＞罗沙替丁＞西咪替丁。

【临床应用】

1. 胃及十二指肠溃疡。
2. 佐林格 - 埃利森综合征（胃泌素瘤）、反流性食管炎、胃酸分泌过多、急性胃炎引起的出血。

【不良反应】 偶有头痛、头晕、幻觉、定向障碍、便秘、腹胀、腹泻、皮疹、瘙痒等。西咪替丁有弱抗雄激素作用，可能导致性功能紊乱。H_2 受体阻滞剂的耐药发生很快，而且经常发生，其机制不明。西咪替丁为肝药酶抑制剂，使药物代谢减慢，合用时应调整剂量。

考点 西咪替丁的作用机制、临床应用和不良反应

（三）M_1 受体阻滞剂

哌仑西平

哌仑西平能选择性阻断胃壁细胞的 M_1 受体，可减少胃酸及胃蛋白酶原的分泌。主要用于胃及十二指肠溃疡。疗效与西咪替丁相当，与西咪替丁合用可增强疗效。早、晚餐前 1.5h 服用。不良反应较轻，以消化道症状多见，主要是口干。

考点 抑制胃酸分泌药物的分类

（四）胃泌素受体阻滞剂

丙　谷　胺

本品具有抗胃泌素作用，对控制胃酸和抑制胃蛋白酶的分泌效果较好，并对胃黏膜有保护和促进愈合作用。可用于治疗胃溃疡和十二指肠溃疡、胃炎等。餐前 15min 给药。偶有口干、失眠、腹胀、下肢酸胀等不良反应。

三、胃黏膜保护药

具有保护和增强胃黏膜防御功能的一类药物统称为胃黏膜保护药。胃黏膜保护药的作用不仅在于保护胃肠道黏膜屏障，还具有细胞保护作用，并能促进黏液分泌，增强黏液屏障作用。本类药物进入胃肠道后可迅速与黏膜结合，尤其是与受损黏膜相结合后形成薄膜，覆盖在黏膜表面，使之不再受到各种有害物质（消化液、药物等）的侵袭，起到隔离作用。胃黏膜保护药还可促使消化道黏膜细胞分泌黏液等保护性物质，有促进黏膜修复的作用。常用药物有前列腺素类似药（如米索前列醇）、铋剂（如枸橼酸铋钾、胶体果胶铋、碱式碳酸铋等）、硫糖铝、替普瑞酮、瑞巴派特和吉法酯等。

枸橼酸铋钾

【药理作用】

1. 在胃的酸性环境中形成弥散性的保护层覆盖于溃疡面上，阻止胃酸、胃蛋白酶及食物对溃疡面的侵袭。

2. 降低胃蛋白酶活性，促进黏蛋白分泌，促进黏膜释放前列腺素，从而保护胃黏膜。

3. 对幽门螺杆菌（Hp）具有杀灭作用，因而可促进胃炎的愈合。

【临床应用】　慢性胃炎、胃溃疡及十二指肠溃疡。

【不良反应】　偶有恶心、便秘、腹泻等不良反应，服药期间可见舌及大便黑染，口中可有氨味。因其在酸性环境中起作用，故不要与抗酸药或牛奶同用，以免影响疗效。肾功能不良者及孕妇禁用。

米索前列醇

【药理作用】

1. 细胞保护作用　促进胃黏膜分泌黏液和 HCO_3^-，改善胃黏膜血流供应，增强黏膜的屏障作用。

2. 抑制胃酸分泌　直接作用于胃壁细胞，抑制基础胃酸分泌及食物、组胺、胃泌素、咖啡因等引起的胃酸分泌。

【临床应用】　消化性溃疡、应激性溃疡及急性胃黏膜损伤出血，尤其对非甾体抗炎药所致的消化性溃疡有特效。

【不良反应】　腹泻、恶心、头痛、眩晕等。因能兴奋子宫，使其收缩，故孕妇禁用。

硫糖铝

硫糖铝嚼碎吞服后在胃酸中解离为氢氧化铝和硫酸蔗糖复合物。前者有抗酸作用，后者为黏稠多聚体，与病灶表面带正电荷的蛋白质结合形成保护膜，牢固地黏附于黏膜及溃疡基底部，抵御刺激物的侵蚀；并能直接与胃酸和胆汁酸结合，有利于黏膜上皮再生和溃疡愈合。用于胃及十二指肠溃疡，慢性浅表性胃炎及反流性食管炎。应在空腹或餐前 0.5 ～ 1h 服用，不宜与牛奶、抗酸药及胃酸分泌抑制药合用，必须与抗酸药合用，抗酸药应在硫糖铝服后 1h 给予。连续应用不宜超过 8 周。不良反应轻，主要有便秘，偶有口干、恶心、头晕、皮疹等。

四、抗幽门螺杆菌药

目前认为幽门螺杆菌为革兰氏阴性厌氧菌，在胃上皮表面生长繁殖，可产生多种酶及细胞毒素，这些物质可损伤胃黏膜，是消化性溃疡病的主要致病因子。幽门螺杆菌寄生在胃黏膜组织中，67% ～ 80% 的胃溃疡和 95% 的十二指肠溃疡是由幽门螺杆菌引起的。此外，幽门螺杆菌与胃炎及胃癌密切相关。根治幽门螺杆菌感染是目前治疗伴有该菌感染的胃炎、胃溃疡的主要治疗方案。

课程思政：“以身试菌”求真相

巴里·马歇尔，澳大利亚科学家，与搭档罗宾·沃伦发现了幽门螺杆菌以及这种细菌在胃炎和消化性溃疡等疾病中的作用，2005 年被授予诺贝尔生理学或医学奖。

“某一天，我从病人身上取下了幽门螺杆菌，将它培育后与牛肉汤混合在一起，然后一饮而尽。”马歇尔这样描述发现幽门螺杆菌的背后故事。他说“科学研究最需要的是好奇心和创新能力。”获得诺贝尔奖之后，马歇尔也并没有沉浸在过去的成就中止步不前，而是不断地创新研究成果。

根除幽门螺杆菌具有诸多益处，如可促进溃疡愈合、显著降低溃疡复发率、治疗低级别胃黏膜相关淋巴组织淋巴瘤、长期缓解功能性消化不良及预防胃癌等。铋剂 + 质子泵抑制剂（PPI）+2 种抗菌药物组成的四联疗法，是目前认为最有效的根治方案。目前，我国人群对克拉霉素、甲硝唑、左氧氟沙星的耐药率已经相当高，而阿莫西林、四环素、呋喃唑酮依然对幽门螺杆菌非常有效。因此，在根除方案中，要尽量选择耐药率低的抗生素。

鉴于铋剂四联疗法延长疗程可在一定程度上提高疗效，故推荐的疗程为 10 天或 14 天。根除治疗前停服 PPI 不少于 2 周，停服抗菌药物、铋剂等不少于 4 周。如为补救治疗，建议间隔 2 ～ 3 个月，且尽量不使用容易耐药的甲硝唑类。

考点　根治幽门螺杆菌四联疗法的药物组成

第 2 节　消化功能调节药

一、助消化药

助消化药多是消化液中的成分或消化道中的益生菌，常用的助消化药见表 9-2。

表 9-2　常用的助消化药

药物	成分	作用与用途	不良反应及注意事项
稀盐酸	10% 盐酸溶液	增加胃液酸度，提高胃蛋白酶活性，用于胃酸缺乏症、发酵性消化不良	对胃黏膜有刺激性，饭前服
胃蛋白酶	常取自动物胃黏膜	能分解蛋白质变为蛋白胨，用于胃蛋白酶缺乏症、消化功能减退和其他胃肠疾病。常与稀盐酸配成胃蛋白酶合剂应用	本品不宜与抗酸药合用，因胃内 pH 升高可使其活性降低
胰酶	含蛋白酶、淀粉酶、胰脂肪酶	能消化蛋白质、脂肪和淀粉，用于消化不良及肝、胆、胰腺疾病所致的消化不良	遇酸易被破坏
枯草杆菌二联活菌颗粒（妈咪爱）	屎肠球菌、枯草杆菌；维生素 C、维生素 B_1、维生素 B_2、维生素 B_6、维生素 B_{12}；烟酰胺、乳酸钙、氧化锌	适用于因肠道菌群失调引起的腹泻、便秘、胀气、消化不良等	不宜与抗菌药同服。若必须与抗菌药联合，需至少间隔 3 天，送服或溶解药物水温不超过 40℃
乳酶生	干燥的活的乳酸杆菌制剂	分解乳糖产生乳酸，抑制肠道腐败菌的繁殖，防止发酵和产气，用于小儿消化不良和腹泻	同枯草杆菌二联活菌颗粒
双歧杆菌三联活菌胶囊（培菲康）	双歧杆菌、嗜酸乳杆菌、粪肠球菌	肠道菌群失调引起的急慢性腹泻、便秘，也可用于治疗中型急性腹泻、慢性腹泻及消化不良、腹胀	同枯草杆菌二联活菌颗粒
地衣芽孢杆菌活菌胶囊（整肠生）	地衣芽孢杆菌	细菌或真菌引起的急、慢性肠炎、腹泻；也可用于其他原因引起的肠道菌群失调的防治	同枯草杆菌二联活菌颗粒
干酵母	干酵母	用于营养不良、消化不良、食欲不振及 B 族维生素缺乏症	无明显不良反应，饭后嚼碎服用

考点 微生态制剂（乳酶生、地衣芽孢杆菌活菌胶囊等）的临床应用和注意事项

二、止吐药及胃肠动力药

恶心、呕吐是多种疾病引起的消化系统症状，除对因治疗外，还要及时止吐。促进

胃肠动力的药物能缓解胃肠胀气，起到止吐作用。前面章节中介绍过的止吐药物还有东莨菪碱、氯丙嗪等。本节主要介绍多巴胺受体阻滞剂、5- 羟色胺受体阻滞剂。常用药物有甲氧氯普胺、多潘立酮、西沙必利、昂丹司琼、洛哌丁胺、地芬诺酯等。

甲氧氯普胺

本药作用于延髓催吐化学感受区，通过阻断多巴胺受体而产生强大的中枢性镇吐作用，也可增强胃及上部肠段运动，促进胃及小肠蠕动，加速胃排空。

【临床应用】 适用于各种原因引起的呕吐、顽固性呃逆、胃肠功能失调所致的食欲不振，消化不良及胃胀气，也可用于反流性食管炎、胆汁反流性胃炎等。

【不良反应】 大剂量或长期使用可出现锥体外系症状，注射给药可引起直立性低血压。孕妇禁用。

多潘立酮

本药选择性阻断外周多巴胺受体，提高食管下段括约肌张力，防止胃 - 食管反流；增强胃及肠道近段的蠕动，扩张幽门，改善胃窦和十二指肠的协调运动，促进胃排空及防止胆汁反流。

【临床应用】 主要用于胃排空缓慢所致的消化不良、胃肠胀气，也可用于各种原因引起的恶心、呕吐及反流性食管炎、胆汁反流性胃炎等。

【不良反应】 偶有轻度腹痛、腹泻、皮疹、口干、头痛、乏力等。不宜与抗胆碱药合用，以免降低疗效。婴幼儿及孕妇慎用。

西沙必利

西沙比利和莫沙必利能增强胃肠排空，产生强大的止吐作用。其作用机制主要是通过促进肠肌层神经丛释放乙酰胆碱，刺激整个胃肠道而发挥促动力作用。由于这一效应是由位于肠壁肌层神经丛上的 5-HT 受体介导的，所以西沙必利又称为 5-HT 受体激动剂。临床用于胃肠运动障碍性疾病，如反流性食管炎、胃轻瘫、功能性消化不良、胃痉挛、术后胃肠麻痹、便秘等。由于西沙比利可延长心脏 Q-T 间期，导致罕见的、可危及生命的室性心律失常，2000 年，美国和英国取消了西沙比利的上市许可。

昂丹司琼

昂丹司琼能选择性抑制中枢和迷走神经传入纤维上的 5-HT 受体，产生强大的止吐作用。对化疗、放疗引起的呕吐有极佳作用；对晕动病及多巴胺受体激动剂、阿扑吗啡引起的呕吐无效；不良反应轻，可有头痛、头晕、便秘或腹泻。

三、导　泻　药

导泻药是增加肠的蠕动或使肠内容物软化、变稀，或使肠道润滑而利于大便排出的药物。导泻药主要用于缓解便秘。常用的导泻药主要有容积性泻药、渗透性泻药、接触性泻药和润滑性泻药。益生菌如双歧杆菌四联活菌、促动力药如普芦卡必利、促分泌药如利那洛肽等也可治疗便秘。

（一）容积性泻药

这类泻药能阻止肠道吸收水分，使肠内容物体积增大。同时它们口服后很难被吸收，能在肠道内形成很高的渗透压，使水分和食糜容量增大。由于容量大，肠道被扩张，机械性地刺激肠道，引起肠蠕动增强而排便。这类泻药有硫酸镁、硫酸钠（芒硝）、聚卡波非钙等。

硫 酸 镁

【药理作用】 此药不同的给药途径可产生不同的药理作用。

1. 导泻 导泻作用强而快。大剂量硫酸镁口服后，可在水溶液中解离出肠道难吸收的镁离子和硫酸根离子，因而迅速升高肠内渗透压，阻止肠内水分吸收，并使肠壁内水分向肠腔转移，增大肠腔容积，肠管被动扩张，反射性地增强肠蠕动而导泻。此外，镁盐通过刺激十二指肠，使之分泌胆囊收缩素而促进小肠与结肠的分泌和蠕动。

2. 利胆 口服 33% 的硫酸镁能直接刺激十二指肠黏膜并使之分泌胆囊收缩素，引起胆总管括约肌和胆囊收缩，促进胆囊排空，产生利胆作用。

3. 抗惊厥 静脉注射较大剂量硫酸镁尚可阻断外周神经肌肉的传导，使骨骼肌松弛。其原因是减少运动神经末梢 ACh 的释放。

4. 降低血压 大量的镁离子静脉注射能直接作用于血管平滑肌和引起交感神经冲动传递障碍，使周围血管舒张而降压。

5. 消肿镇痛 外敷可增加血液循环，促进渗出物吸收，有抗炎去肿的功效。

【临床应用】

1. 口服可用于便秘、排除肠内毒物、清洁肠道；可配合驱虫药使用；还可用于慢性胆囊炎、胆石症及阻塞性黄疸等。

2. 注射主要用于高血压危象及高血压脑病。抗惊厥由于安全性差，仅在子痫或破伤风时应用。

3. 50% 硫酸镁热敷患处，可改善局部血液循环，有消除局部水肿的功效。

【不良反应和用药指导】

1. 本药导泻同时，因局部刺激可致盆腔充血，月经期妇女、孕妇禁用。强烈的导泻可致脱水，有脱水症状者禁用。年老体弱者、儿童易因失水过多造成脱水，尽量避免使用。

2. 肾功能不全、用药剂量大，可发生血镁积聚，血镁浓度达 5mmol/L 时，可出现肌肉兴奋性受抑制，感觉反应迟钝，膝腱反射减弱或消失，呼吸开始受抑制；血镁浓度达 6mmol/L 时可发生呼吸停止和心律失常，心脏传导阻滞。因此，肾功能不全者禁用。

3. 每次用药前和用药过程中，应定时做膝腱反射检查，测定呼吸次数，观察排尿量，查血镁浓度。如出现膝腱反射明显减弱或消失，或呼吸次数每分钟少于 14 ～ 16 次，每小时尿量少于 25 ～ 30ml，应及时停药。

4. 如出现急性镁中毒患者现象，可用钙剂静脉注射解救，常用 10% 葡萄糖酸钙注射液 10ml 缓慢注射。

5. 中枢抑制药中毒患者导泻时，不宜用硫酸镁，以免吸收的少量镁离子加重中枢抑制作用。

硫酸镁记忆歌诀

注射降血压，大量抗惊厥，外敷消炎肿，口服利胆泻，中毒抑呼吸，钙剂不可缺，盆腔易充血，腹痛诊明确。

考点 硫酸镁的作用、用途和不良反应

硫 酸 钠

硫酸钠和硫酸镁相比，无松弛胆道、抑制中枢、抗炎消肿作用。导泻作用与硫酸镁相似，但稍弱，可用于中枢抑制药中毒的导泻。导泻时其他不良反应和硫酸镁相似，但对肾功能不全者，用硫酸钠导泻较安全。

聚卡波非钙

本品在胃内酸性条件下，脱钙形成聚卡波非，在小肠或大肠的中性环境下显示高度的吸水性，膨胀成为凝胶，保持消化道内水分，调节消化道内容物的输送，从而对便秘发挥治疗作用。主要用于缓解肠易激综合征（便秘型）患者的便秘症状，也可用于其他原因的慢性便秘患者。主要不良反应有恶心、呕吐、嗳气、腹胀、腹泻、腹痛等。

（二）渗透性泻药

乳 果 糖

乳果糖具有双糖的渗透活性，可使水、电解质保留在肠腔而产生高渗效果，是一种渗透性泻药，无肠道刺激性，可用于治疗慢性功能性便秘。乳果糖在肠道内不被吸收，可被结肠细菌分解成乳酸和乙酸，使肠道 pH 降至 6 以下，从而可阻断氨的吸收，减少内毒素的蓄积和吸收，使患者血氨恢复正常，并由昏迷转为清醒。主要用于治疗肝性脑病、高血氨。个别患者服用后可出现腹胀、腹痛和腹泻症状。糖尿病患者慎用，对半乳糖不能耐受者不宜服用。阑尾炎、肠梗阻、不明原因的腹痛者均禁用。妊娠期前 3 个月慎用。

聚乙二醇

本品口服后不被吸收，可在肠道内形成高渗溶液，阻止肠道吸收水分，同时将水分保留在结肠腔内，并可通过局部渗透性作用，使粪便软化，增加粪便的体积和重量至正常水平，继而产生通畅的排便。患者通常在服药后 24 ～ 48h 内恢复正常的排便频率，并逐步建立起接近自然、正常的排便规律。聚乙二醇 4000 治疗便秘的同时不改变肠道的生理环境，不影响肠道对水分、电解质和营养成分的吸收，不影响肠道正常菌群，服用后不产气，不影响心、肝、肾功能，因此是成人慢性便秘一线药物。由于安全性好。对于特殊、高危人群伴有便秘的患者，如孕妇、老年人、糖尿病患者、高血压和心功能不良的患者尤为适合。

（三）接触性泻药

此类药物也称刺激性泻药。药物本身或其体内代谢产物可刺激肠壁，使肠道蠕动增加，从而促进大便排出，如比沙可啶、酚酞、蓖麻油等。中药番泻叶、芦荟也属于该类药物。

比沙可啶

比沙可啶口服后在肠道被细菌酶迅速转化为去乙酰基代谢产物而发挥导泻作用。主要用于慢性便秘，也可用于腹部X线、内镜检查及腹腔手术术前需排空肠内容物者。多次应用可引起腹痛，孕妇禁用。

酚　酞

酚酞主要作用于结肠，口服后在小肠碱性肠液的作用下慢慢分解，形成可溶性钠盐，从而刺激肠壁内神经丛，直接作用于肠平滑肌，使肠蠕动增加，同时又能抑制肠道内水分的吸收，使水和电解质在结肠蓄积，产生缓泻作用。其作用缓和，很少引起肠道痉挛。本品用于治疗习惯性顽固性便秘。偶能引起皮炎、药疹、瘙痒、灼痛及肠炎、出血倾向等不良反应；可使尿液变成橘红色，长期应用能引起血糖升高、血钾降低，并产生依赖性。

（四）润滑性泻药

这类泻药能润滑肠壁、软化大便，使粪便易于排出，如液体石蜡、食用油等。

液体石蜡

液体石蜡为矿物油，口服后不被吸收，且能阻止水分吸收，有润滑肠壁、软化粪便作用，利于粪便排出。适用于儿童及年老体弱的慢性便秘患者，也可用于腹部及肛门术后、痔、疝、高血压等患者便秘。久服可干扰脂溶性维生素及钙、磷的吸收，导泻时可致肛门瘙痒。老年人、婴幼儿患者服药不慎，偶可致脂性肺炎。

开　塞　露

开塞露是由甘油、山梨醇或硫酸镁组成的高渗溶液，密封于特制塑料容器内，使用时药液经肛门直接注入直肠，导泻迅速、安全、方便。适用于小儿、老年人及有高血压或动脉瘤或痔疮的患者及术后排便困难的患者。

考点 乳果糖、聚乙二醇4000和开塞露的临床应用

链接 科学减肥　合理用药

爱美之心人皆有之，减肥一定要根据自身情况，不能盲目跟风减肥。近几年，有些不法商贩为了迎合市场，获取暴利，利用某些泻药、利尿药、被禁用的抑制食欲药物制造快速减肥药。某集团2000年推出了一款减肥药，其主要成分为盐酸西布曲明。因为有明星代言，该减肥药迅速成为了市场上不折不扣的明星产品。但是西布曲明可提高心脑血管疾病的发生率，因此，在许多国家和地区，西布曲明已被禁止生产、销售。还有些减肥药打着保健品的幌子，在淀粉中加入导泻药或者利尿药，由于导泻或利尿作用，短期减肥效果明显，但是长期应用危害极大。减肥对肥胖患者确实有益，但是吃药不是首选措施，适当控制饮食、加强锻炼才是最重要的。

四、止 泻 药

腹泻是消化道系统疾病常见的症状，其发病基础是胃肠道的分泌、消化、吸收、运动等功能障碍，使消化液分泌量增加，食物不能完全分解，吸收量减少和胃肠蠕动加速等，最终导致粪便性状稀薄和排便次数增加。止泻药物只能缓解症状，不能长期应用。腹泻应根据病因选择不同的药物治疗方案：感染性腹泻以抗感染药物为主；肠道菌群失调所致腹泻可以使用微生态制剂；激惹性腹泻可用蒙脱石或硝苯地平；消化性腹泻可以使用消化酶。

（一）肠蠕动抑制药

洛哌丁胺

洛哌丁胺作用于肠壁的阿片受体，阻止乙酰胆碱和前列腺素的释放，从而抑制肠蠕动，延长肠内容物的滞留时间。可增加肛门括约肌的张力，因此可抑制大便失禁和便急。用于非感染性因素引起的急性或慢性腹泻的对症治疗，感染性腹泻不适合服用。有过敏反应（包括皮疹）、胃肠道不适、恶心呕吐、便秘、倦怠、头晕、口干等不良反应报道，但通常不易与腹泻伴有的症状区别。

地芬诺酯

地芬诺酯是哌替啶的衍生物。对肠道作用类似吗啡，直接作用于肠平滑肌，通过抑制肠黏膜感受器，消除局部黏膜的蠕动反射而减弱蠕动，同时可增加肠的节段性收缩，从而延长肠内容物与肠黏膜的接触，促进肠内水分的吸收。为避免依赖性产生，地芬诺酯现主要和抗胆碱药阿托品制成复方制剂，协同加强对肠管蠕动的抑制作用。主要用于急慢性功能性腹泻及慢性肠炎。

（二）收敛、吸附药

这类药物可用于辅助缓解腹泻、腹胀、食物中毒。常用药物有蒙脱石、鞣酸蛋白、次碳酸铋、药用炭等。

蒙 脱 石

本品为白色粉末，颗粒细小，表面积巨大，能覆盖消化道黏膜，对消化道内的病毒、细菌及其产生的毒素、气体等有极强的固定、抑制作用，使其失去致病作用；此外对消化道黏膜还具有很强的覆盖保护能力，修复、提高黏膜屏障对攻击因子的防御功能，具有平衡正常菌群和局部镇痛作用。用于幼儿消化不良性腹泻、成人腹泻、胃炎、肠炎和肠道菌群失调等。本品与其他药物合用时，应在服用本品前 1h 服用其他药物。

自 测 题

一、选择题

【A 型题】

1. 下列药物配伍不恰当的是

A. 胃蛋白酶 + 稀盐酸

B. 乳酶生 + 阿莫西林

C. 氢氧化铝 + 三硅酸镁

D. 氯化铵＋喷托维林

E. 普萘洛尔＋硝酸甘油

2. 抢救硫酸镁注射过量引起的中毒可使用

A. 氯化钾　　B. 氯化钠

C. 氯化钙　　D. 氯化铵

E. 碘化钠

3. 长期使用可引起阳痿的抗消化性溃疡药是

A. 氢氧化铝　　B. 西咪替丁

C. 哌仑西平　　D. 米索前列醇

E. 硫糖铝

4. 阻断胃壁细胞 H^+ 泵的抗消化性溃疡药是

A. 米索前列醇　　B. 奥美拉唑

C. 丙谷胺　　D. 哌仑西平

E. 西咪替丁

5. 临床口服用于治疗消化性溃疡的前列腺素类药物是

A. 双嘧达莫　　B. 肾上腺素

C. 米索前列醇　　D. 西咪替丁

E. 奥美拉唑

6. 使胃蛋白酶活性增强的药物是

A. 胰酶　　B. 稀盐酸

C. 乳酶生　　D. 奥美拉唑

E. 抗酸药

7. 乳酶生是

A. 胃肠解痉药

B. 抗酸药

C. 干燥活乳酸杆菌制剂

D. 生乳剂

E. 营养剂

8. 抗消化性溃疡药米索前列醇禁用于妊娠妇女，是由于它能引起

A. 子宫收缩作用　　B. 致畸胎作用

C. 反射性盆腔充血　　D. 胃肠道反应

E. 女性胎儿男性化

9. 伴有糖尿病的老年人慢性便秘可选用

A. 硫酸镁　　B. 聚乙二醇 4000

C. 硫酸钠　　D. 蒙脱石

E. 乳果糖

10. 关于硫酸镁的药理作用，下列叙述不正确的是

A. 降低血压　　B. 导泻作用

C. 中枢兴奋作用　　D. 松弛骨骼肌

E. 利胆作用

11. 不宜与抗菌药或吸附剂同时服用的助消化药是

A. 稀盐酸

B. 胰酶

C. 地衣芽孢杆菌活菌胶囊

D. 多潘立酮

E. 西沙必利

12. 严重胃溃疡患者，为避免穿孔，不宜使用的抗酸药物是

A. 氢氧化铝　　B. 氢氧化镁

C. 三硅酸镁　　D. 碳酸氢钠

E. 奥美拉唑

13. 硫酸镁不能用于

A. 排除肠内毒物、虫体

B. 治疗阻塞性黄疸、慢性胆囊炎

C. 治疗子痫

D. 治疗高血压危象

E. 治疗消化性溃疡

14. 既能用于慢性便秘，又能用于肝性脑病患者的是

A. 氢氧化铝　　B. 乳果糖

C. 聚乙二醇 4000　　D. 左旋多巴

E. 奥美拉唑

15. 能选择性抑制中枢和迷走神经传入纤维上的 5-HT 受体，产生强大的止吐作用。对肿瘤化疗、放疗引起的呕吐有极佳作用的是

A. 甲氧氯普胺　　B. 多潘立酮

C. 西沙比利　　D. 东莨菪碱

E. 昂丹司琼

16. 不具有导泻作用的药物是

A. 硫酸镁　　B. 开塞露

C. 比沙可啶　　D. 洛哌丁胺

E. 乳果糖

17. 可引起脂性肺炎的药物是
A. 氢氧化铝　B. 维生素 K
C. 液体石蜡　D. 垂体后叶素
E. 口服去甲肾上腺素

18. 治疗胃炎胃溃疡使用抗微生物药物主要是为了
A. 抑制胃酸分泌
B. 杀灭大肠杆菌
C. 杀灭幽门螺杆菌
D. 抑制胃蛋白酶分泌
E. 促进胃黏液分泌，中和 H^+

【B 型题】

（19 ～ 22 题共用选项）
A. 氢氧化镁
B. 奥美拉唑
C. 胶体碱式枸橼酸铋
D. 西咪替丁
E. 甲硝唑

19. 主要保护胃黏膜的药物是
20. 抑制胃酸分泌作用较强的药物是
21. 有抗雄性激素作用的药物是
22. 主要抗幽门螺杆菌的药物是

（23 ～ 25 题共用选项）
A. 氢氧化铝　B. 哌仑西平
C. 雷尼替丁　D. 奥美拉唑
E. 丙谷胺

23. 阻断 H_2 受体的药物是
24. 阻断 M_1 受体的药物是
25. 抑制 H^+，K^+-ATP 酶活性的药物是

（26 ～ 30 题共用选项）
A. 硫酸镁　B. 乳果糖
C. 聚乙二醇 4000　D. 液体石蜡
E. 比沙可啶

26. 导泻作用剧烈，可引起盆腔充血的
27. 慢性便秘常用，还能降低血氨的药物是
28. 容积性泻药，作用温和，可用于特殊、高危人群伴有便秘的患者，如孕妇、老年人、糖尿病患者的药物是
29. 润滑肠壁，软化粪便，久用影响脂溶性维生素吸收的药物是
30. 注射给药需要密切观察腱反射和呼吸的药物是

（31 ～ 34 题共用选项）
A. 地芬诺酯　B. 山莨菪碱
C. 甲氧氯普胺　D. 蒙脱石
E. 乳酶生

31. 具有止吐作用的药物是
32. 抑制肠蠕动用于止泻的药物是
33. 属于微生态调节剂的药物是
34. 覆盖消化道，与黏膜蛋白结合后增强肠道黏液屏障的药物是

二、填空题

1. 抑制胃酸分泌的药物分______、______、______、______等四大类。
2. 口服中枢抑制药中毒后的导泻可用______。
3. 口服硫酸镁具有______和______作用；注射硫酸镁具有______和______作用。
4. 硫酸镁中毒最早出现的症状是______，还可以引起呼吸抑制，应使用钙剂抢救。

三、简答题

1. 抗消化性溃疡药分为哪几类?
2. 举例说明根治幽门螺杆菌的四联疗法。
3. 简述硫酸镁的药理作用、临床应用和不良反应。

（刘莉萍）

第10章 利尿药和脱水药

学习目标

1. 素质目标　通过对降压药、抗慢性心功能不全药中利尿药的复习，培养学生横向联系的能力，激发学生的学习热情。

2. 知识目标　掌握呋塞米、氢氯噻嗪、螺内酯和甘露醇的临床应用和不良反应；了解其他利尿药和脱水药的作用特点。

3. 能力目标　根据利尿药和脱水药的作用特点，能够分析含有利尿药和脱水药的处方的合理性。

第1节　利　尿　药

利尿药是一类作用于肾脏，通过增加电解质和水的排出，使尿量增多的药物。临床主要用于治疗各种原因引起的水肿。

一、利尿药的作用机制及分类

（一）利尿药的作用机制

尿液的生成是经肾小球的滤过、肾小管和集合管的重吸收与分泌而实现的。正常人99%的原尿被肾小管和集合管重吸收，仅有1%成为终尿排出体外。常用利尿药主要是通过影响肾小管和集合管的重吸收而发挥利尿作用。

各类利尿药的作用部位及作用机制如图10-1所示。

（二）利尿药的分类

常用利尿药根据它们的利尿效能分为三类，见表10-1。

表10-1　利尿药的分类

分类	代表药物	作用部位
高效能利尿药	呋塞米、依他尼酸、布美他尼	髓袢升支粗段的皮质部与髓质部
中效能利尿药	氢氯噻嗪	髓袢升支粗段的皮质部和远曲小管起始部分
低效能利尿药	螺内酯、氨苯蝶啶、阿米洛利	远曲小管和集合管

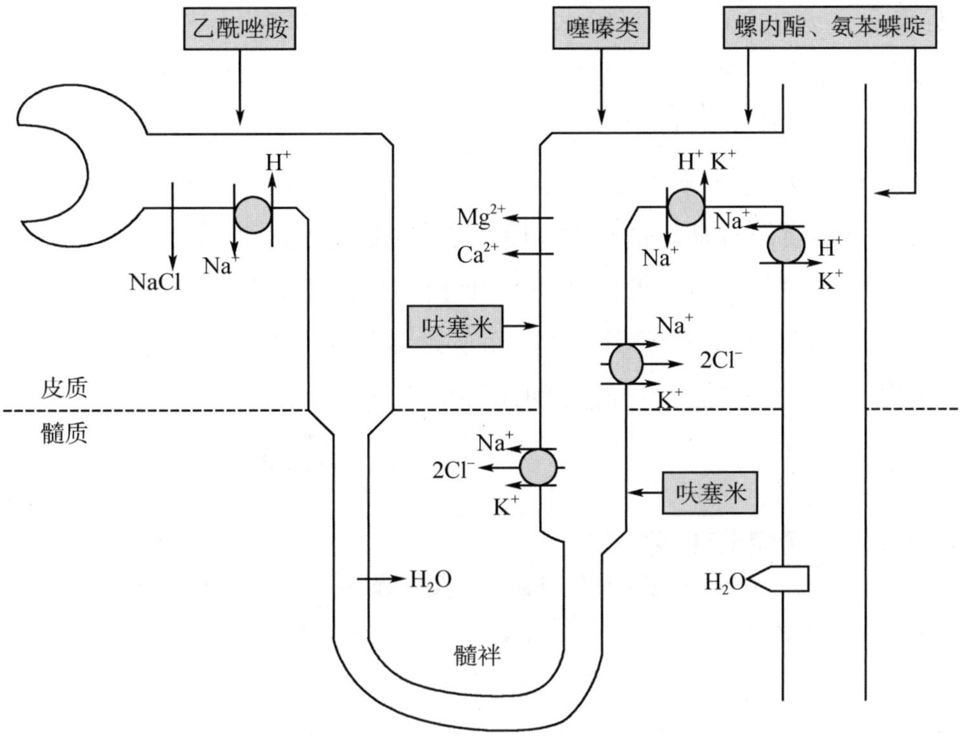

图 10-1　利尿药的作用部位及作用机制

二、常用利尿药

（一）高效能利尿药

呋　塞　米

【药理作用】

1. 利尿作用　作用于髓袢升支粗段的髓质与皮质部，可使肾的稀释功能与浓缩功能降低。

2. 扩张血管　扩张肾血管，降低肾血管阻力，使肾血流量尤其是肾皮质深部血流量增加；扩张肺部容量静脉，降低肺毛细血管通透性，加上其利尿作用，使回心血量减少，左心室舒张末期压力降低。

【临床应用】

1. 治疗各类严重水肿　包括严重的心、肝、肾性水肿；静脉给药或与其他药物合用，可治疗急性肺水肿和急性脑水肿。是治疗急性肺水肿的常用药物。

2. 治疗急、慢性肾衰竭　由于利尿作用强大、迅速，可使阻塞的肾小管得到冲洗，减少肾小管的萎缩、坏死。因降低肾血管阻力，增加肾血流量，可提高肾小球滤过率，也使尿量增多。

3. 加速毒物排出　对急性药物中毒的患者，配合静脉输液可加速毒物随尿排出。

4. 其他　用噻嗪类药物疗效不佳的高血压，尤其是伴有肾功能不全或出现高血压危象时，尤为适用。此外也可用于高钾血症、高钙血症等。

【不良反应】

1. 水与电解质紊乱 最常见，常为过度利尿所引起，表现为低血容量、低血钾、低血钠、低氯血症等。其中低血钾最为多见。长期应用还可引起低镁血症。

2. 耳毒性 长期大剂量静脉给药，可引起耳鸣、听力下降或耳聋。当肾功能不全时更易出现。避免与易损伤听神经的药物如氨基糖苷类抗生素合用。

3. 胃肠道反应 常见的有恶心、呕吐、上腹不适及胃肠道出血等。

4. 其他 长期用药可引起高尿酸血症而诱发或加重痛风。少数患者可发生粒细胞减少、血小板减少、溶血性贫血、过敏性间质性肾炎等。

考点 呋塞米的临床应用和不良反应

链 接 不产生兴奋作用的"兴奋剂"

兴奋剂英语为dope。由于早期运动员为提高成绩而服用的药物大多属于兴奋剂类，所以尽管后来被禁用的药物并不都具有兴奋性（如利尿药），甚至有的还具有抑制性（如β受体阻滞剂），但国际上仍习惯将禁用药物统称为兴奋剂。在体育运动中，利尿药常被用于迅速减轻体重和逃避兴奋剂检查。拳击、举重、摔跤和柔道这一类项目的运动员，在比赛前使用利尿药可快速减轻体重，以取得参加较低体重级别比赛的资格而获得较好的名次。服用利尿药的另一个目的是尽快排尿以降低尿中禁用药物的浓度从而逃避药检。

（二）中效能利尿药

噻嗪类是临床常用的一类口服利尿药。本类药物临床最为常用的是氢氯噻嗪。氯噻酮和吲达帕胺是非噻嗪类药物，其药理作用与噻嗪类相似。

氢氯噻嗪

【药理作用】

1. 利尿作用 作用于髓袢升支粗段皮质部和远曲小管起始部位，抑制 Na^+、Cl^- 的重吸收。因只影响尿的稀释过程，故利尿作用弱于呋塞米。

2. 抗利尿作用 明显减少尿崩症患者的尿量。其机制不清，可能与 Na^+ 排出增多、血浆渗透压下降、口渴感减轻等因素有关。

3. 降压作用 常作为基础降压药，与其他降压药合用治疗高血压。

【临床应用】

1. 治疗水肿 用于各种原因引起的轻、中度水肿。对心源性、肾源性水肿疗效较好。

2. 治疗高血压 多与其他降压药合用。

3. 治疗尿崩症 主要用于肾性尿崩症及加压素无效的垂体性尿崩症。

【不良反应】

1. 电解质紊乱 低血钾最为常见，和高效能利尿药同属于排钾利尿药。

2. 高尿酸 痛风患者慎用。

3. 高血糖 长期使用可降低糖耐量，使血糖升高。糖尿病患者慎用。

4. 高血脂　可引起血低密度脂蛋白和甘油三酯含量升高，高密度脂蛋白含量降低。

5. 其他　胃肠道反应、过敏反应、高钙血症等。

案例 10-1

郝某，女，61 岁。患慢性心功能不全 6 年。近期出现劳累后呼吸困难，下肢水肿。医生给予地高辛和氢氯噻嗪治疗。1 周后，患者呼吸困难和水肿症状明显减轻，但出现了心悸。心电图提示：多源性室性早搏。

问题： 1. 室性早搏出现的原因可能是什么？

2. 医生处方是否合理？

（三）低效能利尿药

本类药物主要有螺内酯、氨苯蝶啶、阿米洛利。

螺　内　酯

【药理作用】　螺内酯的化学结构与醛固酮相似，作用于远曲小管和集合管，与醛固酮竞争醛固酮受体，表现为排钠留钾的利尿作用，故又称保钾利尿药。

【临床应用】　主要用于治疗与醛固酮增多有关的顽固性水肿，如慢性充血性心力衰竭、肾病综合征等引起的水肿或肝硬化腹水。

【不良反应】

1. 高钾血症　单独使用本药、进食高钾饮食、使用钾剂或含钾药物如青霉素钾等，以及存在肾功能损害、少尿、无尿时更容易发生。合用排钾利尿药可减少高血钾发生。

2. 胃肠道反应　出现恶心、呕吐、胃痉挛和腹泻等症状。

3. 其他　低钠血症、抗雄性激素作用等。

考点　氢氯噻嗪和螺内酯的作用和临床应用、不良反应

氨苯蝶啶和阿米洛利

氨苯蝶啶及阿米洛利直接抑制远曲小管和集合管对 Na^+ 的重吸收，使 Na^+、Cl^- 和水排出量增加而利尿。由于 Na^+ 的重吸收被抑制，Na^+-K^+ 交换随之减少，故 K^+ 排出减少，为保钾利尿药。单用时利尿作用较弱，常与高效能或中效能利尿药合用治疗心、肝、肾性水肿。

不良反应较少，偶有恶心、呕吐、腹泻、头痛、口干、嗜睡、皮疹等。长期使用可致高血钾，高钾血症患者禁用。

常用利尿药特点比较，见表 10-2。

表 10-2　常用利尿药特点比较

分类	药物	对血钾的影响	主要用途	主要不良反应
高效能利尿药	呋塞米、布美他尼	↓	①严重水肿；②防治肾衰竭；③加速毒物排出	电解质紊乱；耳毒性
中效能利尿药	氢氯噻嗪	↓	①轻、中度水肿；②尿崩症；③高血压	电解质紊乱
低效能利尿药	螺内酯、氨苯蝶啶、阿米洛利	↑	与高、中效利尿药合用治疗水肿	高钾血症

利尿药歌诀

呋塞米，强利尿，肺脑水肿都需要，肾衰排毒也有效。尿酸高，耳毒强，钾钠镁氯低损肠；噻嗪中效最常用，利尿降压尿崩控，高脂糖酸低钾重；螺内对抗醛固酮，钾高常与噻嗪行。

第2节 脱 水 药

脱水药又称渗透性利尿药，是一类静脉注射给药后，能迅速提高血浆渗透压，使组织脱水的药物。脱水药的共同特点是：①不易通过毛细血管进入组织；②在体内不被或少被代谢；③易经肾小球滤过，不易被肾小管重吸收。常用的药物有甘露醇、山梨醇和高渗葡萄糖等。

甘 露 醇

甘露醇是临床最常用的脱水药物，临床用其 20% 的高渗溶液。

【药理作用】

1. 脱水作用 静脉给药后能迅速提高血浆渗透压，可使组织内、脑脊液或房水中过多的水转移至血液而呈现脱水作用，降低颅内压和眼压。

2. 利尿作用 静脉给药后，利尿作用主要与下列因素有关：一方面因增加血容量，使肾小球滤过率增加；另一方面经肾小球滤过后，几乎不被肾小管重吸收，使管腔液中渗透压升高，从而减少水的重吸收，产生利尿作用；此外，还能增加肾血流量。

【临床应用】

1. 脑水肿和青光眼 用于各种原因所致的脑水肿，降低颅内压，安全有效，常作为首选药；也可用于青光眼急性发作和青光眼的术前准备。

2. 预防急性肾衰竭 急性肾衰竭早期使用，甘露醇可迅速产生利尿、脱水和增加肾血流的作用，从而改善肾衰竭症状，防止肾小管萎缩、坏死，保护肾脏功能。

3. 术前肠道准备 口服甘露醇在肠道中不易吸收，发挥容积性泻药的作用。

4. 作为辅助性利尿措施治疗肾病综合征、肝硬化腹水，尤其是当伴有低蛋白血症时。

5. 对某些药物过量或毒物中毒（如巴比妥类药物、锂盐、水杨酸盐和溴化物等），可促进上述物质的排泄，并防止肾毒性。

6. 作为冲洗剂，应用于经尿道内做前列腺切除术。

【不良反应】

1. 水和电解质紊乱最为常见。

2. 快速大量静脉注射甘露醇可引血容量迅速大量增多（尤其是急、慢性肾衰竭时），导致心力衰竭（尤其有心功能损害时）、稀释性低钠血症，偶可致高钾血症。

3. 不适当的过度利尿导致血容量减少，加重少尿；寒战、发热；外渗可致组织水肿、皮肤坏死；过敏引起皮疹、荨麻疹、呼吸困难、过敏性休克；头晕、视物模糊；高渗引起口渴。

【禁忌证】

1. 已确诊为急性肾小管坏死的无尿患者，包括对试用甘露醇无反应者，因甘露醇积聚会引起血容量增多，加重心脏负担。

2. 严重失水者。

3. 颅内活动性出血者，因扩容加重出血，但颅内手术时除外。

4. 急性肺水肿，或严重肺淤血。

考点 甘露醇的作用和临床应用、使用注意事项

山　梨　醇

山梨醇为甘露醇的同分异构体，临床用其 25% 高渗溶液。作用和临床应用与甘露醇相似。由于山梨醇进入体内后，部分转化为果糖而影响其脱水作用，故疗效不如甘露醇。

高渗葡萄糖

50% 葡萄糖静脉注射可产生高渗性利尿和脱水作用。因葡萄糖部分可进入组织细胞参与代谢，故脱水作用较弱，持续时间较短。目前较少应用，主要用于脑水肿和急性肺水肿，常与甘露醇交替使用。

第 3 节　调节水和电解质平衡的药物

水、电解质代谢紊乱在临床上十分常见。许多系统的疾病，一些全身性的病理过程，都可以引起或伴有水、电解质代谢紊乱；外界环境的某些变化，某些医源性因素如药物使用不当，也常可导致水、电解质代谢紊乱。如果得不到及时的纠正，水、电解质代谢紊乱本身又可使全身各系统特别是心血管系统、神经系统的生理功能和机体的物质代谢发生相应的障碍，严重时可致死亡。调节水和电解质平衡的药物常用的有氯化钠、葡萄糖、氯化钾、碳酸氢钠等。

氯　化　钠

【药理作用】　氯化钠中的 Na^+ 是人体细胞外液的主要阳离子，是维持血容量和细胞外液渗透压的主要成分，也是维持细胞兴奋性、神经肌肉应激性的必要离子。

【临床应用】

1. 低钠综合征　Na^+ 大量丢失可引起低钠综合征，表现为全身虚弱、表情淡漠、肌肉痉挛、循环障碍等，重则谵妄、昏迷甚至死亡。常见于大量失血、大面积烧伤、利尿过度等。

2. 脱水或休克　补充血容量纠正脱水。

3. 其他　0.9% 氯化钠注射液（生理盐水）可用于稀释药物、冲洗创面。

【不良反应】　过量输入可致高钠血症，引起组织水肿。已有酸中毒者如大量应用，

可引起高氯性酸中毒。心、脑、肾功能不全及血浆蛋白过低者慎用；肺水肿患者禁用。

氯 化 钾

【药理作用】 K^+ 是细胞内的主要阳离子，其浓度为 150 ～ 160mmol/L，而细胞外的主要阳离子是 Na^+，血清钾浓度仅为 3.5 ～ 5.0mmol/L。机体主要依靠细胞膜上的 Na^+，K^+-ATP 酶来维持细胞内外的 K^+、Na^+ 浓度差。K^+ 是维持神经肌肉兴奋性和心肌正常生理功能所必需的离子，还参与糖、蛋白质、能量代谢及调节酸碱平衡。

【临床应用】

1. 低钾血症 用于严重呕吐、腹泻、禁食，长期大量使用排钾利尿药和糖皮质激素引起的低钾血症。

2. 心律失常 用于防治强心苷中毒引起的快速型心律失常。

【不良反应】

1. 胃肠道反应 口服可引起恶心、呕吐，严重者可损伤消化道黏膜。应稀释后饭后服用。

2. 心脏反应 注射过快、剂量过大可引起心律失常甚至心脏停搏。

【用药指导】

1. 见尿补钾 每天尿量大于 500ml 或每小时尿量大于 30ml 时才能补钾。无尿或血钾高者禁用。

2. 能口服补钾的尽量口服。

3. 不能静脉推注。

4. 静脉滴注时，浓度不宜超过 3.4g/L（45mmol/L），补钾速度不超过 0.75g/h（10mmol/h），每日补钾量为 3 ～ 4.5g（40 ～ 60mmol）。治疗严重低钾引起的心律失常可增至 0.5% ～ 1.0%。静脉滴定过程中需要检测血钾浓度。

考点 补钾的注意事项

碳酸氢钠

【药理作用】 碳酸氢钠，也叫小苏打，重碳酸钠。碳酸氢钠在体内可解离为 Na^+ 和 HCO_3^-，HCO_3^- 与血中 H^+ 结合生成 H_2CO_3，再分解成水和二氧化碳，使 H^+ 减少，碱化了体液和尿液。

【临床应用】

1. 代谢性酸中毒 用于治疗代谢性酸中毒，以及呼吸性酸中毒合并代谢性酸中毒。

2. 碱化尿液 用于巴比妥类、阿司匹林等弱酸性药物中毒的解救；与磺胺药同服，可减少磺胺结晶析出，防治肾损害；可增强氨基糖苷类抗生素对泌尿系统感染的疗效。

3. 中和胃酸 口服后能迅速中和过多的胃酸，可与其他药物组成复方制剂用于治疗消化系统疾病。

【不良反应】 过量使用可引起代谢性碱中毒。可加重水钠潴留、低血钾。充血性心力衰竭、肾衰竭、低钾患者慎用。

乳 酸 钠

乳酸钠在体内经肝脏氧化生成二氧化碳和水，两者在碳酸酐酶催化下生成碳酸，再解离成 HCO_3^-，碱化体液而发挥作用。

临床上用于治疗代谢性酸中毒。因为乳酸钠的终末代谢产物为碳酸氢钠，故纠正酸中毒不及碳酸氢钠作用迅速和稳定，现已少用。但在高钾血症伴酸中毒时，由于乳酸钠可纠正酸中毒并使 K^+ 自血液及细胞外液进入细胞内，故仍以使用乳酸钠为宜。过量应用乳酸钠可致代谢性碱中毒。肝功能不全、缺氧及乳酸性酸中毒者禁用。本药不宜用氯化钠溶液稀释，以免形成高渗溶液。

调节水和电解质平衡的药物还有氯化钙、乳酸钙等，临床上这类药物的复方制剂应用很多，见表 10-3。

表 10-3 常用的调节水和电解质平衡的复方制剂

制剂名称	组成	主要用途
复方氯化钠（林格液）	氯化钠、氯化钾、氯化钙、乳酸钠	代替生理盐水
口服补液盐（ORS）	氯化钠、氯化钾、碳酸氢钠、葡萄糖	轻度急性腹泻
复方氯化钾	氯化钠、氯化钾、乳酸钠	代谢性酸中毒及低血钾

自 测 题

一、选择题

【A 型题】

1. 急性肺水肿应选用
   A. 螺内酯　B. 甘露醇
   C. 呋塞米　D. 氢氯噻嗪
   E. 高渗糖
2. 通过拮抗醛固酮而产生利尿作用的是
   A. 螺内酯　B. 阿米洛利
   C. 氢氯噻嗪　D. 呋塞米
   E. 布美他尼
3. 具有抗利尿作用的药物是
   A. 布美他尼　B. 氢氯噻嗪
   C. 螺内酯　D. 甘露醇
   E. 氨苯蝶啶
4. 下列药物能使心力衰竭患者症状加重的是
   A. 甘露醇　B. 呋塞米
   C. 氨苯蝶啶　D. 氢氯噻嗪
   E. 螺内酯
5. 不宜与氨基糖苷类抗生素合用的药物是
   A. 阿米洛利　B. 螺内酯
   C. 呋塞米　D. 氢氯噻嗪
   E. 甘露醇
6. 下列药物中，最常用于降低血压的是
   A. 螺内酯　B. 阿米洛利
   C. 呋塞米　D. 氢氯噻嗪
   E. 布美他尼
7. 应用高效能利尿药消除水肿时，应及时补充
   A. 钾盐　B. 钙盐
   C. 镁盐　D. 钠盐
   E. 葡萄糖
8. 久用可引起高钾血症的药物是
   A. 甘露醇　B. 呋塞米
   C. 山梨醇　D. 氢氯噻嗪
   E. 螺内酯

9. 脑水肿患者为降低颅内压最好选用
   A. 甘露醇　　B. 呋塞米
   C. 高糖　　D. 氢氯噻嗪
   E. 氯化钾
10. 儿童轻度腹泻患者，为纠正脱水应选择
   A. 静脉滴注 0.9% 氯化钠溶液
   B. 蒙脱石散口服
   C. 口服补液盐
   D. 使用大量抗菌药物
   E. 静脉滴注复方氯化钠
11. 氢氯噻嗪的不良反应不包括
   A. 高钙血症　　B. 高尿酸血症
   C. 低钾血症　　D. 高血糖
   E. 耳毒性

【B 型题】

（12 ～ 14 题共用选项）
   A. 螺内酯　　B. 山梨醇
   C. 呋塞米　　D. 氢氯噻嗪
   E. 甘露醇
12. 作用于髓袢升支粗段的皮质部和远曲小管起始部分的药物是
13. 作用于远曲小管和集合管的药物是
14. 能竞争醛固酮受体的药物是

二、填空题

1. 排钾利尿药包括 ________ 和 ________ 两类。
2. 氢氯噻嗪的临床应用有 ____________、____________ 和 ____________。

三、简答题

1. 试述呋塞米、氢氯噻嗪的药理作用和主要不良反应。
2. 常用脱水药有哪些？其临床应用是什么？
3. 简述临床补充氯化钾的注意事项。

（罗玉琳）

第11章
作用于生殖系统的药物

学习目标

1. 素质目标　珍爱生命，爱惜自己的身体，利用所学的知识为他人、为自己保驾护航。

2. 知识目标　熟悉缩宫素的作用特点、临床应用及不良反应。熟悉麦角新碱、前列腺素的作用特点、临床应用及不良反应；了解子宫平滑肌抑制药、性激素类药。

3. 能力目标　熟练掌握根据患者所患生殖系统疾病推荐合适药品的技能；学会指导患者正确使用作用于生殖系统药物；会运用作用于生殖系统药物的理论知识，解决患者的合理用药咨询。

第1节　子宫平滑肌兴奋药和抑制药

一、子宫平滑肌兴奋药

案例 11-1

李女士，31岁。1h前行剖宫产术产一女婴，手术顺利。术后患者血压、脉搏正常，子宫恢复良好，返回病房。现突然出现阴道出血量增多，并伴有血块。查体：患者神志清晰，精神良好，无贫血貌。下腹部切口处无渗出，宫底脐上一指，轮廓清晰，T36.8℃，P75次/分，BP100/65mmHg。诊断：产后出血。

问题：1. 此患者应选用哪种药物？

2. 应用时应注意哪些问题？

子宫平滑肌兴奋药是一类选择性兴奋子宫平滑肌的药物。临床常用药物有缩宫素、麦角新碱、前列腺素类。

缩　宫　素

缩宫素（又称催产素）是由脑垂体后叶分泌的一种激素。临床使用的缩宫素可从动物牛、猪的脑垂体提取，也可人工合成。

【体内过程】　口服易被消化酶破坏失效，多采用注射给药，也可经口腔、鼻黏膜给药。肌内注射3～5min起效，作用持续20～30min，半衰期为5～12min。静脉注射作用快，持续时间短，故需静脉滴注维持疗效。大部分被肝脏破坏，少部分经肾脏排出。

【药理作用】

1. 兴奋子宫　缩宫素可直接兴奋子宫平滑肌，使子宫收缩加强，频率加快。其作用强度及性质与以下因素有关。

（1）用药剂量　小剂量（2.5～5U）可引起子宫体节律性收缩，振幅增大，张力增加，与正常分娩收缩相似，有利于胎儿娩出。大剂量（5～10U）可引起子宫强直性收缩，易引起胎儿宫内窒息或子宫破裂。

（2）子宫部位　缩宫素对子宫体兴奋性强，对子宫颈作用弱。当宫体收缩时，宫颈平滑肌被动扩张，有利于胎儿娩出。

（3）女性激素水平　孕激素可降低子宫平滑肌对缩宫素的敏感性。妊娠早期，体内孕激素水平高，子宫对缩宫素不敏感；雌激素可增加子宫平滑肌对缩宫素的敏感性。妊娠后期，雌激素水平逐渐升高，可提高子宫平滑肌对缩宫素的敏感性，临产时最敏感，有利于胎儿娩出。

2. 促进排乳　兴奋乳腺平滑肌，使乳腺导管收缩，促进排乳。

3. 其他　大剂量可扩张血管，引起血压下降，并有轻度抗利尿作用。

【临床应用】

1. 催产和引产　小剂量缩宫素静脉滴注适用于产道、胎位正常宫缩乏力的产妇，促进分娩。对于死胎、过期妊娠或患有心脏病、肺结核等严重疾病须终止妊娠者，可用其引产。用于催产和引产时，必须注意以下两点：①严格掌握剂量和滴速，严密观察用药过程中宫缩及胎心情况，及时调整给药速度。②严格掌握禁忌证，凡产道异常、胎位不正、头盆不称、前置胎盘、三次以上的经产妇或有剖宫产史者禁用。

2. 产后止血　大剂量肌内注射，可引起子宫平滑肌强直性收缩，压迫子宫肌层内血管而止血。

【不良反应】　本药不良反应较少，偶见恶心、呕吐、心律失常及过敏反应等。剂量过大、滴速过快可引起子宫强直性收缩，导致胎儿宫内窒息或子宫破裂。

麦角新碱

麦角中含有多种生物碱，包括麦角新碱、麦角胺、麦角毒。麦角胺能收缩脑血管，降低脑动脉搏动幅度，常与咖啡因合用治疗偏头痛。

【药理作用与临床应用】　麦角新碱选择性兴奋子宫平滑肌，使子宫收缩。其作用的强弱与子宫的生理状态和用药剂量有关。其特点是：①妊娠子宫比未孕子宫敏感，临产时或新产后的子宫最为敏感；②兴奋子宫平滑肌作用强大，迅速而持久，剂量稍大即可引起子宫平滑肌强直性收缩。③对子宫体和子宫颈都有很强的收缩作用，故禁用于催产和引产。

用于治疗产后子宫出血和子宫复旧不全、月经过多等。

【不良反应】　恶心、呕吐、头晕、面色苍白、血压升高等。偶见过敏反应，严重者出现呼吸困难、血压下降。

考点　缩宫素和麦角新碱的作用和临床应用的区别

前列腺素类

作为子宫平滑肌兴奋药使用的前列腺素类药物有米索前列醇、卡前列素等。

【药理作用和临床应用】　该类药物对妊娠各期子宫均有明显的兴奋作用。临产前的子宫对其更为敏感，兴奋子宫作用与正常分娩时相似，使子宫体节律性收缩，子宫颈松弛，促进胎儿娩出，可用于足月或过期妊娠的引产；对妊娠早、中期子宫也能引起高频率和大幅度的收缩，产生流产效果，用于终止早期或中期妊娠。有的药物能促进黄体萎缩、溶解，促进子宫收缩，产生抗早孕作用。米索前列醇与米非司酮序贯应用引产目前已成为中期引产的主要方法之一，能较好地替代钳刮与羊膜腔穿刺术等手术操作，是一种安全有效的引产方法。

【不良反应】 本类药物可引起恶心、呕吐、腹痛、腹泻等胃肠道兴奋症状，少数人可出现头晕、头痛、体温升高等。支气管哮喘、青光眼、严重心脏病和过敏者禁用。

考点 前列腺素类兴奋子宫药主要临床应用

二、子宫平滑肌抑制药

子宫平滑肌抑制药是一类松弛子宫平滑肌，预防早产的药物。临床常用 β_2 受体激动剂利托君，此药安全且疗效可靠；也可选用其他 β_2 受体激动剂、钙通道阻滞剂、硫酸镁、前列腺素合成酶抑制剂等。

第 2 节　性激素类药

性激素包括雌激素、孕激素和雄激素，属甾体类化合物。目前临床应用的性激素类药物是人工合成品及其衍生物。常用的避孕药大多属于雌激素与孕激素的复合制剂。性激素的分泌受下丘脑、垂体前叶的调节。

一、雌激素与抗雌激素类药

女性卵巢的卵泡所分泌的雌激素主要是雌二醇，活性最强，也分泌少量雌酮。血浆和尿中的雌三醇是它们的代谢产物。天然雌激素活性较低，目前临床常用的雌激素类药物有炔雌醇、炔雌醚、己烯雌酚和己烷雌酚等。

【药理作用和临床应用】

1. 对生殖系统的作用　对未成年女性，雌激素能促使第二性征和性器官的发育成熟。对成年女性，雌激素除能保持女性性征外，还可使子宫内膜增生，在孕激素的协同作用下，使子宫内膜产生周期性变化，从而引起月经周期，并提高子宫对缩宫素的敏感性。用于治疗卵巢功能不全和闭经、功能性子宫出血和绝经期综合征。

2. 较大剂量的雌激素，可作用于下丘脑 - 垂体系统，抑制促性腺激素分泌，从而抑制排卵和泌乳，还能对抗雄激素的作用。用于退乳（回乳）和回乳后发生的乳房胀痛、绝经期后乳腺癌，但绝经期前乳腺癌患者禁用。还可用于治疗前列腺癌和痤疮等。与孕激素合用用于避孕。

3. 对代谢的影响　有轻度水钠潴留作用，增加骨骼钙盐的沉积，加速骨骺闭合，对老年性骨质疏松有一定疗效。

【不良反应】 常见的有恶心、呕吐、头晕等；长期大量应用可引起子宫内膜过度增生，可增加子宫内膜癌的发生率。绝经期后妇女用雌激素可使子宫内膜癌的发生率增加 5 ～ 7 倍，且与所用剂量和时间有关。妊娠早期使用可使胎儿发育异常，还可引起高血压、水肿。

抗雌激素类药物能阻断雌激素受体，拮抗雌激素作用，常用的药物有他莫昔芬和氯米芬。前者能和乳腺细胞的雌激素受体结合，抑制依赖雌激素才能生长的肿瘤细胞，用于绝经期后发病的晚期乳腺肿瘤患者；后者能拮抗雌激素的负反馈调节作用，促进腺垂体分泌促性腺激素，从而诱使排卵。主要用于功能性不孕症、功能性子宫出血、晚期乳腺癌及长期应用避孕药引起的闭经等。连续应用此类药物可能引起卵巢肥大，卵巢囊肿患者禁用。

二、孕激素类与抗孕激素类药

孕激素主要由卵巢黄体分泌。妊娠 3 个月后，黄体逐渐萎缩，此时胎盘开始分泌孕激素直至分娩。从黄体分泌出的天然孕激素为黄体酮（又称孕酮），黄体酮口服后在胃肠道及肝脏迅速破坏，故必须注射给药。人工合成的孕激素如炔诺酮、甲地孕酮等可口服，在肝内破坏慢，作用较强而持久，是口服避孕药的主要成分。

【药理作用和临床应用】

1. 生殖系统作用　月经后期，孕激素使子宫内膜继续增厚、充血，腺体增生，由增殖期转为分泌期，有利于受精卵的着床和胚胎的发育。抑制子宫收缩，降低子宫对缩宫素的敏感性，起到保胎作用。大剂量孕激素能抑制垂体前叶黄体生成素的分泌，从而抑制卵巢的排卵，还可促使乳腺腺泡发育，为哺乳做准备。用于治疗功能性子宫出血、先兆性流产和习惯性流产；痛经和子宫内膜异位症；与雌激素合用用于避孕。因大剂量孕激素可使子宫内膜癌细胞分泌耗竭而退化，对子宫内膜癌有一定疗效。

2. 代谢　孕激素化学结构与醛固酮相似，可竞争性对抗醛固酮，产生保钾排钠的利尿作用。

3. 升高体温　可轻度升高体温，使月经周期中期排卵时体温较平时升高约 0.5℃。

【不良反应】 较少，偶见恶心、呕吐、头痛、乳房肿瘤及腹痛等。孕妇应用黄体酮有时可致胎儿生殖器畸形。

抗孕激素类药米非司酮是孕激素受体的阻滞剂。能对抗黄体酮对子宫内膜的作用，具有抗着床及抗早孕作用。

三、雄激素类和同化激素类药

天然雄激素主要是睾丸间质细胞和肾上腺皮质分泌的一类类固醇激素，包括睾酮（睾丸素）等。目前临床应用较多的为睾酮及其衍生物，如甲睾酮、丙酸睾酮等。

【药理作用和临床应用】

1. 生殖系统作用　促进男性性器官和男性性征的发育，抑制垂体前叶分泌促性腺素，并有对抗雌激素的作用。临床用于睾丸功能不全、功能性子宫出血，对晚期乳腺癌、卵巢癌也有一定疗效。

2. 同化作用　有一些睾酮的衍生物其雄激素作用较弱，而蛋白同化作用增强，称为同化激素，如苯丙酸诺龙等。能促进肌肉增长，体重增加，减少蛋白质分解（异化作用），降低氮质血症发生率。同时有水、钠、钙、磷潴留现象。用于久病虚弱、老年性骨质疏松。

3. 刺激骨髓造血功能　大剂量雄激素可以刺激骨髓造血功能，使红细胞、白细胞数量增加，尤其是红细胞生成较快，因此可用于治疗再生障碍性贫血及其他贫血。

【不良反应】　女性患者长期用药有男性化倾向；肾炎、肾病综合征及心力衰竭患者应慎用。孕妇、前列腺癌患者禁用。

第 3 节　避　孕　药

避孕药有女性口服避孕药、外用避孕药和男性口服避孕药。避孕药的主要作用是抑制排卵，并改变子宫颈黏液黏稠度，使精子不易穿透，或抑制子宫内膜腺体发育及糖原分泌，破坏着床微环境，或是改变子宫和输卵管的活动方式，阻碍受精卵的运送。作用机制是多环节和多方面的，且因其所含成分、制剂、剂量和用法的不同而不同。如雌激素和孕激素的复方制剂以抑制排卵为主，小剂量孕激素以阻碍受精为主，大剂量孕激素以抗着床为主。

一、女性避孕药

生殖是一个复杂的生理过程，包括精子和卵子的形成与成熟、排卵、受精、着床及胚胎发育等多个环节。阻断其中任何一个环节均可达到避孕或终止妊娠的目的。而这些环节大多数都发生在女性体内，所以目前常用的避孕药物大多供女性使用。

1. 主要抑制排卵的避孕药物　见表 11-1。

2. 主要干扰受精卵着床的避孕药　这类避孕药物主要发挥抗受精卵着床作用，又称为抗受精卵种植避孕药。服用时间不受经期限制。此类药在排卵前服，通过对丘脑下部的负反馈作用，可抑制排卵，并可使宫颈黏液变得黏稠而厚，不利于精子穿透。在排卵后用药，可使子宫内膜发生一种非特异性分泌变化，与正常周期子宫内膜的变化不相符合，因而不利于受精卵的着床，从而达到避孕效果。常用药物有甲地孕酮片和炔诺酮片等。

表 11-1 主要抑制排卵的避孕药

药物名称	成分	用法	作用	不良反应
复方炔诺酮片	醋酸炔诺酮、炔雌醇	从月经周期第5天开始，每晚服1片，连服22天，不能间断，如有漏服应次晨补服。停药后3～4天发生撤药后出血，停药7天仍未来月经者，应立即开始服下一周期药物	雌激素抑制下丘脑促性腺激素释放激素的释放，从而减少卵泡刺激素的分泌，使卵泡的生长成熟受抑制，同时孕激素又抑制黄体生成素的释放，两者协同作用而抑制排卵	①类早孕反应；②子宫不规则出血；③闭经；④乳汁减少；⑤凝血功能亢进
复方醋酸甲地孕酮片	甲地孕酮、炔雌醇			
去氧孕烯炔雌醇片	炔雌醇、去氧孕烯	月经周期第1天开始服1片，连服21天，停药7天，第8天开始服下一个周期		
复方甲地孕酮注射液	醋酸甲地孕酮、雌二醇	第一周期：注射两次，分别于月经来潮当天算起的第5天和第12天各注射一支 第二周期：按第二次注射日期计算，每隔30～31天注射一支，或于每月行经第10～12天注射一支		

考点 短效避孕药的服用方法

3. 紧急避孕药　是在无保护性生活后，或觉察到避孕措施失败（避孕套破裂、滑落、漏服避孕药等）后采用的一种紧急避孕措施，以起到预防非意愿妊娠的发生。

紧急避孕药的作用机制是抑制排卵或阻止受精卵着床，使宫颈黏液黏稠度增加，精子穿透阻力增大等。紧急避孕药主要有两种，一种是抗孕激素类药米非司酮片，常见的有左炔诺孕酮滴丸、左炔诺孕酮片、米非司酮制剂等，均为处方药。其优点是在性生活后 72h 内规律服用，可有效避免受孕。

服用紧急避孕药需要注意：①紧急避孕药只能对前一次性生活有事后避孕作用，服药后不能再有无防护措施的性交。如果在服药期间又有无防护性交，时间要重新推算。②有些女性用药后会有点滴出血，一般无须处理，但少量阴道出血不是避孕成功的标志。多数妇女月经会按时来潮，也有一部分妇女月经提前或延迟。如果月经延迟1周，应该做尿妊娠试验，以明确是否是紧急避孕失败。③服药后1h内若发生呕吐，应尽快补服1次。④紧急避孕药只能偶尔使用，不能代替常规避孕方法。建议紧急避孕药每年使用不要超过三次，每月最多使用一次。⑤已经妊娠的妇女禁用紧急避孕药，因为紧急避孕药对已经确立的妊娠没有流产作用。⑥服药越早，防止非意愿妊娠的效果越好。

二、男性避孕药

棉酚是棉花根、茎和种子中所含的一种黄色酚类物质。其作用部位在睾丸生精小管的生精上皮，抑制生精过程，使精子数量减少直至无精子生成。停药后多在3个月内生精能力恢复正常，且不影响性功能。每天 20mg，节育有效率可达 99% 以上。

其他男用避孕药还有孕激素 - 雄激素复合剂、环丙氯地孕酮等。

【不良反应】　有乏力、食欲减退、恶心、呕吐、肝功能改变等。约 1% 服药者在服药期间可发生低血钾、肌无力症状。

第 4 节　治疗良性前列腺增生药

良性前列腺增生（BPH），也称前列腺肥大，是老年男性的常见病，通常在 50 岁左右发病。增生的前列腺压迫尿道或引起膀胱尿道口梗阻，出现尿频、进行性排尿困难，甚至尿潴留。可分为早、中、晚期，早期主要是尿频、尿急、尿血、尿流变细及排尿费力；中期出现尿流中断及 50 ～ 100ml 的残余尿；晚期出现严重尿淋漓、尿程短，部分患者出现遗尿，常借助腹压排尿，残余尿可达 150ml 以上，如梗阻严重可出现肾积水等。本病的发生与体内雄激素的作用密切相关。睾丸分泌的雄激素为睾酮，前列腺增生的大小与血清睾酮浓度成正比。睾酮在前列腺细胞内经 5α- 还原酶转化为双氢睾酮。双氢睾酮与雄激素受体结合形成复合物，该复合物是引起前列腺增生的直接原因。BPH 还与遗传、吸烟、饮酒、高血压、性生活、雌激素等有关。

药物治疗的目的是缓解排尿困难症状，缩小增生的腺体。BPH 的常用治疗药物见表 11-2。

表 11-2　常用治疗前列腺良性增生的药物

分类		药物	作用
α_1 受体阻滞剂	非选择性 α 受体阻滞剂	酚苄明	缓解膀胱出口动力性梗阻，改善储尿期与排尿期症状
	选择性 α_1 受体阻滞剂	特拉唑嗪、多沙唑嗪、阿夫唑嗪	
	高选择性 α_1 受体阻滞剂	坦索罗辛、赛洛多辛、坦洛新	
5α- 还原酶抑制剂		非那雄胺、爱普列特	缩小前列腺体积，减轻尿路症状
M 受体拮抗剂	非选择性 M 受体阻滞剂	托特罗定、奥昔布宁	松弛膀胱逼尿肌，改善储尿期症状
	选择性 M_3 受体阻滞剂	索利那新	
β_3 受体激动剂		米拉贝隆	改善膀胱储尿功能，减少急性尿潴留
磷酸二酯酶 -5 抑制剂		他达拉非	降低逼尿肌、前列腺和尿道平滑肌张力，减轻下尿路症状
中药制剂		前列康舒、复方雪参胶囊	补肾固本，改善症状

注：下尿路症状包括储尿期症状（尿频、尿急、夜尿增多等）、排尿期症状（排尿困难、尿流变细等）和排尿后症状（排尿不完全或尿不尽感、尿后滴沥等）。

考点　治疗前列腺良性增生药物的分类及代表药

一、α_1 受体阻滞剂

α_1 受体阻滞剂可松弛前列腺平滑肌、缓解尿路症状与膀胱出口动力性梗阻，并改善储尿期症状与排尿期症状，同时提高尿流率，但不影响前列腺体积和血清前列腺特异性抗原（PSA）水平。扩张血管，降低血压。常用药物有特拉唑嗪、坦索罗辛等。

本类药物用于治疗高血压，可单独使用或与其他抗高血压药同时使用；亦可用于改善良性前列腺增生症患者的排尿症状，如尿频、尿急、尿线变细、排尿困难、夜尿增多、排尿不尽感等，但不能阻止前列腺增生。

常见不良反应包括头痛、头晕、困倦、乏力、直立性低血压（易发生于老年人、合并心血管疾病或同用血管活性药物者）、异常射精等。直立性低血压患者慎用。$α_1$ 受体阻滞剂使用者接受白内障手术时可能出现虹膜松弛综合征，白内障手术前停用。

考点 $α_1$ 受体阻滞剂治疗良性前列腺增生的特点

二、5α- 还原酶抑制剂

常用药物非那雄胺，通过抑制 5α- 还原酶的活性从而减少双氢睾酮生成，可缩小前列腺体积、抑制前列腺增生、降低血清前列腺特异性抗原水平、减轻下尿路症状，可用于前列腺较大（＞ 30ml）或血清 PSA 水平升高的中重度、进展风险高的患者。

常见不良反应包括勃起功能障碍、性欲低下、射精异常，其他如男性乳房女性化、皮疹、乳腺痛、乳房增大等。较年轻 BPH 患者谨慎使用。

考点 5α- 还原酶抑制剂的临床应用

三、M 受体阻滞剂

M 受体剂阻滞剂可缓解逼尿肌过度兴奋、降低膀胱敏感性，从而改善 BPH 患者的储尿期症状，可用于无明显的梗阻症状、以储尿期症状为主、残余尿量无明显增加的患者。代表药包括托特罗定、奥昔布宁和索利那新等。

不良反应包括便秘、口干、头晕、视物模糊、排尿困难等，多发生于用药 2 周内和年龄＞ 66 的患者。选择性 M 受体阻滞剂不良反应相对较少。避免用于逼尿肌收缩无力的患者；禁用于胃潴留、尿潴留、窄角性青光眼患者；残余尿量＞ 200ml 的患者慎用。

四、$β_3$ 受体激动剂

代表药为米拉贝隆，通过选择性激动膀胱的 $β_3$ 受体使逼尿肌舒张，可改善膀胱储尿功能，增加储尿容量和排尿间隔，可显著改善前列腺增生患者尿频、尿急和急迫性尿失禁症状，减少急性尿潴留的发生，同时不影响膀胱排空。

常见不良反应包括高血压、鼻咽炎、头痛等，严重者有房颤。禁用于未控制的严重高血压患者［收缩压＞ 180mmHg 和（或）舒张压＞ 110mmHg］。

五、磷酸二酯酶 -5 抑制剂（PDE-5 抑制剂）

代表药为他达拉非，可降低逼尿肌、前列腺和尿道平滑肌张力，减轻下尿路症状，改善患者的生活质量；也能改善阴茎勃起功能障碍。主要用于前列腺增生伴有勃起功能障碍患者。

不良反应包括消化不良、头痛、背痛、肌痛、鼻充血、潮红、肢体痛等。禁用于患有心肌梗死（＜3 个月）或卒中（＜6 个月）、心肌功能不全、近期有不稳定型心绞痛、血压控制不佳、低血压（＜90/50mmHg）、2 级或 2 级以上心力衰竭（过去 6 个月内达到纽约心脏病协会诊断标准）、明显的肝肾功能不全者。

六、其　他　类

治疗 BPH 的其他药物包括植物药、降胆固醇药、氨基酸复合物等。其中以植物药（如普适泰、复方雪参胶囊等）应用最广泛，植物药临床证实能改善前列腺增生症状，提高患者生活质量。雄激素受体拮抗剂氟他胺副作用较多，如乳腺增大、疼痛，腹泻尤为突出，个别还表现出肝毒性，因此不是治疗前列腺增生的理想药物，近年来已很少应用。

自　测　题

一、选择题

【A 型题】

1. 能降低子宫平滑肌对缩宫素敏感性的药物是
   A. 雌激素　B. 孕激素
   C. 糖皮质激素　D. 维生素
   E. 抗生素
2. 大剂量的缩宫素可用于
   A. 流产　B. 催产
   C. 产后止血　D. 利尿
   E. 镇痛
3. 在下列哪种情况下可使用缩宫素催产
   A. 头盆不称　B. 前置胎盘
   C. 多胎妊娠　D. 低张性宫缩无力
   E. 产道异常
4. 可用于防治早产的药物是
   A. 缩宫素　B. 麦角新碱
   C. 利托君　D. 垂体后叶素
   E. 地诺前列素
5. 王女士，27 岁，孕 39 周，足月妊娠。阴道少量流血 3h，下腹阵痛入院。查体：宫缩弱，每 7 ～ 8min 持续 20s。宫颈口开大 1cm，有羊水流出。入院诊断：孕 39 周，孕 1 产 0，头先露，胎膜早破。若实施催产应该选用
   A. 小剂量缩宫素静脉滴注
   B. 大剂量缩宫素肌内注射
   C. 麦角新碱
   D. 利托君
   E. 垂体后叶素
6. 周女士，24 岁，孕 6 周，希望终止妊娠，可选用
   A. 缩宫素
   B. 麦角新碱
   C. 垂体后叶素
   D. 米非司酮配伍米索前列醇
   E. 利托君
7. 下列属于 5α- 还原酶抑制剂的是
   A. 盐酸哌唑嗪　B. 盐酸特拉唑嗪
   C. 非那雄胺　D. 肼屈嗪
   E. 盐酸阿夫唑嗪
8. 盐酸阿夫唑嗪改善良性前列腺增生症状的作用机制是
   A. 竞争性抑制 5α- 还原酶
   B. 非竞争性抑制 5α- 还原酶
   C. 拮抗下尿道 α_1 受体

D. 拮抗下尿道 β 受体
E. 对抗雌激素
9. 雌激素不用于
A. 更年期综合征 B. 闭经
C. 功能性子宫出血 D. 绝经期前乳腺癌
E. 前列腺癌
10. 能促进乳腺腺泡发育，为哺乳作准备的是
A. 黄体酮 B. 己烯雌酚
C. 甲睾酮 D. 炔雌醇
E. 苯丙酸诺龙
11. 关于雄激素作用的叙述，错误的是
A. 能促进男性性器官发育
B. 抗雌激素作用
C. 同化作用
D. 刺激骨髓造血功能
E. 排钠利尿作用
12. 常用口服避孕药的成分是
A. 孕激素 + 雄激素 B. 雌激素 + 雄激素
C. 雌激素 + 孕激素 D. 大剂量雌激素
E. 大剂量孕激素
13. 孕激素类药物常用于
A. 绝经期综合征 B. 晚期乳腺癌
C. 习惯性流产 D. 再生障碍性贫血
E. 老年性阴道炎
14. 复方炔诺酮避孕的主要机制是
A. 抑制卵泡的发育和排卵
B. 抑制子宫内膜的增生
C. 直接杀灭精子
D. 促进子宫收缩，妨碍胚胎发育
E. 抑制孕卵着床
15. 能降低子宫对缩宫素的敏感性，抑制子宫的收缩，从而产生保胎作用的激素是
A. 甲睾酮 B. 己烯雌酚
C. 黄体酮 D. 炔雌醇
E. 米非司酮
16. 雌激素和孕激素都能
A. 引起水钠潴留
B. 用于避孕
C. 刺激机体产热
D. 提高子宫对缩宫素的敏感性
E. 使子宫平滑肌松弛
17. 黄体酮的特点是
A. 不能口服
B. 为短效类口服避孕药的主要成分
C. 可抑制子宫收缩
D. 抗利尿作用
E. 有雄激素作用
18. 天然的雌激素是
A. 雌二醇 B. 炔雌醇
C. 炔雌醚 D. 戊酸雌二醇
E. 己烯雌酚
19. 能使月经周期排卵期体温轻度升高的激素是
A. 己烯雌酚 B. 泼尼松龙
C. 黄体酮 D. 甲睾酮
E. 雌二醇
20. 坦洛新是
A. β_3 受体激动剂
B. β_3 受体阻滞剂
C. 5α- 还原酶抑制剂
D. 选择性 α_1 受体阻滞剂
E. 磷酸二酯酶 -5 抑制剂
21. 睾丸功能低下时宜选用
A. 雌激素 B. 孕激素
C. 同化激素 D. 雄激素
E. 甲状腺激素
22. 孕激素避孕的主要环节是
A. 抑制排卵 B. 影响子宫收缩
C. 抗孕卵着床 D. 影响胎盘功能
E. 杀灭精子
23. 氯米芬不能用于
A. 不孕症 B. 卵巢囊肿
C. 晚期乳腺癌 D. 闭经
E. 功能性子宫出血
24. 抗着床避孕药的主要优点是
A. 服药时间不受月经周期限制
B. 每月只需服用一次

C. 可替代抑制排卵的避孕药

D. 同居 14 天以内服用一片即可

E. 不引起阴道出血

25. 常用于紧急避孕的药物是

A. 米非司酮　　B. 甲睾酮

C. 去氧孕烯炔雌醇片　　D. 雌二醇

E. 米索前列醇

二、填空题

1. 短效口服避孕药物一般从月经周期第 ________ 天开始，每晚服 1 片，连服 __________ 天，不能间断，如有漏服应次晨补服。停药后 __________ 天发生撤药后出血。

2. 治疗良性前列腺增生的药物主要有 ________、__________、__________ 和植物药、降胆固醇药、氨基酸复合物等。

3. 紧急避孕药只能偶尔使用，不能代替常规避孕方法。建议紧急避孕药每年使用不要超过 _________ 次，每月最多使用 _________ 次。

三、简答题

雌激素、孕激素和雄激素都能用于功能性子宫出血，其机制有何不同？

（罗玉琳）

第12章 激素类药物

学习目标

1. 素质目标　引导学生学习科学家严谨求实和无私奉献的精神，提升职业道德水平，增强责任感和使命感；引导学生重视传播科学知识的意识，提高学生对患者的人文关怀素养，增加职业荣誉感和个人使命感。

2. 知识目标　掌握糖皮质激素类药物、抗甲状腺激素药物、胰岛素及促胰岛素分泌药的药理作用、临床应用、不良反应及禁忌证；熟悉葡萄糖苷酶抑制剂、胰岛素增敏药的作用及特点；了解盐皮质激素、甲状腺激素的作用、特点。

3. 能力目标　熟练掌握激素类药的作用用途，能指导患者正确合理使用药物。

激素是由内分泌腺分泌的一类生物活性物质，它对维持人体的正常生理功能和内环境稳定起重要作用。

第1节　肾上腺皮质激素

肾上腺分泌的激素分肾上腺皮质激素和肾上腺髓质激素（肾上腺素和去甲肾上腺素）。肾上腺皮质激素是肾上腺皮质分泌的各种激素的总称，包括糖皮质激素、盐皮质激素和性激素。因化学结构中均含有甾核，称为甾体抗炎药。

按皮质激素的生理作用可分为三大类：①盐皮质激素，由球状带分泌，有醛固酮和去氧皮质酮等。②糖皮质激素，由束状带合成和分泌，有氢化可的松和可的松等，其分泌和生成受促肾上腺皮质激素（ACTH）调节。生理剂量主要影响糖、脂肪、蛋白质代谢，并对多种组织器官功能有重要影响；超生理剂量的糖皮质激素具有多方面的药理作用。临床应用非常广泛，通常临床所说的肾上腺激素就是指糖皮质激素。③性激素，由网状带所分泌。

一、糖皮质激素

体内能分泌的糖皮质激素为可的松和氢化可的松。正常人氢化可的松平均日分泌量为25mg，具有昼夜节律性，上午6～9点血药浓度最高，随后逐渐下降，午夜最低，周而复始。在应激状态下，最大分泌量可达正常日分泌量的10倍左右。

【体内过程】　本类药物脂溶性高，口服、注射均易吸收，也可关节腔内注射和皮肤黏膜局部用药。氢化可的松进入血液后，先与皮质激素转运蛋白结合，再转运到身体各处，在各组织中分解为游离的氢化可的松而发挥作用，在肝中分布浓度最高，可诱导肝代谢、肾脏代谢。可的松和泼尼松本身无活性，在肝内分别转化为氢化可的松和泼尼松龙后才有活性。严重肝病患者不易进行这种转化，故必须使用糖皮质激素时，不应选用可的松或泼尼松。糖皮质激素按作用时间的长短，可分为短效、中效及长效三类（表 12-1）。

表 12-1　常用的糖皮质激素类药分类及作用比较

维持时间（h）	药物	水盐代谢（比值）	糖代谢（比值）	抗炎（比值）	等效剂量（mg）	半衰期（min）
短效类（8～12）	氢化可的松	1	1	1	20	90
	可的松	0.8	0.8	0.8	25	90
中效类（12～36）	泼尼松	0.6	3.5	3.5	5	＞200
	泼尼松龙	0.6	4	4	5	＞200
	曲安西龙	0	5	5	4	＞200
长效类（36～54）	地塞米松	0	30	30	0.75	＞300
	倍他米松	0	30～35	30～35	0.6	＞200

【药理作用】　糖皮质激素的作用广泛，随剂量不同而存在差异。生理剂量时，主要影响正常物质代谢过程，是维持机体内环境稳定的重要物质；超生理剂量时除影响物质代谢外，还具有以下药理作用。

1. 抗炎作用　抗炎作用极强，对各种原因引起的炎症都有明显的抑制作用。对炎症的不同阶段均有强大的抗炎作用。能减轻和防止组织对炎症的反应，从而减轻炎症的表现。在炎症早期可使炎症部位毛细血管收缩，通透性降低，渗出、充血、水肿减轻，从而缓解红、肿、热、痛等症状；在炎症后期能抑制成纤维细胞增生，延缓肉芽组织生长，防止粘连和瘢痕形成，减轻后遗症。

2. 抗免疫作用　对免疫过程的许多环节都有抑制作用。小剂量主要抑制细胞免疫，从而抑制迟发性变态反应和异体器官移植的排斥反应，并能减轻一些自身免疫性疾病的症状；大剂量则能抑制体液免疫。

3. 抗毒素作用　细菌内毒素可致人体出现高热、乏力、食欲减退等毒血症状。糖皮质激素虽不能中和细菌内毒素，也不能对抗细菌外毒素，但能对抗细菌内毒素对机体的刺激反应，提高机体对细菌内毒素的耐受力，减轻细菌内毒素对机体的损害，迅速退热并缓解毒血症状。

4. 抗休克作用　大剂量糖皮质激素对各种休克均有效，特别是对感染性休克疗效好，其机制除与抗炎、抗毒素、抗免疫作用有关外，可能还与下列因素有关：①增强心肌收缩力，使心输出量增多；②降低血管对某些缩血管活性物质的敏感性，解除小血管痉挛，改善微循环；③通过稳定溶酶体膜，减少心肌抑制因子（MDF）的形成，从而防止 MDF 所致的心肌收缩无力与内脏血管收缩。

5. 对血液和造血系统的影响　糖皮质激素能促进骨髓造血功能，使红细胞和血红蛋白含量增加，血小板增多，提高纤维蛋白原浓度，使凝血时间缩短；刺激骨髓中的中性粒细胞释放入血而使中性粒细胞增多，但却降低其游走、吞噬及消化功能，使淋巴细胞、单核细胞、嗜酸性粒细胞、嗜碱性粒细胞数目减少。

6. 对代谢的影响　增强肝中糖原异生，促使糖原分解，抑制外周组织对葡萄糖的摄取和利用，使血糖升高并产生尿糖，有加重和诱发糖尿病的倾向；促进肝外蛋白质分解，抑制蛋白质合成，因而血中游离氨基酸与尿氮升高，造成负氮平衡；促进脂肪分解，抑制脂肪合成，升高血脂，长期应用可激活四肢皮下的脂肪酶，使四肢皮下脂肪减少，并重新分布在面、颈、上胸部、背、腹，形成向心性肥胖，影响水盐代谢，产生保钠、排钾、排钙、排磷作用，并减少肠内钙的吸收，长期应用可导致高血压、水肿和骨质脱钙。

7. 对骨骼的影响　糖皮质激素可抑制成骨细胞的活力，减少骨中胶原的合成，促进胶原和骨基质的分解，使骨质形成发生障碍，长期大量应用可出现骨质疏松，甚至发生压缩性骨折。

8. 其他　①对消化系统的影响：刺激胃酸、胃蛋白酶的分泌，可提高食欲并促进消化；抑制胃黏液分泌，降低胃黏膜抵抗力，阻碍黏膜的修复功能。②对中枢作用：可提高中枢兴奋性，长期大量应用可引起欣快感、激动、失眠，偶尔可诱发精神失常，促进癫痫发作，对儿童能致惊厥。③糖皮质激素可使眼前房角小梁网网状结构的胶原肿胀，以致房水流通受阻，引起眼压升高，从而导致青光眼和白内障。

考点　糖皮质激素的主要作用

【临床应用】

1. 严重感染性疾病和炎症

（1）严重急性感染　主要用于严重感染或同时伴有休克者，如中毒性菌痢、中毒性肺炎、暴发性流行性脑膜炎、重症伤寒、急性粟粒型肺结核等。糖皮质激素能增强机体对有害刺激的耐受性，迅速缓解毒血症状，减轻组织损害，控制病情发展，有助于患者度过危险期，为彻底的病因治疗争取时间。但应注意，糖皮质激素本身无抗菌和抗病毒作用，反而能降低机体防御功能而加重感染或使感染病灶扩散，因此必须与足量有效的抗菌药物同时应用。病毒感染一般不用糖皮质激素，如水痘、单纯疱疹等，因目前缺乏有效的抗病毒药。但对严重传染性肝病、流行性乙型脑炎、流行性腮腺炎和麻疹等也可缓解症状，防止或减轻并发症，因此可酌情使用。

考点　糖皮质激素用于严重感染时注意事项

案例 12-1

王某，男，20 岁，因额部脓肿就诊。医生给予泼尼松 5mg/ 次，3 次 / 日进行治疗。3 天后，患者额部脓肿逐渐消退，继续服药，又过了 2 天，患者突然出现高热、昏迷，心率 110 次 / 分，血压 70/40mmHg，诊断为感染性休克。

问题：出现这种现象的原因是什么？和糖皮质激素的哪个作用有关？

（2）防止炎症后遗症　对一些严重器官的炎症，早期应用糖皮质激素可防止粘连和瘢痕的形成，以免造成严重的功能障碍，如结核性脑膜炎、脑炎、心包炎、胸膜炎、风湿性心瓣膜炎、损伤性关节炎及烧伤后瘢痕挛缩等。对眼科疾病如虹膜炎、角膜炎、视网膜炎和视神经炎等非特异性眼炎，应用后也可迅速抗炎镇痛，防止角膜混浊和瘢痕、粘连的发生。但角膜溃疡患者禁用。

2. 自身免疫性疾病、过敏性疾病和器官移植排异反应

（1）自身免疫性疾病　风湿热、风湿性或类风湿性关节炎、肾病综合征、系统性红斑狼疮等患者应用糖皮质激素可缓解症状，但不能根治，停药后易复发。

（2）过敏性疾病　顽固性荨麻疹、花粉症、血管神经性水肿、过敏性皮炎、严重输血反应和顽固性支气管哮喘等患者，在用抗组胺药、其他抗过敏药治疗无效时，可加糖皮质激素辅助治疗，通过其免疫抑制作用来迅速缓解症状。

（3）器官移植排斥反应　糖皮质激素是强效免疫抑制剂，可防治异体器官移植术后的排斥反应，若与环孢素等免疫制剂合用效果会更好。

3. 抗休克治疗　糖皮质激素适用于各种休克，宜尽早、短时间、大剂量使用并充分补充血容量，有助于患者度过危险期。对感染中毒性休克患者，须与足量有效的抗菌药物合用，并应早期、大剂量、短时间使用。过敏性休克患者，首选肾上腺素，严重者可合用糖皮质激素。对心源性休克和低血容量性休克患者，应结合病因治疗。

4. 血液病　用于治疗儿童急性淋巴细胞白血病、再生障碍性贫血、粒细胞减少症和过敏性紫癜等。停药后易复发。

5. 皮肤疾病　对接触性皮炎、湿疹、肛门湿疹和牛皮癣可局部用药，对天胞疮、剥脱性皮炎等严重病例需配合全身用药。

6. 替代疗法　用于治疗急、慢性肾上腺皮质功能不全，脑垂体前叶功能减退症及肾上腺次全切除术后。

【用法和疗程】

1. 冲击治疗　大部分适用于危重患者的抢救，如重度感染、中毒性休克、过敏性休克等，使用一般≤ 5 天。

2. 短程治疗　适用于应激性治疗或感染及变态反应类疾病所致的机体严重器质性损伤，如结核性脑膜炎及胸膜炎、剥脱性皮炎或器官移植急性排斥反应等，停药时须逐渐减量以至停药，使用时间一般＜ 1 个月。

3. 中程治疗　适用于病程较长且多器官受累的疾病，如风湿热等，治疗剂量起效后减至维持量，逐渐递减直至停药，使用时间一般＜ 3 个月，某些特殊疾病，如活动性甲状腺眼病，使用激素每周 1 次冲击治疗，一般维持 12 周。

4. 长程治疗　适用于预防和治疗器官移植后排斥反应及反复发作的多器官受累的慢性系统性自身免疫性疾病，如系统性红斑狼疮等。可采用每日或隔日给药，使用时间一般＞ 3 个月。隔日疗法是根据皮质激素昼夜分泌的节律性而设计一种给药方法，旨在减

轻不良反应。该疗法采用隔日一次给药，即把2日的总剂量在隔日早晨一次性给予。此时较大量的激素给药时间恰好与正常分泌高峰一致，对肾上腺皮质的功能抑制作用最小。

5. 替代治疗　主要用于急慢性肾上腺皮质功不全、垂体前叶功能减退和肾上腺次全切除术后的补充替代疗法。①长程替代方案，适用于原发或继发性慢性肾上腺皮质功能减退症；②应急替代方案，适用于急性肾上腺皮质功能不全及肾上腺危象；③抑制替代方案，适用于先天性肾上腺皮质增生症。抑制垂体促肾上腺皮质激素的分泌而抑制肾上腺皮质增生，补充肾上腺皮质功能不足。

考点 冲击治疗和长程治疗适用的病症，给药方法

【不良反应】 糖皮质激素在应用生理剂量替代治疗时无明显不良反应，不良反应多发生在应用药理剂量时，而且与疗程、剂量、用药种类、用法及给药途径等有密切关系。常见不良反应有以下几类。

1. 长程使用

（1）医源性库欣综合征（类肾上腺皮质功能亢进），如向心性肥胖、满月脸、皮肤紫纹瘀斑、类固醇性糖尿病（或已有糖尿病加重）、骨质疏松、自发性骨折甚至骨坏死（如股骨头无菌性坏死）、女性多毛、月经紊乱或闭经、男性阳痿、出血倾向等。如症状严重，必要时需对症治疗，并采用低盐、低糖、高蛋白饮食及补钾等措施。

（2）诱发感染，以真菌、结核菌、葡萄球菌、变形杆菌、铜绿假单胞菌和各种疱疹病毒为主。

（3）诱发或加剧胃十二指肠溃疡，甚至造成消化道大出血或穿孔。

（4）高血压、充血性心力衰竭和动脉粥样硬化、血栓形成。

（5）高脂血症，尤其是高甘油三酯血症。

（6）肌无力、肌肉萎缩、伤口愈合迟缓（与影响蛋白质合成有关）。

（7）激素性青光眼、激素性白内障。

（8）精神症状，如焦虑、兴奋、欣快或抑郁、失眠、性格改变，严重时可诱发精神失常、癫痫发作。

（9）儿童长期应用影响生长发育。

（10）长期外用糖皮质激素类药物可出现局部皮肤萎缩变薄、毛细血管扩张、色素沉着、继发感染等不良反应；在面部长期外用时，可出现口周皮炎、酒渣鼻样皮损等。

（11）吸入型糖皮质激素的不良反应包括声音嘶哑、咽部不适和念珠菌定植、感染。长期使用较大剂量吸入型糖皮质激素者也可能出现全身不良反应。

2. 停药反应

（1）医源性肾上腺皮质功能不全　患者表现为乏力、恶心、呕吐、软弱、食欲减退、血压偏低等症状，一般停药后其正常功能的恢复往往需要一年左右的时间。

（2）复燃（反跳）　停药后原来疾病已被控制的症状重新出现。

（3）糖皮质激素依赖综合征　停药后出现头晕、晕厥倾向、腹痛或背痛、低热、食

欲减退、恶心、呕吐、肌肉或关节疼痛、头痛乏力等，经仔细检查如能排除肾上腺皮质功能减退和原疾病的复燃，则可考虑为糖皮质激素依赖综合征。

为避免或减轻糖皮质激素的停药反应，长期用药不可骤然停药，应缓慢减量；尽量降低每日维持量或采用隔日给药法；或者停药前给予足量的肾上腺皮质激素；在停药数日或更长时间内，如遇应激情况时，应及时给予足量的糖皮质激素。

考点 糖皮质激素的主要不良反应

【禁忌证】 肾上腺皮质功能亢进症、活动性结核病、活动性消化性溃疡、胃肠吻合术后、骨折及骨质疏松症、损伤修复期、角膜溃疡、严重高血压、糖尿病、孕妇、精神病和癫痫病史者。抗微生物药不能控制的细菌、真菌或病毒感染（如水痘、带状疱疹）等禁用。但当病情危及生命时，虽有禁忌证但仍可使用，待危险期度过后应尽早停药或减量。

二、盐皮质激素

盐皮质激素类药物包括醛固酮和去氧皮质酮，它们能促进远曲小管对 Na^+ 的重吸收和 K^+ 的排泄，用量过大可引起水钠潴留和低血钾。临床常用去氧皮质酮治疗慢性肾上腺皮质功能不全（艾迪生病）或低血钠症。

第 2 节　甲状腺激素及抗甲状腺药

一、甲状腺激素

甲状腺激素是维持机体正常代谢、促进生长发育所必需的物质，分泌过多或者过少都会引发疾病。包括甲状腺素（T_4）和三碘甲状腺原氨酸（T_3）。每天约有 50% 的 T_4 脱碘转变为 T_3。T_3 和 T_4 的生理作用相同，分泌到血液中的 T_4 约占总量的 90%，T_3 分泌量较少，但其活性大，是 T_4 的 5 倍。

甲状腺激素合成的原料是碘，碘经摄取和氧化后转变为活性碘。活性碘迅速和酪氨酸残基结合，生成单碘酪氨酸和双碘酪氨酸。在过氧化物酶催化下，单碘酪氨酸和双碘酪氨酸进一步缩合形成 T_3 和 T_4。此时生成的 T_3、T_4 仍在甲状腺蛋白分子上，在蛋白水解酶的作用下，甲状腺激素以游离形式释放入血液循环中。甲状腺激素的合成和分泌受垂体前叶分泌的促甲状腺激素（TSH）和下丘脑分泌的促甲状腺激素释放激素（TRH）的调节。

【药理作用和临床应用】

1. 维持正常生长发育　甲状腺激素能促进蛋白质合成及骨骼、中枢神经系统的生长发育。在脑发育期间，无论何种原因造成胎儿或小儿甲状腺激素合成减少，均可引起智力低下、身材矮小的呆小病（克汀病）。甲状腺激素还可影响胎肺发育，新生儿呼吸窘

迫综合征常与 T_3、T_4 不足有关。早产儿血中甲状腺激素水平较低与新生儿多种疾病的关系正在引起重视。成年人甲状腺激素分泌不足时，可出现甲状腺功能减退，严重时可引起黏液性水肿，表现为中枢神经兴奋性降低、记忆力减退等。

链 接 克汀病

克汀病发病原因是小儿甲状腺功能不足。克汀病可分两种：一种是地方性克汀病，这种病是由于某一地区自然环境中缺乏碘元素，进而引起甲状腺肿，俗称“大粗脖”，这种病多见于山区。母亲由于缺碘，患这种病后，供应胎儿的碘就会不足，导致胎儿期甲状腺激素合成不足，这会影响胎儿和新生儿的发育，尤其是脑组织的发育，可能导致出生后智力发育迟缓，治疗难度很大。二是散发性克汀病，其主要原因是先天性甲状腺功能不足（如母亲患有甲状腺疾病，血中有抗甲状腺的自身抗体，破坏胎儿甲状腺组织，或者妊娠期间母亲服用了抗甲状腺药物，使胎儿甲状腺先天性发育不全）。小儿缺乏这种激素，可直接影响小儿脑组织和骨骼的发育。若在出生后到1岁以内不能早期发现、早期治疗，可能会造成终生智力低下及身材矮小，如能早期诊断并及时给予甲状腺激素口服，则生长发育有可能恢复正常，但须终身用药。

2. 提高基础代谢率，使产热增多。

3. 中枢神经系统和心血管效应　提高身体对儿茶酚胺的反应性。因此，甲亢时可出现过敏、急躁、情绪激动、心率加快、心输出量增多、收缩压和脉压加大。

【不良反应】 多见于甲状腺激素过量时。轻者常出现心悸、手震颤、多汗、体重减轻、失眠等甲亢症状。重者多见腹泻、呕吐、发热、脉搏快而不规则，甚至有心绞痛、心力衰竭、肌肉震颤或痉挛，过量可引起甲亢症状。老年人和心脏病患者可能发生心绞痛和心力衰竭，一旦发生应立即停药，至少1周后再从小剂量开始用药。

二、抗甲状腺药

抗甲状腺药是指能阻止或减少甲状腺激素的合成与释放，消除甲亢症状的药物。常用的有硫脲类、碘和碘化物、放射性碘及 β 受体阻滞剂四类。其他治疗药物尚有碳酸锂，碳酸锂可抑制甲状腺激素分泌，主要用于对硫脲类及碘都过敏的甲亢患者。

（一）硫脲类

硫脲类包括两类：①硫氧嘧啶类：如甲硫氧嘧啶、丙硫氧嘧啶；②咪唑类：如甲巯咪唑和卡比马唑。

【药理作用】

1. 抑制甲状腺激素的合成　通过抑制甲状腺过氧化物酶，使酪氨酸的碘化及偶联发生障碍，造成甲状腺激素合成减少，但对已合成的甲状腺激素无效，故改善症状常需2～3周，恢复基础代谢率需1～2个月。当基础代谢率接近正常时，药量即可递减至维持量，疗程1～2年。甲巯咪唑作用维持时间较丙硫氧嘧啶长。

2. 硫氧嘧啶类可抑制外周组织的 T_4 转化为生物活性较强的 T_3。

3. 免疫抑制作用　抑制免疫球蛋白的生成，对甲亢患者有一定的病因治疗作用。

【临床应用】

1. 甲亢的内科治疗　是甲亢内科治疗的首选药物。一般首选甲巯咪唑，但严重病例、妊娠早期、甲状腺危象或对咪唑类药物反应差又不愿意接受 ^{131}I 和手术治疗的患者，可选用丙硫氧嘧啶。

2. 甲状腺术前准备　一般在术前应先服硫脲类药物，使甲状腺功能恢复或接近正常，以减少甲状腺次全切除术患者在麻醉和手术后的合并症及甲状腺危象。硫脲类药物使 TSH 分泌增多，致腺体增生，组织脆而充血，不利于手术，因此术前 2 周左右须加服大量碘剂。

3. 甲状腺危象的治疗　感染、外伤、手术、情绪激动等诱因，可致大量甲状腺激素突然释放入血，使患者发生高热、虚脱、心力衰竭、肺水肿、水和电解质紊乱等，严重时可致死亡，称为甲状腺危象。此时大剂量碘剂与大剂量的硫脲类联合应用，可快速控制症状。

【不良反应】

1. 过敏反应　皮肤瘙痒、药疹，少数伴有发热。

2. 消化道反应　厌食、呕吐、腹痛、腹泻等。

3. 粒细胞缺乏症　注意与甲亢本身引起的白细胞数偏低相区别。用药期间一周检查一次白细胞，若白细胞计数低于 $3\times10^9/L$ 时，需停药观察；一旦出现发热、咽痛等症状需及时检查血常规。

4. 其他　结节性甲状腺肿、甲状腺功能减退及对本类药物过敏者禁用。孕妇慎用，哺乳期妇女禁用。

考点　硫脲类药物的作用机制、临床应用和不良反应

（二）碘及碘化物

甲状腺组织具有很高的摄碘能力，体内总碘量的 80% 可被甲状腺浓集。碘剂的作用随剂量不同而有质的差异。常用的碘及碘化物有碘化钾、碘化钠等。

【药理作用和临床应用】

1. 小剂量　作为合成甲状腺激素的原料，可预防单纯性甲状腺肿，对早期病例疗效较好，晚期病例肿大不易完全消退。在食盐中加入适量碘化物可有效预防该病发生。

2. 大剂量　大剂量碘通过抑制甲状腺球蛋白水解酶而抑制 T_3、T_4 释放入血，作用快而强；抑制促甲状腺激素的分泌，使甲状腺腺体缩小、变硬、血管减少，有利于手术的顺利进行。与硫脲类合用用于甲亢手术治疗的术前准备及甲状腺危象。

本类药物用药后 1～2 日起效，10～15 日达最大效应。但碘的抗甲状腺作用有自限性，腺泡细胞内碘离子浓度高到一定程度后，细胞摄碘能力自动降低。因此，大剂量碘不能单独用于甲亢的内科治疗。

【不良反应】

1. 过敏反应　少数人可发生过敏，引起血管神经性水肿，如上呼吸道黏膜充血，甚至喉头严重水肿。

2. 慢性碘中毒　长期应用可引起慢性碘中毒，表现为口腔有铜臭味、喉部烧灼感、唾液分泌增多、鼻炎、眼炎等。

3. 诱发甲状腺功能紊乱　①长期或过量服用碘剂可能诱发甲亢，已经用硫脲类控制症状的甲亢患者也可因服用少量碘而复发；②碘剂也可能诱发甲状腺功能减退和甲状腺肿，原有甲状腺炎患者不易发生。

考点 大剂量碘和小剂量的碘的作用

【注意事项】　碘能进入乳汁和通过胎盘，可能引起新生儿或胎儿甲状腺功能异常或甲状腺肿，严重时可压迫气管而致命，孕妇和哺乳期妇女慎用。

（三）放射性碘

临床应用的放射性碘是 ^{131}I，半衰期为 8 天，用药后 1 个月放射性即可消除 90%，56 天消除 99% 以上。

【药理作用和临床应用】　甲状腺具有很强的摄碘能力，^{131}I 可被甲状腺摄取。^{131}I 主要产生 β 射线（占 99%）和 γ 射线（占 1%）。β 射线在组织内射程仅约 2mm，辐射损伤只限于甲状腺内，很少波及周围其他组织；又因增生细胞较周围组织对辐射作用较敏感，故 ^{131}I 起到类似手术切除部分甲状腺的作用，具有简便、安全、疗效明显等优点。γ 射线能在体外测得，可用于甲状腺摄碘功能测定。

^{131}I 临床可用于不适合手术的甲亢患者，或手术后复发及硫脲类无效或过敏的甲亢患者，也可用于控制甲状腺癌的发展。此外，^{131}I 可用于甲状腺摄取碘功能测定。

【不良反应】　本品剂量较难掌握，剂量过大易致甲状腺功能低下，故应严格掌握剂量，密切观察有无不良反应，一旦发现功能低下症状，可补充甲状腺激素对抗。^{131}I 是否有致癌和诱发白血病作用尚待确定。

考点 放射性 ^{131}I 的临床应用

（四）β 受体阻滞剂

β 受体阻滞剂能改善甲亢所致的心率加快、心肌收缩力增加等交感神经活性增强的症状，也能适当减少甲状腺激素的分泌。普萘洛尔、阿替洛尔、美托洛尔与氧烯洛尔还能抑制 T_4 转变为 T_3。但单用时控制症状的作用有限，与硫脲类合用作用迅速而显著。主要用于老年患者、静息心率＞ 90 次 / 分或合并心血管疾病的患者。

第 3 节　胰岛素和其他调节血糖的药物

案例 12-2

患者，女，61 岁，因头痛、头晕、口渴就诊。血压在 160/70mmHg 左右。空腹血糖 10mmol/L 左右，餐后血糖 16mmol/L 左右。

问题： 1. 患者可能的诊断是什么？

2. 应用什么药物治疗？除了用药外，平时应该注意什么？

胰岛素和调节血糖的药物主要用于治疗糖尿病。糖尿病是由遗传与环境因素相互作用引起的胰岛素绝对或相对减少，导致糖、脂肪、蛋白质代谢紊乱，而出现的以慢性高血糖为主要表现的一组临床综合征。糖尿病可分为 1 型糖尿病、2 型糖尿病、其他特殊类型糖尿病和妊娠糖尿病。2 型糖尿病占患者总数的 90% 以上。目前尚无根治糖尿病的方法，合理用药可在一定程度上控制血糖水平，减轻症状，预防并发症，提高生活质量。

一、胰　岛　素

胰岛素是由胰岛 β 细胞生成和分泌的一种酸性蛋白质。药用胰岛素多从猪、牛等家畜的胰腺中提取。目前也可以通过 DNA 重组技术人工合成胰岛素。胰岛素作为一种蛋白质，普通制剂口服易被消化酶破坏，导致口服无效，因此必须注射给药。根据胰岛素的来源不同，可将其分为动物胰岛素、重组人胰岛素和胰岛素类似物三类。根据胰岛素的作用时间不同，可将其分为超短效胰岛素、短效胰岛素、中效胰岛素、长效胰岛素及预混胰岛素五类。只有超短效和短效胰岛素才能静脉给药。预混胰岛素是将超短效或短效胰岛素与中效胰岛素按一定比例预先混合而成，短效成分可快速降低餐后血糖，中效部分缓慢持续释放，起到代替基础胰岛素的作用。药品上的数字代表了短效和中效胰岛素所占的比例。有的资料中还有餐时胰岛素和基础胰岛素的说法，餐时胰岛素一般是指超短效和短效胰岛素，基础胰岛素指中、长效胰岛素。常用胰岛素制剂的作用时间与给药方式见表 12-2。

表 12-2　胰岛素常用制剂的作用时间和给药方式

制剂		通用名	作用时间（h）		给药方式
种类	来源		起效	持续	
超短效胰岛素	类似物	门冬胰岛素	0.16 ～ 0.25	3 ～ 5	餐前 5min，每日三次
		赖脯胰岛素			
		谷赖胰岛素			
短效胰岛素	动物	胰岛素	0.5 ～ 1	6 ～ 8	餐前 30min，每日三次
		中性胰岛素			
	人	生物合成人胰岛素			
		重组人胰岛素			
		精蛋白锌重组人胰岛素			
		精蛋白重组人胰岛素			
中效胰岛素	动物	低精蛋白锌胰岛素	2 ～ 4	10 ～ 16	早餐或晚餐前 1h，每日 1 ～ 2 次
	人	精蛋白锌重组人胰岛素			
		精蛋白生物合成人胰岛素			
		精蛋白重组人胰岛素			
		低精蛋白重组人胰岛素			

续表

制剂		通用名	作用时间（h）		给药方式
种类	来源		起效	持续	
长效胰岛素	动物	精蛋白锌胰岛素	2～4	24～46	早餐或晚餐前1h，每日1～2次
	类似物	甘精胰岛素			
		重组甘精胰岛素			
		地特胰岛素			
预混胰岛素	动物	精蛋白锌胰岛素30R	0.16～1	10～24	早餐或晚餐前30min，每日2次
	人	精蛋白生物合成人胰岛素30R			
		精蛋白生物合成人胰岛素50R			
		精蛋白锌重组人胰岛素混合			
		30/70混合重组人胰岛素			
		40/60混合重组人胰岛素			
		50/50混合重组人胰岛素			
		30/70精蛋白重组人胰岛素			
		50/50精蛋白重组人胰岛素			
	类似物	门冬胰岛素30			早餐或晚餐前5min，每日2～3次
		门冬胰岛素50			
		精蛋白锌重组赖脯胰岛素25			
		精蛋白锌重组赖脯胰岛素50			
		精蛋白锌重组赖脯胰岛素25R			

链接 中国——第一个合成蛋白质的国家

中国科学院上海生物化学研究所、上海有机化学研究所和北京大学化学系联合成立了一个协作组，从1958年开始探索用化学方法合成胰岛素。1965年9月17日，协作组完成了结晶牛胰岛素的全合成。这是当时人工合成的具有生物活性的最大的天然有机化合物，实验的成功使中国成为第一个合成蛋白质的国家。科学工作者将人工合成的产物注入小白鼠体内，测验它的生物活性。小白鼠因体内胰岛素增多而发生了惊厥反应，证明这种人工合成的产物就是具有生物活性的人工合成胰岛素。经过严格鉴定，这种人工合成的结晶牛胰岛素在结构、生物活性、物理化学性质、结晶形状上都与天然的牛胰岛素完全一样。人工合成结晶牛胰岛素是世界上第一个人工合成的具有天然构象的蛋白质，标志着人类向认识生命、揭开生命奥秘又迈进了一大步。

【药理作用】

1. 降低血糖 ①抑制肝糖原分解及糖原异生作用，减少肝输出葡萄糖；②促使肝摄取葡萄糖及肝糖原的合成；③促使肌肉和脂肪组织摄取葡萄糖和氨基酸，促使蛋白质和脂肪的合成和贮存。

2. 抑制脂肪及肌肉中蛋白质的分解，抑制酮体的生成并促进周围组织对酮体的利用。

3. 促进 K^+ 进入细胞，使血钾浓度降低。

【临床应用】

1. 糖尿病　胰岛素对各型糖尿病均有效。主要用于：① 1 型糖尿病；② 2 型糖尿病经饮食控制或用口服降血糖药未能控制者；③糖尿病发生严重的并发症，如酮症酸中毒、非酮症性高渗性昏迷的患者；④糖尿病合并严重感染、高热、消耗性疾病、妊娠、创伤、手术等。

2. 纠正细胞内缺钾　胰岛素、葡萄糖、氯化钾合用称为极化液，可促进 K^+ 内流，纠正细胞内缺钾，防治心肌梗死时的心律失常。

【不良反应】

1. 低血糖症　最为常见，多为胰岛素用量过大或未按时进食所致。轻者主要症状为饥饿感、出汗、心跳加快、焦虑、震颤等，重者可出现惊厥、昏迷、休克，甚至死亡。轻者可口服糖水或摄食，重者应立即静脉注射 50% 葡萄糖注射液 20 ～ 40ml 进行抢救。糖尿病患者在用降糖药期间引起昏迷，必须注意鉴别低血糖昏迷和酮症酸中毒性昏迷及非酮症性糖尿病昏迷。

2. 过敏反应　较多见，一般反应轻微，与制剂纯度较低或动物的胰岛素与人的胰岛素结构差异引起。表现为荨麻症、血管神经性水肿，偶可发生过敏性休克。重者可用抗组胺药和糖皮质激素治疗，并换用高纯度胰岛素或人胰岛素。

3. 胰岛素抵抗（耐受性）　胰岛素抵抗可分为急性和慢性两种。急性抵抗多为创伤、感染、手术、情绪波动等应激状态引起，此时应消除诱因并暂时加大胰岛素剂量。慢性抵抗，临床指每日需用胰岛素 200U 以上，且无并发症者。慢性抵抗可能与体内产生抗胰岛素抗体或靶细胞膜上胰岛素受体数量减少有关，此时可选择更换制剂、改用高纯度胰岛素或加用口服降血糖药。

4. 其他　皮下注射局部可出现红肿、硬结和皮下脂肪萎缩等，避免同一部位重复注射可减少该症状；老年糖尿病患者长期应用可引起腹部肥胖、体重增加；个别患者早期可出现颜面与四肢水肿的水钠潴留症状，一般能自行消失。

考点　胰岛素的分类、作用、临床应用和不良反应

二、其他调节血糖的药物

双胍类、二肽基肽酶 4（DPP-4）抑制剂、胰高血糖素样肽 -1（GLP-1）受体激动剂、钠 - 葡萄糖共转运蛋白 2（SGLT2）抑制剂、促胰岛素分泌剂（磺酰脲类和非磺酰脲类）、葡萄糖苷酶抑制剂、噻唑烷二酮类等人工合成的降血糖药，除 GLP-1 受体激动剂需皮下给药外，其他类均可口服给药，因具有用药方便、无创伤性等优点而得到广泛应用。

（一）双胍类

本类药物包括二甲双胍、苯乙双胍。目前临床上使用的双胍类药物主要是盐酸二甲双胍。

【药理作用】　对糖尿病患者有降血糖作用，但对正常人血糖无影响。其降血糖的机

制是：①抑制肠道对葡萄糖的吸收；②加速外周组织对葡萄糖的摄取和利用；③减少肝糖原的异生；④抑制胰高血糖素的释放，增加胰岛素与受体的结合能力。

此外，双胍类还能降低高血脂患者的低密度脂蛋白、极低密度脂蛋白、甘油三酯和胆固醇水平，可延缓糖尿病患者血管并发症的发生。单用或合用磺酰脲类药物能增加患者对胰岛素的敏感性且不增加体重或降低体重。

【临床应用】 二甲双胍为2型糖尿病患者高血糖的一线治疗药物和联合用药中的基本用药；对儿童2型糖尿病安全有效（10岁以下儿童慎用）；对伴有冠心病的糖尿病患者，能明显降低心血管事件的发生率。

【不良反应】

1. 胃肠道反应　用药早期常见，表现为恶心、呕吐、腹泻、大便异常、口中有金属味等，停药后症状可减轻或消失。从小剂量开始并逐渐加量是减少胃肠道反应的有效方法。

2. 巨幼红细胞贫血　与抑制维生素 B_{12} 在肠道的吸收有关，但较罕见。

3. 乳酸性酸中毒　双胍类药物与乳酸性酸中毒发生风险间的关系尚不确定。但当出现不能解释的过度呼气、肌痛、乏力、嗜睡或其他非特异性的症状时，应立即停药，及时就医。

4. 低血糖　单独使用二甲双胍不导致低血糖，但当进食过少、饮酒、大运动量后没有补充足够的热量，或与胰岛素或促胰岛素分泌药联合使用时可增加低血糖发生的风险。

5. 其他　指甲异常、皮疹、出汗增加、味觉异常、胸部不适、寒战、流感症状、潮热、心悸、体重减轻等。

6. 禁用于肾功能不全（血清肌酐超过1.5mg/dl）、肝功能不全、严重感染、糖尿病合并严重的慢性并发症（如糖尿病肾病、糖尿病眼底病变）、缺氧或接受大手术的患者。在造影检查使用碘化造影剂时，应暂时停用二甲双胍。

考点 二甲双胍的作用、临床应用和不良反应

（二）DPP-4抑制剂和GLP-1受体激动剂

在营养物质刺激下，特别是在葡萄糖刺激下，肠道L细胞可分泌一种葡萄糖浓度依赖性的GLP-1，GLP-1是一种内源性肠促胰岛素激素，进入血液后，可刺激胰岛β细胞分泌胰岛素，而且可抑制胰岛α细胞分泌胰高血糖素。

GLP-1在血液中稳定性差，易被DPP-4降解，血浆半衰期仅有1～2min。为此，开发了两类药物，GLP-1受体激动剂（GLP-1RA）利拉鲁肽和艾塞那肽等，DPP-4抑制剂西格列汀、阿格列汀、维格列汀、利格列汀、沙格列汀等。

GLP-1类似物，可以直接激动GLP-1受体，发挥降糖作用；DPP-4抑制剂，通过抑制GLP-1降解，提高内源性GLP-1浓度，发挥降糖作用。

DPP-4抑制剂的降糖作用略弱于GLP-1受体激动剂。高浓度的GLP-1受体激动剂可延缓胃排空、抑制食欲、降低体重，改善动脉硬化性心血管病的预后；DPP-4抑制剂既不影响食欲，也不影响体重。GLP-1受体激动剂和DPP-4抑制剂单独应用，均不会引起

低血糖。DPP-4 抑制剂可以口服，应用比只能皮下注射的 GLP-1 受体激动剂广泛。

二者均可用于使用双胍类、磺酰脲类效果不理想的 2 型糖尿病，或者和其他类药物联合应用。尤其适用于老年患者，甚至伴有轻度认知障碍的老年患者。

DPP-4 抑制剂可以引起超敏反应、肝药酶升高、上呼吸道感染、鼻咽炎等不良反应。GLP-1 受体激动剂能引起恶心、呕吐、腹泻等胃肠道反应。

考点 DPP-4 抑制剂和 GLP-1 受体激动剂包括的药物、临床应用

（三）SGLT2 抑制剂

常用降糖药物除葡萄糖苷酶抑制剂外，多是依赖胰岛素发挥作用的，随着病程的进展，胰岛 β 细胞功能的衰减，降糖效果也越来越弱。SGLT2 抑制剂的降糖作用不依赖胰岛素，而是通过抑制近曲小管葡萄糖的重吸收而使葡萄糖从尿液排出，从而降低血糖水平。SGLT2 抑制剂是新一类糖尿病治疗药物，除降糖作用外，还能减轻体重，降低血压。这类药物主要有达格列净、恩格列净和卡格列净等。

SGL2 抑制剂主要用于 2 型糖尿病，尤其适用于老年人。

主要不良反应是女性生殖器真菌感染、鼻咽炎和泌尿系统感染。

《中国老年糖尿病诊疗指南（2024 版）》已将二甲双胍、DPP-4 抑制剂和 SGLT2 抑制剂作为老年 2 型糖尿病一级推荐降糖药物，三类药物的联合用药也是老年糖尿病的一线推荐联合方式。GLP-1RA 是一般老年 2 型糖尿病患者的二级推荐降糖药物，但对合并动脉粥样硬化性心血管疾病或高危因素的患者是一级推荐降糖药物。

考点 老年 2 型糖尿病的一线药物类别

（四）磺酰脲类

第一代磺酰脲类包括甲苯磺丁脲、氯磺丙脲；第二代磺酰脲类包括格列本脲、格列吡嗪、格列齐特、格列喹酮、格列美脲（有些资料列为第三代）等。

【药理作用】

1. 降血糖作用　对正常人和胰岛功能尚存的糖尿病患者均有降血糖作用，但对胰岛功能完全丧失的患者无效。其降血糖的机制是：①刺激胰岛 β 细胞释放胰岛素；②使靶细胞胰岛素受体数量增加或对胰岛素的敏感性增强；③促进葡萄糖的利用及糖原和脂肪的合成。目前格列苯脲降糖作用最强，产生作用也快，格列美脲降糖维持时间较长。

2. 抗利尿作用　格列本脲和氯磺丙脲通过促进抗利尿激素的分泌并增强其作用，来发挥抗利尿作用。

3. 影响凝血功能　格列齐特等第二代磺酰脲类，能使血小板黏附能力减弱，刺激纤溶酶原的合成，恢复纤溶活性，改善微循环。对预防或减轻糖尿病患者微血管并发症有一定作用。

【临床应用】

1. 用于胰岛功能尚存的 2 型糖尿病且单用饮食疗法无效者　与胰岛素或双胍类降血糖药合用产生协同作用；糖尿病合并肾病者或老年糖尿病患者可选用格列喹酮，该药对

肾功能影响小。

2. 尿崩症　只用氯磺丙脲，可使患者尿量明显减少。

【不良反应】

1. 胃肠道反应　可出现恶心、呕吐、食欲不振、腹痛、腹泻、肝功能损害等。

2. 过敏反应　可出现皮疹、药物热、荨麻疹、皮肤瘙痒等。

3. 低血糖　格列本脲和氯磺丙脲可引起持久性低血糖，常因药物过量所致。处理不当可引起不可逆损伤或死亡。

4. 影响血液系统　第一代磺酰脲类可引起粒细胞减少、血小板减少、溶血性贫血等。

5. 其他　久用可以引起胰岛功能进行性减退和体重增加。

考点 磺酰脲类药物的临床应用和不良反应

（五）非磺酰脲类促胰岛素分泌药

目前应用的药物主要有瑞格列奈和那格列奈。机制和磺酰脲类药物相似，产生作用比磺酰脲类快。最大优点是促进糖尿病患者胰岛素生理性分泌曲线的恢复，餐前或餐时服用能明显改善餐后高血糖，被称为餐时血糖调节剂。

该药主要适用于 2 型糖尿病患者，老年糖尿病患者也可服用。对磺酰脲类药物效果不佳的不宜使用本品，也不宜与磺酰脲类药物联合应用。不良反应轻而短暂，常见的是低血糖反应（发生率较磺酰脲类低）和头痛、腹泻和体重增加等。

（六）葡萄糖苷酶抑制剂

目前用于临床的有阿卡波糖、伏格列波糖。本类药为新型的口服抗高血糖药，其降血糖机制是：竞争性抑制小肠葡萄糖苷酶的活性，使多糖和双糖（蔗糖、乳糖）等转化为单糖的过程减慢，从而延缓葡萄糖的吸收，餐前即刻整片吞服或与前几口食物一起嚼服能明显降低餐后血糖，其降糖作用不依赖胰岛素。单独使用不引起低血糖反应。主要用于轻、中度 2 型糖尿病患者，尤其适用于老年患者。

由于吸收很少，该药几乎无全身不良反应，但可引起胃肠道症状，表现为嗳气、腹胀、排气增多，甚至腹泻或便秘。服药期间应限制单糖的摄入量，以增强疗效。

考点 瑞格列奈和阿卡波糖的作用区别

（七）噻唑烷二酮类

本类药物也称作格列酮类，常被称为胰岛素增敏剂，包括罗格列酮、吡格列酮等。其降血糖机制是促进葡萄糖的利用，减少糖原异生，增加机体对胰岛素的敏感性，减轻胰岛素抵抗。此外，可抑制血小板聚集、炎症反应和内皮细胞的增生，抗动脉粥样硬化。对 2 型糖尿病血管并发症有预防作用。主要用于治疗胰岛素抵抗的糖尿病患者和 2 型糖尿病。

该类药物具有良好的安全性和耐受性，低血糖发生率低。主要不良反应是引起水肿，有心力衰竭倾向或肝病者不用或慎用。还可引起嗜睡、肌肉和骨骼痛、头痛、消化道症状等。其中曲格列酮对极少数高敏感人群具有明显的肝毒性，可引起肝衰竭甚至死亡。

自 测 题

一、选择题

【A 型题】

1. 长期使用糖皮质激素治疗的患者宜选用
   A. 高盐、高糖、高蛋白饮食
   B. 低盐、低糖、低蛋白饮食
   C. 低盐、高糖、高蛋白饮食
   D. 低盐、高糖、低蛋白饮食
   E. 低盐、低糖、高蛋白饮食
2. 关于糖皮质激素错误的是
   A. 糖原分解增加　B. 抑制免疫反应
   C. 抑制蛋白质合成　D. 中和细菌内毒素
   E. 减轻炎症早期反应
3. 禁用糖皮质激素的眼科疾病是
   A. 虹膜炎　B. 角膜炎
   C. 角膜溃疡　D. 视网膜炎
   E. 视神经炎
4. 糖皮质激素的禁忌证不包括
   A. 活动性消化性溃疡
   B. 肾上腺皮质功能不全
   C. 严重精神病和癫痫
   D. 病毒感染
   E. 骨质疏松
5. 糖皮质激素用于严重感染时可以
   A. 提高机体抗病能力
   B. 加强抗菌药物的抗菌作用
   C. 提高机体对有害刺激的耐受力
   D. 控制炎症反应后遗症
   E. 中和内毒素
6. 糖皮质激素用于严重感染性疾病时必须
   A. 逐渐加大剂量
   B. 与有效足量的抗菌药合用
   C. 加用促皮质激素
   D. 注意首剂现象
   E. 加用解热镇痛药
7. 糖皮质激素隔日疗法的给药时间最好在隔日
   A. 早上 3 ～ 5 点　B. 上午 6 ～ 8 点
   C. 中午 12 点　D. 下午 4 ～ 5 点
   E. 凌晨 1 ～ 2 点
8. 有关糖皮质激素抗炎作用的错误叙述是
   A. 能提高机体对细菌内毒素的耐受力
   B. 有退热作用
   C. 能中和细菌内毒素
   D. 缓解毒血症状
   E. 缓和机体对细菌内毒素的反应
9. 糖皮质激素诱发和加重感染的主要原因是
   A. 抑制炎症反应和免疫反应，降低机体的防御能力
   B. 用量不足，症状未获得控制
   C. 促使许多病原微生物繁殖所致
   D. 患者对激素敏感性降低
   E. 抑制促肾上腺皮质激素的释放
10. 糖皮质激素用于慢性炎症的目的是
    A. 具强大抗炎作用，促进炎症消散
    B. 抑制肉芽组织生长，防止粘连和瘢痕发生
    C. 促进炎症区的血管收缩，降低其通透性
    D. 稳定溶酶体膜，减少蛋白水解酶的释放
    E. 使炎症介质 PG 合成减少
11. 糖皮质激素对血液有形成分的影响正确的是
    A. 红细胞减少　B. 血小板减少
    C. 淋巴细胞减少　D. 中性粒细胞减少
    E. 血红蛋白减少
12. 急性严重中毒性感染时，糖皮质激素治疗采用
    A. 冲击治疗静脉给药
    B. 大剂量肌内注射
    C. 小剂量多次给药
    D. 首次倍量
    E. 大剂量长期疗法
13. 下列不良反应中，哪项是因为糖皮质激素影响脂肪代谢造成的

A. 高血钾　B. 低血糖
C. 向心性肥胖　D. 低血压
E. 减少磷的排泄

14. 严重肝功能不良患者，不宜选用何种糖皮质激素
A. 氢化可的松　B. 泼尼松
C. 地塞米松　D. 倍他米松
E. 泼尼松龙

15. 糖皮质激素类药物与水盐代谢相关的不良反应是
A. 痤疮
B. 皮肤变薄
C. 骨质疏松、肌肉萎缩
D. 多毛
E. 高血压

16. 肾上腺皮质激素隔日疗法是指
A. 冲击治疗时，隔日中午 1 次给予一日总药量
B. 短程治疗时，隔日下午 1 次给予二日总药量
C. 长程治疗时，隔日早上 1 次给予二日总药量
D. 中程治疗时，隔日睡前给予二日总药量
E. 替代治疗时，隔日早上 1 次给予二日总药量

17. 下列糖皮质激素类药物不良反应中与蛋白质代谢有关的是
A. 向心性肥胖　B. 高血压
C. 精神失常　D. 诱发胰腺炎
E. 伤口愈合迟缓

18. 糖皮质激素类药物禁用于
A. 中毒性菌痢
B. 感染性休克
C. 活动性消化性溃疡病
D. 中毒性肺炎
E. 肾病综合证

19. 糖皮质激素药理作用叙述错误的是
A. 对各种刺激所致炎症有强大的特异性抑制作用
B. 对免疫反应的许多环节有抑制作用
C. 能提高机体对细菌内毒素的耐受力
D. 超大剂量具有抗休克作用
E. 有刺激骨髓造血作用

20. 不属于糖皮质激素药理作用的是
A. 抗休克　B. 抗菌
C. 抗炎　D. 抗毒
E. 抗免疫

21. 长期应用糖皮质激素不会引起
A. 高血钾　B. 高血压
C. 水肿　D. 诱发糖尿病
E. 诱发心力衰竭

22. 糖皮质激素最适合治疗
A. 感染性休克　B. 心源性休克
C. 低血容量性休克　D. 过敏性休克
E. 神经性休克

23. 糖皮质激素可治疗严重感染是因为其
A. 促进毒素代谢　B. 有抗病毒作用
C. 提高机体免疫力　D. 有抗菌作用
E. 发挥抗炎、抗病毒、抗休克等作用以缓解症状

24. 大剂量碘剂不能单独用于治疗甲亢的原因是
A. 引起慢性碘中毒
B. 使 T_4 转化为 T_3
C. 使腺体增大
D. 作用过于缓慢
E. 抗甲状腺作用具有自限性

25. 硫脲类抗甲状腺药最严重的不良反应是
A. 出血　B. 溶血性贫血
C. 粒细胞缺乏症　D. 血小板减少性紫癜
E. 再生障碍性贫血

26. 治疗黏液性水肿的药物是
A. 碘化钾　B. 甲状腺素
C. 甲巯咪唑　D. 卡比马唑
E. 丙硫氧嘧啶

27. 治疗甲状腺危象宜选用
A. 大剂量碘剂 + 硫脲类
B. 大剂量碘剂单用
C. 硫脲类单用
D. 小剂量碘剂单用
E. β 受体阻滞剂单用

28. 甲亢手术治疗的术前准备宜选用
A. 大剂量碘剂单用
B. 小剂量碘剂单用
C. 硫脲类合用大剂量碘剂
D. 硫脲类单用
E. 小剂量碘剂与 ^{131}I 合用
29. 长期使用丙硫氧嘧啶的患者出现发热、咽痛应
A. 加服大剂量碘剂
B. 加服普萘洛尔
C. 立即检查血常规
D. 立即使用抗菌药物
E. 立即使用抗病毒药物
30. 甲亢内科治疗首选药物是
A. 丙硫氧嘧啶 B. 放射性 ^{131}I
C. 普萘洛尔 D. 大剂量碘剂
E. 氢化可的松
31. 甲亢术前准备中术前半个月加大剂量碘剂的主要目的是
A. 使甲状腺腺体变硬，血管网减少
B. 增强麻醉药作用
C. 纠正硫脲类药物引起的血常规异常
D. 控制甲亢症状
E. 镇静
32. 可以静脉注射的胰岛素制剂是
A. 中性胰岛素
B. 低精蛋白锌胰岛素
C. 珠蛋白锌胰岛素
D. 精蛋白锌胰岛素
E. 低精蛋白锌胰岛素和精蛋白锌胰岛素
33. 糖尿病患者为降低餐后血糖，胰岛素使用时间正确的是
A. 饭前半小时皮下注射
B. 饭前 1h 肌内注射
C. 饭后半小时肌内注射
D. 饭后半小时皮下注射
E. 进餐时同服
34. 可能引起乳酸性酸中毒的药物是
A. 格列本脲 B. 阿卡波糖
C. 二甲双胍 D. 胰岛素
E. 罗格列酮
35. 格列苯脲的临床适应证是
A. 重型糖尿病
B. 儿童糖尿病
C. 胰岛功能完全丧失的糖尿病
D. 胰岛功能尚未完全丧失的轻、中度 2 型糖尿病
E. 单用饮食控制有效的轻度糖尿病
36. 2 型糖尿病的一线治疗药物是
A. 格列齐特 B. 阿卡波糖
C. 罗格列酮 D. 二甲双胍
E. 苯乙双胍
37. 下列属于胰岛素增敏剂是
A. 格列本脲 B. 阿卡波糖
C. 格列齐特 D. 胰岛素
E. 罗格列酮
38. 伴有重度感染的糖尿病宜用
A. 胰岛素 B. 格列苯脲
C. 甲苯磺丁脲 D. 二甲双胍
E. 苯乙双胍
39. 属于二肽基肽酶 4（DPP-4）抑制剂的是
A. 格列齐特 B. 达格列净
C. 利拉鲁肽 D. 瑞格列奈
E. 西格列汀
40. 作用在肠道减少葡萄糖吸收的治疗糖尿病药物是
A. 胰岛素 B. 瑞格列奈
C. 二甲双胍 D. 葡萄糖苷酶抑制剂
E. 格列喹酮
41. 糖尿病合并妊娠的患者应该选用的抗糖尿病药是
A. 胰岛素 B. 阿卡波糖
C. 瑞格列奈 D. 吡格列酮
E. 二甲双胍
42. 糖尿病合并肾病者或老年轻症 2 型糖尿病患者可选用的磺酰脲类药物是

A. 格列喹酮　　B. 利拉鲁肽
C. 格列本脲　　D. 阿卡波糖
E. 格列齐特

43. 属于钠 - 葡萄糖共转运蛋白 2 抑制剂的是
A. 瑞格列奈　　B. 罗格列酮
C. 利鲁拉肽　　D. 西格列汀
E. 达格列净

44. 能同时提供基础和餐时胰岛素，控制餐后血糖同时兼顾整体血糖控制的胰岛素是
A. 预混胰岛素　　B. 超短效胰岛素
C. 短效胰岛素　　D. 中效胰岛素
E. 长效胰岛素

45. 不依赖胰岛素，通过抑制肠道吸收葡萄糖发挥作用的口服降血糖药物是
A. 格列本脲　　B. 二甲双胍
C. 罗格列酮　　D. 阿卡波糖
E. 精蛋白锌胰岛素

46. 下列不属于磺酰脲类降血糖药的是
A. 格列齐特　　B. 格列吡嗪
C. 格列喹酮　　D. 瑞格列奈
E. 格列美脲

47. 促进糖尿病患者胰岛素生理性分泌曲线的恢复，餐前或餐时服用能明显改善餐后高血糖，被称为餐时血糖调节剂的是
A. 那格列奈　　B. 罗格列酮
C. 西格列汀　　D. 格列喹酮
E. 阿卡波糖

二、填空题

1. 临床上常用大剂量的糖皮质激素治疗严重感染性疾病，因为它有 ＿＿＿＿＿＿、＿＿＿＿＿＿ 和 ＿＿＿＿＿＿ 作用，但是必须合用足量有效的 ＿＿＿＿＿＿ 药物。
2. 糖皮质激素的抗毒作用是指能提高机体对 ＿＿＿＿＿＿ 引起的发热、恶心等的耐受力。
3. 长期服用糖皮质激素应给予低 ＿＿＿＿＿＿、＿＿＿＿＿＿、＿＿＿＿＿＿ 和高蛋白饮食，必要时可以补 ＿＿＿＿＿＿。
4. 治疗甲状腺功能亢进的药物有 ＿＿＿＿＿＿、＿＿＿＿＿＿、＿＿＿＿＿＿ 和 ＿＿＿＿＿＿。
5. 小剂量的碘剂可用于防治 ＿＿＿＿＿＿，大剂量的碘剂可用于 ＿＿＿＿＿＿ 和 ＿＿＿＿＿＿。
6. 老年 2 型糖尿病推荐的一线降血糖药物有 ＿＿＿＿＿＿、＿＿＿＿＿＿、＿＿＿＿＿＿ 三类药物。

三、简答题

1. 糖皮质激素用于严重感染时为什么要合用足量有效的抗微生物药物？
2. 什么叫隔日给药，隔日给药有何意义？
3. 治疗甲亢的常用药有哪几类？各举一例。
4. 胰岛素的适应证有哪些？

（姜晓瑞）

第13章 抗痛风药

学习目标

1. 素质目标　培养学生养成良好的生活习惯，具备关爱痛风患者的职业素养。

2. 知识目标　掌握秋水仙碱、非布司他、别嘌醇、丙磺舒和苯溴马隆的作用、临床应用和主要不良反应。

3. 能力目标　能够根据痛风的病程指导患者选择合适的药物。

案例 13-1

夏某，男，55岁。患者无诱因于5年前出现指、趾关节肿痛，夜间疼痛尤甚，口服布洛芬后缓解。3天前饮酒后上述症状加重，随即去医院就诊，检查血尿酸高达918μmol/L，确诊为痛风。

问题： 1. 患者服用的布洛芬属于哪类药物？

2. 以前学过的药物哪些能使尿酸升高？

3. 请学完本章后给患者提供一个用药建议。

痛风是体内嘌呤代谢紊乱所引起的一种疾病。痛风自然病程分为无症状高尿酸血症期、急性发作期、发作间歇期和慢性痛风石病变期。正常嘌呤饮食状态下，非同日两次空腹检测，血尿酸＞420μmol/L时，诊断为高尿酸血症。24h尿尿酸排泄量＞600mg为尿酸生成过多型；＜600mg为尿酸排泄减少型；但不能除外两种情况同时存在。痛风与主要心血管不良事件、高血压、糖尿病、脑卒中密切相关，随着人民生活水平的提高，高尿酸已经成为继高血压、高血脂、高血糖之后的"第四高"。目前痛风已经成为我国仅次于糖尿病的第二大代谢类疾病。降尿酸药物治疗的指征为①痛风性关节炎发作≥2次，应立即开始降尿酸治疗；②痛风性关节炎发作1次且同时合并下述任意一项，应立即开始降尿酸治疗：年龄＜40岁、血尿酸＞480μmol/L、有痛风石或关节腔尿酸盐沉积证据、尿酸性肾结石或肾功能损害（肾小球滤过率＜90ml/min）、高血压、糖耐量异常或糖尿病、血脂紊乱、肥胖、冠心病、卒中、心功能不全。药物治疗要使血尿酸目标值控制在360μmol/L以下，因人体中正常的尿酸水平有其重要的生理功能，血尿酸过低可能增加阿尔茨海默病、帕金森病等神经退行性疾病的发生风险，因此降尿酸治疗时血尿酸不宜低于180μmol/L。为达到此目标大多数患者需终身服药。别嘌醇、非布司他和苯溴马隆为痛风患者降尿酸治疗的一线药物；别嘌醇和苯溴马隆为高尿酸血症患者降尿酸治疗的一线药物。

一、抑制粒细胞浸润药

秋水仙碱

【药理作用】

1. 抑制粒细胞浸润　本药可与中性粒细胞微管蛋白的亚单位结合，从而改变细胞膜功能，包括抑制中性粒细胞的趋化、黏附和吞噬作用。

2. 抑制磷脂酶A2，减少单核细胞和中性粒细胞释放前列腺素和白三烯。

3. 抑制局部细胞产生白细胞介素-6等，从而达到控制关节局部的疼痛、肿胀及炎症反应。秋水仙碱不影响尿酸盐的生成、溶解及排泄，因而无降血尿酸作用。

【临床应用】　防治痛风性关节炎的急性发作。急性痛风性关节炎于口服后12～24h起效，90%的患者在服药24～48h疼痛消失，24h内不宜超过6mg；在开始降尿酸治疗的初期阶段，患者可能会反复出现急性痛风发作，可口服小剂量秋水仙碱3～6mg，以预防痛风急性发作。

【不良反应】

1. 胃肠道症状　腹痛、腹泻、呕吐及食欲不振为常见的早期不良反应，发生率可达80%，严重者可造成脱水及电解质紊乱等表现。长期服用者可出现严重的出血性胃肠炎或吸收不良综合征。应从小剂量开始使用，如发生呕吐、腹泻等不良反应，应立即停药并就诊。

2. 肌肉、周围神经病变　在肌细胞受损同时可出现周围神经病变，表现为麻木、刺痛和无力。秋水仙碱与HMG-CoA还原酶抑制剂（如阿托伐他汀、氟伐他汀、洛伐他汀、普伐他汀、辛伐他汀等）、贝特类药物（如非诺贝特、苯扎贝特等）合并使用时可能会增加肌无力、肌痛、横纹肌溶解等肌肉损害不良反应的发生风险。

3. 骨髓抑制　出现血小板减少、中性粒细胞下降，甚至再生障碍性贫血，有时可危及生命。

4. 泌尿系统损害　表现为少尿、血尿、排尿困难、慢性肾功能不全加重及引起急性肾衰竭等。肾功能不全患者慎用。

5. 本品存在肝肠循环，肝功能损害时解毒能力下降，易促使毒性加重，肝功能不全者慎用。

6. 可导致可逆性的维生素B_{12}吸收不良。

二、抑制尿酸合成药

非布司他

非布司他是一种黄嘌呤氧化酶抑制剂，通过抑制尿酸合成降低血清尿酸浓度。非布司他常规治疗浓度下不会抑制其他参与嘌呤和嘧啶合成与代谢的酶。

用于痛风患者高尿酸血症的长期治疗。初始剂量20～40mg/d，每4周左右评估血尿酸水平，不达标者可逐渐递增剂量，最大剂量80mg/d。不推荐用于无临床症状的高尿酸血症。代谢后的非活性物质（无毒害性）可通过肾脏排泄、粪便排泄和胆汁排泄，属于多途径排泄，对轻度或中度肾衰竭患者及轻度、中度肝功能不全的患者适用。在服用非布司他的初期，经常出现痛风发作频率增加。这是因为血尿酸浓度降低，导致组织中沉积的尿酸盐动员。为预防治疗初期的痛风发作，可同时服用秋水仙碱或非甾体抗炎药。

常见不良反应为肝功能异常（氨基转移酶升高）、头痛、恶心、关节痛、皮疹、视物模糊、粒细胞减少、心绞痛、精神症状等；非布司他可增加合并心血管疾病的痛风患者的死亡风险，虽然目前尚无定论，但对有心血管疾病病史或新发心血管疾病者，需谨慎使用并随访监测，警惕心血管事件的发生。

别 嘌 醇

别嘌醇及其代谢产物氧嘌呤醇均能抑制黄嘌呤氧化酶，阻止次黄嘌呤和黄嘌呤代谢为尿酸，从而减少了尿酸的生成。防止尿酸形成结晶沉积在关节及其他组织内，也有助于痛风患者组织内的尿酸结晶重新溶解。

用于：①原发性和继发性高尿酸血症，尤其是尿酸生成过多而引起的高尿酸血症；②反复发作或慢性痛风者；③痛风石；④尿酸性肾结石和（或）尿酸性肾病；⑤有肾功能不全的高尿酸血症。由于本品在促使尿酸结晶重新溶解时可再次诱发并加重关节炎急性期症状，因此必须在痛风性关节炎的急性炎症症状消失后（一般在发作后 2 周左右）方可开始应用。服药期间应多饮水，并使尿液呈中性或碱性，以利于尿酸排泄。

别嘌醇不良反应少，偶见皮疹、胃肠道反应及氨基转移酶升高、白细胞减少等。

考点 抑制尿酸合成药的临床应用

三、促进尿酸排泄药

这类药物能抑制肾小管对尿酸的重吸收，增加尿酸排泄。适用于肾功能良好、尿道无堵塞的慢性痛风或发作间歇期。

丙 磺 舒

丙磺舒可抑制尿酸盐在肾小管的主动重吸收，增加尿酸盐的排泄，降低血中尿酸盐的浓度，从而减少尿酸沉积；还可防止尿酸盐结晶的生成，减少关节的损伤，亦可促进已形成的尿酸盐溶解。丙磺舒对痛风急性期无效。

本品主要用于高尿酸血症伴慢性痛风性关节炎及痛风石，但必须注意：①肾小球滤过率大于 50～60ml/min; ②无肾结石或肾结石史; ③非酸性尿; ④未服用水杨酸类药物者，在使用阿司匹林或其他水杨酸盐时，可能会抑制丙磺舒的排尿酸作用。用药初期可能会出现痛风发作加重，是由于尿酸盐从关节腔移出所致。同服大量水，并加服碳酸氢钠，可防止尿酸盐在泌尿系统沉积而形成尿路结石。治疗期间若出现急性痛风发作，可在不停用丙磺舒的情况下加服秋水仙碱或非甾体抗炎药。

本品可竞争性抑制弱有机酸（如青霉素、头孢霉素）在肾小管的分泌，增加这些抗生素的血药浓度和延长它们的作用时间。

主要不良反应：①胃肠道症状，如恶心或呕吐等，见于约 5% 的服用者。偶可引起消化性溃疡。②能促进肾结石形成，应保证尿液 pH ≥ 6.5。应大量饮水并同服碱化尿液的药物，以防肾结石。③本品可与磺胺类药物出现交叉过敏反应，包括皮疹、皮肤瘙痒及发热等，但少见。④偶见白细胞减少、骨髓抑制及肝坏死等。

苯溴马隆

1. 通过抑制肾小管对尿酸的重吸收，从而降低血中尿酸浓度。主要用于高尿酸血症，以及非急性期痛风性关节炎。

2. 治疗初期同服秋水仙碱或非甾体抗炎药，以免引起痛风急性发作。若治疗期间出现痛风急性发作，剂量应减半，必要时加服秋水仙碱或非甾体抗炎药。

3. 可用于轻中度肾功能异常或肾移植患者，肾小球滤过率为 20 ～ 60ml/min 者推荐剂量不超过 50mg/d；肾小球滤过率小于 20ml/min 或尿酸性肾结石患者禁用。

4. 若患者合并尿酸性肾结石，和（或）尿液 pH 小于 5，给予适量的碳酸氢钠碱化尿液，多饮水，并且需要监测尿液 pH，使患者尿液的 pH 控制在 6.5 ～ 6.8。

5. 主要不良反应为肠胃不适感，如恶心，呕吐、胃内饱胀感和腹泻等；皮肤反应，如荨麻疹、颜面发红、红斑、光过敏症；眼结膜发炎、阳痿、头痛、尿意频增等。

考点 苯溴马隆、丙磺舒的临床应用

四、非甾体抗炎药

常用药物有吲哚美辛、依托考昔、布洛芬、双氯芬酸、尼美舒利等，主要用于缓解痛风的急性期症状；预防痛风急性发作，当秋水仙碱无效或存在用药禁忌时，可使用低剂量非甾体抗炎药。

五、甾体抗炎药

常用药物有泼尼松、泼尼松龙等。主要用于其他药物不能缓解的痛风急性发作或者累及多个关节伴有全身症状的急性发作患者，能迅速缓解症状。当秋水仙碱和非甾体抗炎药使用存在禁忌或疗效不佳时，亦可应用小剂量泼尼松（5 ～ 10mg/d）预防痛风急性发作，但应注意糖皮质激素长期应用的副作用。

考点 痛风急性发作期的药物选择

自 测 题

一、选择题

【A 型题】

1. 在痛风急性发作期，为抑制粒细胞浸润，应选用的抗痛风药物是

A. 秋水仙碱　　B. 别嘌醇

C. 苯溴马隆　　D. 阿司匹林

E. 丙磺舒

2. 对缓解急性痛风发作效果不佳的药物是

A. 秋水仙碱　B. 布洛芬

C. 对乙酰氨基酚　D. 别嘌醇

E. 泼尼松

3. 属于促进尿酸排泄的抗痛风药是

A. 苯溴马隆　B. 吲哚美辛

C. 别嘌醇　D. 阿司匹林

E. 秋水仙碱

4. 可以降低血尿酸水平，但升高尿尿酸水平而导致肾结石的抗痛风药是

A. 秋水仙碱　B. 别嘌醇

C. 丙磺舒　D. 呋塞米

E. 布洛芬

5. 痛风急性期经治疗 1 ～ 2 周后，关节红肿热痛症状缓解。为控制血尿酸水平，应选用的抑制尿酸合成的药物是

A. 秋水仙碱　B. 别嘌醇

C. 布洛芬　D. 泼尼松龙

E. 苯溴马隆

6. 患者，男，50 岁，痛风缓解期，复查血尿酸为 560μmol/L，尿液 pH 为 6.5，此时宜使用的促尿酸排泄药是

A. 非布司他　B. 碳酸氢钠

C. 别嘌醇　D. 秋水仙碱

E. 苯溴马隆

7. 长期服用可导致可逆性维生素 B_{12} 吸收不良的药物是

A. 叶酸　B. 硫酸亚铁

C. 秋水仙碱　D. 苯溴马隆

E. 非布司他

8. 服用秋水仙碱早期最常见的不良反应是

A. 肌肉痛、肢体麻木

B. 少尿、血尿

C. 腹痛、腹泻、呕吐

D. 肝功能损害

E. 骨髓抑制、血小板减少

9. 同服可和青霉素竞争肾小管分泌系统，使青霉素作用时间延长的药物是

A. 维生素 B_{12}　B. 丙磺舒

C. 格列本脲　D. 苯溴马隆

E. 非布司他

二、简答题

分别列出常用的抑制尿酸合成和排泄的药物名称。

（单　鑫）

第14章 抗骨质疏松药

学习目标

1. 素质目标　培养学生重视骨质疏松在老年人群中的危害，具备关爱老人的职业素养。

2. 知识目标　掌握抗骨质疏松药代表药的临床应用和不良反应，熟悉抗骨质疏松药的作用机制，了解非代表药的作用特点。

3. 能力目标　培养学生能够根据患者的具体情况，合理选择和应用抗骨质疏松药物的能力；能够区分维生素D和钙剂的保健品和药物。

骨质疏松症（OP）是一种以骨量低下、骨微结构损坏，导致骨脆性增加，易发生骨折为特征的全身性骨病。骨质疏松症可发生于任何年龄，但多见于绝经后女性和老年男性。根据病因，骨质疏松症分为原发性和继发性两大类。原发性骨质疏松症包括绝经后骨质疏松症（Ⅰ型）、老年骨质疏松症（Ⅱ型）和特发性骨质疏松症（青少年型）。

骨质疏松症的防治措施包括基础措施、药物干预和康复治疗。基础措施除了调整生活方式外，就是使用骨健康基本补充剂（骨矿化剂）。药物干预主要使用的药物见表14-1。

表14-1　防治骨质疏松症主要药物

骨吸收抑制剂	骨形成促进剂	双重作用药物	其他机制类似物	中成药
双磷酸盐类 RANKL单克隆抗体（地舒单抗） 降钙素类 雌激素 选择性雌激素受体调节剂	甲状旁腺激素类似物（特立帕肽）	硬骨抑素单克隆抗体（罗莫佐单抗）	活性维生素D及其类似物（阿法骨化醇、骨化三醇、艾地骨化醇）	骨碎补总黄酮制剂 淫羊藿总黄酮制剂 人工虎骨粉制剂

注：硬骨抑素单克隆抗体（罗莫佐单抗）是具有促进骨形成和抑制骨吸收双重作用的药物，已经在其他国家或地区上市使用，国内正在进行Ⅲ期临床试验，但已预先纳入2022年《原发性骨质疏松诊疗指南》。

骨质疏松症需要长期治疗。当骨质疏松症患者出现以下任意一项：①经双能X射线吸收法（DXA）检查确诊为骨质疏松症患者；②已经发生过椎体或髋部等部位脆性骨折者；③骨量减少但具有高骨折风险的患者。就需要考虑除骨健康基本补充剂之外的其他药物干预。

钙剂及维生素D作为基础治疗药物，可贯穿骨质疏松症治疗始终；也可以与骨吸收抑制剂或骨形成促进剂联合应用。开展多种抗骨质疏松药物长程序贯治疗具有重要的临床意义。尽管特立帕肽、地舒单抗可明显增加骨质疏松症患者的骨密度，但其均属于短效治疗药物，停药后骨密度会快速下降，只有多种药物序贯治疗，才能够持续增加骨密度，不断获益。以下情况要考虑药物序贯治疗：①某些骨吸收抑制剂治疗失效、疗程过长或存在不良反应时；②骨形成促进剂（甲状旁腺激素类似物）的推荐疗程仅为 18 ～ 24 个月，此类药物停药后应序贯治疗。

一、骨健康基本补充剂

骨矿化剂作为骨健康的基本补充剂，主要包括钙剂和维生素 D。钙剂和维生素 D 缺乏不仅可以引起骨质疏松，也可以影响其他抗骨质疏松药物的疗效。

（一）钙剂

钙是人体内最活跃的元素之一，约占体重的 2%，充足的钙摄入对获得理想骨峰值、减缓骨丢失、改善骨矿化和维护骨骼健康有益。

成人每日钙推荐摄入量为 800mg（元素钙），50 岁及以上人群每日钙推荐摄入量为 1000 ～ 1200mg。尽可能通过饮食摄入充足的钙，饮食中钙摄入不足时，才考虑给予钙剂补充。

钙剂选择需考虑其钙元素含量、安全性和有效性。不同种类钙剂中的元素钙含量见表 14-2，其中碳酸钙含钙量高，吸收率高，易溶于胃酸，常见不良反应为上腹不适和便秘等。枸橼酸钙含钙量较低，但水溶性较好，胃肠道不良反应小，且枸橼酸有可能减少肾结石的发生，适用于胃酸缺乏和有肾结石风险的患者。高钙血症和高钙尿症时应避免使用钙剂。补充钙剂需适量，超大剂量补充钙剂可能增加肾结石和心血管疾病的风险。在骨质疏松症的防治中，钙剂应与其他药物联合使用，目前尚无充分证据表明单纯补钙可以替代其他抗骨质疏松药物治疗。

表 14-2　不同钙剂元素钙含量

药名	元素钙含量（%）	药名	元素钙含量（%）
碳酸钙	40.00	枸橼酸钙	21.00
磷酸钙	38.76	乳酸钙	18.37
氯化钙	36.00	葡萄糖酸钙	9.30
醋酸钙	25.34	–	–

食物中的某些成分可影响钙剂的吸收。蔬菜和水果类含有较多的草酸和磷酸盐，可与钙形成不溶性钙盐，使钙的吸收减少；食物中的脂肪也可与钙形成 2 价的钙皂，影响钙的吸收。

口服钙制剂以清晨和临睡前各服用一次为佳。如采用 1 日 3 次的用法，最好是于餐后 1 ～ 1.5h 服用，以减少食物对钙剂吸收的影响。含钙量高的制剂以每晚睡前服用为宜。

考点　补钙的注意事项

（二）维生素 D

维生素 D 是一种脂溶性维生素，有 5 种化合物，与健康关系较密切的是维生素 D_2 和维生素 D_3。由食物吸收和皮肤光合作用转化的维生素 D_3 不具备生物活性，须先经肝脏 25-羟化酶转化为 25- 羟基维生素 D_3（骨化二醇），然后主要在肾近曲小管上皮细胞线粒体膜内 1α- 羟化酶催化下，转化为 1, 25- 二羟基维生素 D_3（骨化三醇），才能发挥生理作用。

成人推荐维生素 D 摄入量为 400IU/d（10μg/d）；65 岁及以上老年人因缺乏日照，以及摄入和吸收障碍常有维生素 D 缺乏，推荐摄入量为 600IU/d（15μg/d）。

维生素 D 摄入不足可导致继发性甲状旁腺功能亢进，增加骨吸收，从而引起或加重骨质疏松症。维生素 D 摄入不足还会影响其他抗骨质疏松药物的疗效。小儿缺乏维生素 D 可造成体内钙磷代谢障碍，引起佝偻病。

充足的维生素 D 可增加肠钙吸收、促进骨骼矿化、保持肌力、改善平衡能力和降低跌倒风险。临床常用制剂包括普通维生素 D（如鱼肝油）、活性维生素 D 前体物（如阿法骨化醇）和活性维生素 D（如骨化三醇）。常用制剂见表 14-3。

表 14-3　维生素 D 的常用制剂

药物名称	活化机制	说明
维生素 D_2 维生素 D_3	首先在肝脏内羟化为 25- 羟基维生素 D_3（骨化二醇），然后在肾脏羟化为活性更高的 1, 25- 二羟基维生素 D_3（骨化三醇）	维生素 D_2 和维生素 D_3 统称为维生素 D；维生素 D_3 比维生素 D_2 生物利用度高，起效慢，作用时间长
骨化二醇	需在肾脏转化为骨化三醇	起效慢，作用时间长
骨化三醇	不需要活化	血浆半衰期 4 ～ 6h，慢性肾衰竭患者半衰期可达 18 ～ 44h
阿法骨化醇	骨化三醇类似物，需要在肝脏转化为骨化三醇	血浆半衰期 17.6h，骨化三醇和阿法骨化醇作用强，起效快
帕立骨化醇	骨化三醇类似物，不需要活化	血浆半衰期 15h
卡泊三醇	骨化三醇类似物	仅供外用，经皮吸收

应用维生素 D 制剂时应注意个体差异和安全性。防治维生素 D 缺乏，宜先使用普通维生素 D_2 或 D_3 制剂，不宜用活性维生素 D 纠正维生素 D 缺乏；维生素 D 缺乏或不足者可首先尝试每日口服维生素 D_3 1000 ～ 2000U，对于存在肠道吸收不良或依从性较差的患者，可考虑使用维生素 D 肌内注射制剂。老年人、肾功能减退以及 1α- 羟化酶缺乏或减少的骨质疏松症患者最好使用活性维生素 D（不需要活化如骨化三醇、帕立骨化醇等），但是也要适量补充普通维生素 D。

维生素 D 使用过程中应定期监测血钙和尿钙浓度，特别是合用钙剂的患者，肾结石患者慎用。活性维生素 D 的用药风险明显大于普通维生素 D。

考点 维生素 D 的主要制剂和选择

二、骨吸收抑制剂

（一）双膦酸盐类

双膦酸盐类是目前临床上应用最为广泛的抗骨质疏松症药物。双膦酸盐类能够特异性结合到骨重建活跃的骨表面，抑制破骨细胞的功能，从而抑制骨吸收。不同双膦酸盐类抑制骨吸收的效力差别很大，因此临床上不同双膦酸盐类药物使用剂量及用法也有所差异。目前用于防治骨质疏松症的双膦酸盐类药物主要包括阿仑膦酸钠、利塞膦酸钠、唑来膦酸、伊班膦酸钠、依替膦酸二钠和氯膦酸二钠等。

【作用和临床应用】　双膦酸盐类药物能增加骨质疏松症患者腰椎、髋部骨密度，降低发生椎体和非椎体骨折风险。

临床上，本类药物用于治疗骨质疏松症、恶性肿瘤并发的高钙血症、溶骨性癌转移引起的骨痛。

【不良反应】

1. 胃肠道不良反应　上腹疼痛、反酸等症状。有活动性胃及十二指肠溃疡、反流性食管炎、功能性食管活动障碍者慎用。为减轻胃肠道反应，应晨起空腹服药，半小时内不予进食、喝饮料或服用其他药物；使用白开水送服，不可使用咖啡、牛奶、茶水服药；服药后半小时内避免躺卧，应保持上身直立。

2. 一过性“流感样”症状　首次口服或静脉输注含氮双膦酸盐可出现一过性发热、骨痛和肌痛等类流感样不良反应，多在用药 3 天内明显缓解，症状明显者可用非甾体抗炎药或其他解热镇痛药对症治疗。

3. 其他　肾损害（血肌酐升高、急性肾衰竭）、下颌骨坏死和非典型股骨骨折等。

考点　双磷酸盐类药物的临床应用和不良反应

（二）降钙素类

降钙素是一种钙调节激素，能抑制破骨细胞的生物活性，减少破骨细胞数量，减少骨量丢失并增加骨量。降钙素类药物的另一突出特点是能明显缓解骨痛，对骨质疏松症及其骨折引起的骨痛有效。常用药物有依降钙素和鲑降钙素。

本类药物主要用于骨质疏松症和骨质疏松、骨转移癌引起的疼痛。

少数患者使用后出现面部潮红、恶心等不良反应，偶有过敏现象。鉴于鼻喷剂型鲑降钙素具有潜在增加肿瘤发生风险的可能，鲑降钙素连续使用时间一般不超过 3 个月。

考点　降钙素类药物的作用特点

（三）绝经激素治疗类药物

绝经激素治疗（MHT）类药物能抑制骨转换，减少骨丢失。临床研究已证明 MHT 类药物包括雌激素补充疗法和雌、孕激素补充疗法，能减少骨丢失，降低骨质疏松性椎体、非椎体及髋部骨折的风险，是防治绝经后骨质疏松症的有效措施。

本类药物主要用于围绝经期和绝经后女性，特别是有绝经相关症状、泌尿生殖道萎缩症状，以及预防绝经后骨质疏松。

【注意事项】

1. 60 岁以前或绝经不到 10 年应用收益更大，风险更小。

2. 有子宫的妇女应用雌激素治疗时必须合用孕激素，以免增加子宫内膜癌的风险。

3. 长期应用孕激素可使乳腺癌的发生风险增加；有增加血栓的风险。

（四）选择性雌激素受体调节剂

选择性雌激素受体调节剂（SERMs）代表药有他莫昔芬、雷洛昔芬等。本类药物与雌激素受体结合后发挥类雌激素的作用，抑制骨吸收，增加骨密度，降低椎体骨折发生的风险；而在乳腺和子宫则发挥拮抗雌激素的作用，因而不刺激乳腺和子宫，能够降低雌激素受体阳性浸润性乳腺癌的发生率。

本类药物主要用于预防和治疗绝经后骨质疏松症；治疗女性复发转移乳腺癌；乳腺癌手术后转移的辅助治疗，预防复发。雷洛昔芬不适用于男性骨质疏松症患者。

少数患者服药期间会出现潮热和下肢痉挛症状。该药有轻度增加静脉栓塞的危险性，故有静脉栓塞病史及有血栓倾向者如长期卧床和久坐期间禁用。

（五）核因子 -κB 受体激活蛋白配体单克隆抗体

核因子 -κB 受体激活蛋白配体（RANKL）是一种对破骨细胞的形成、功能和存活发挥关键作用的跨膜或可溶性蛋白。破骨细胞在体内负责骨吸收。地舒单抗是一种能够阻断 RANKL 与核因子 -κB 受体激活蛋白（RANK）结合的抗体，通过阻断 RANKL 与 RANK 相互作用，可以抑制破骨细胞的形成、功能和存活，从而减少骨吸收，增加骨皮质和骨小梁的骨量和强度。

目前国内使用的主要是地舒单抗，主要用于：①不可手术切除或者手术切除可能导致严重功能障碍的骨巨细胞瘤，包括成人和骨骼发育成熟的青少年患者。②骨折高风险的绝经后女性的骨质疏松症治疗。③预防实体瘤骨转移和多发性骨髓瘤中骨相关事件。

主要不良反应：①关节痛、头痛、恶心、背部疼痛、疲劳和四肢疼痛；②颌骨坏死、骨髓炎和呼吸困难，是造成终止用药的主要原因。

考点 地舒单抗的临床应用

三、骨形成促进剂

特立帕肽

甲状旁腺激素（PTH）是甲状旁腺主细胞分泌的碱性单链多肽类激素。甲状旁腺激素类似物特立帕肽是当前促进骨形成的代表性药物。间断使用小剂量特立帕肽能刺激成骨细胞活性，促进骨形成，增加骨密度，改善骨质量，降低椎体和非椎体骨折的发生风险。

本品适用于有骨折高风险的绝经后骨质疏松；男性骨质疏松和糖皮质激素性骨质疏松。

临床常见的不良反应为恶心、肢体疼痛、头痛和眩晕。特立帕肽治疗时间不宜超过 24 个月，停药后应序贯使用抗骨吸收药物治疗，以维持或增加骨密度，持续降低骨折风险。

考点 特立帕肽的临床应用

自 测 题

选择题

【A 型题】

1. 抑制骨吸收的药物不包括
   A. 双膦酸盐　B. 降钙素
   C. 雌激素　D. 地舒单抗
   E. 维生素 D
2. 关于双膦酸盐下列说法正确的是
   A. 双膦酸盐各药作用没有明显差异
   B. 不会造成骨坏死
   C. 服药后可立即躺卧
   D. 早餐前至少 30min 用 200ml 温开水送服
   E. 餐后服药可使胃肠道反应减轻
3. 成人每日钙推荐摄入量为
   A. 500mg　B. 700mg
   C. 1000mg　D. 900mg
   E. 800mg
4. 下列关于钙制剂不正确的是
   A. 钙制剂与四环素合用会减少四环素的吸收
   B. 钙制剂与铁剂合用会减少铁剂吸收
   C. 蔬菜中有草酸和磷酸盐，会增加钙制剂的吸收
   D. 钙是人体中最活跃的元素之一
   E. 碳酸钙中元素钙含量较高
5. 下列可用雌激素治疗的疾病是
   A. 男性骨质疏松　B. 乳腺癌
   C. 子宫内膜癌　D. 绝经后骨质疏松
   E. 不明原因阴道出血患者
6. 关于维生素 D 的说法正确的是
   A. 普通维生素 D 用药风险比活性维生素 D 小
   B. 防治维生素 D 缺乏首选活性维生素 D
   C. 骨化二醇是活性维生素 D
   D. 维生素 D_2 比维生素 D_3 生物利用度高
   E. 可采用每月大剂量服用一次的疗法补充不足
7. 属于选择性雌激素受体调节剂的药物是
   A. 雷洛昔芬　B. 依降钙素
   C. 地舒单抗　D. 阿仑膦酸钠
   E. 特立帕肽

【B 型题】

（8 ～ 11 题共用选项）

A. 鲑降钙素　B. 双膦酸盐
C. 维生素 D　D. 雌激素
E. 特立帕肽

8. 属于促进骨矿化剂的是
9. 有中枢镇痛作用的是
10. 应晨起空腹服药，服药后半小时内避免躺卧，应保持上身直立姿势的是
11. 属于骨形成促进剂的是

（杨飞雪）

第15章
抗微生物药

学习目标

1. 素质目标　培养学生树立合理使用抗菌药物的意识，具备高尚的职业道德和社会责任感。

2. 知识目标　掌握抗微生物药的作用机制，各类药物代表药的临床应用和不良反应；熟悉抗微生物药的常用术语；了解各类药物中非代表药的临床应用和不良反应。

3. 能力目标　具有不断学习的精神和能力，以满足微生物不断变异和抗微生物药不断更新的需求。

第1节　概　　述

抗微生物药是指对病原微生物具有抑制或杀灭作用、用于防治感染性疾病的药物，包括抗菌药物、抗病毒药和抗真菌药等。化学治疗是指对病原微生物、寄生虫及肿瘤细胞等所致疾病的药物治疗。用于化学治疗的药物称为化学治疗药物（化疗药物）。

细菌、真菌、病毒、衣原体、支原体、螺旋体、立克次体等病原微生物及寄生虫感染人体所引起的局部或全身性疾病，称感染性疾病。感染性疾病是危害人类健康的多发病和常见病。

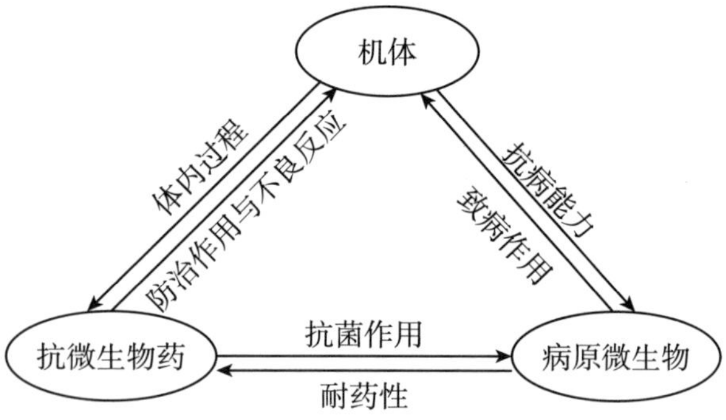

图15-1　机体、病原微生物和抗微生物药三者之间的关系

在应用抗微生物药时，要注意机体、病原微生物和药物三者之间的相互关系（图15-1）。既要调动机体对病原微生物的免疫防御能力，与药物共同发挥抗病原微生物作用，还要注意药物对机体产生不良反应和用药不当可能造成病原微生物产生耐药性，良好的体内过程也是药物充分发挥作用的保障。总之，理想的抗微生物药应具备以下特点：①对致病微生物具有高度选择性；②对人体无毒或低毒；③病原微生物对其不易产生耐药；④具有良好的药动学特性；⑤性状稳定，不易被酸、碱、光、热及酶破坏；⑥使用方便，价格低廉等。

一、常用术语

1. 抗菌药物　是指对细菌有抑制或杀灭作用的药物，包括抗生素、化学合成抗菌药物如磺胺类和喹诺酮类药物等。

2. 抗菌活性　是指药物抑制或杀灭微生物的能力。临床上常用最低抑菌浓度（MIC）和最低杀菌浓度（MBC）来评价药物的抗菌活性。能够抑制培养基内病原菌生长的最低药物浓度称为最低抑菌浓度；能够杀灭培养基内病原菌的最低药物浓度称为最低杀菌浓度。

3. 抑菌药和杀菌药　能抑制细菌生长繁殖而无杀灭作用的药物称为抑菌药；不但能抑制细菌生长繁殖还能将其杀灭的药物称为杀菌药。前者如大环内酯类、四环素类等，后者如青霉素、氨基糖苷类等。

4. 抗菌谱　是指抗微生物药的抗菌范围。仅对某一种或某类致病微生物有效的抗菌药物称为窄谱抗微生物药，如异烟肼仅对抗酸分枝杆菌有作用；对多种致病微生物有效的抗菌药物则称为广谱抗微生物药，如四环素不仅对革兰氏阳性菌和革兰氏阴性菌有抗菌作用，而且对衣原体、支原体、立克次体等均有抑制作用。抗菌谱是临床选择用药的重要依据。

5. 化疗指数（CI）　为评价化疗药物安全性及应用价值的重要指标。常以化疗药物的半数致死量（LD_{50}）和半数有效量（ED_{50}）的比值来表示，或以 5% 致死量 LD_5 和 95% 有效量（ED_{95}）之比来评价。化疗指数越大，表明药物越安全，临床应用的价值就越高。

6. 抗生素后效应（PAE）　是指细菌与抗生素短暂接触，当药物浓度下降至低于最低抑菌浓度或消除后，细菌的生长仍受到持续抑制的现象。PAE 长的药物，给药间隔时间可延长而疗效不减。

7. 时间依赖型抗菌药物　抗菌药物的抗菌效应主要取决于血药浓度高于 MIC 的持续时间，峰浓度并不是很重要。当血药浓度超过对致病菌的 MIC 以后，药物的抗菌效应并不随浓度的增高而显著增强，而是与抗菌药物的血药浓度超过 MIC 的时间密切相关；该类药物 PAE 较短或没有。这类药物的关键是延长和维持药物的有效血药浓度的时间而不是药物浓度。主要包括青霉素类、头孢菌素类、碳青霉烯类、万古霉素类、大环内酯类、林可霉素类等。最佳给药方式：小剂量均匀分次给药，甚至持续给药。

8. 浓度依赖型抗菌药物　该类抗菌药物杀菌具有浓度依赖性，血药峰值浓度越高，对致病菌的杀伤力越强，杀伤速度越快。当血药峰浓度（C_{max}）大于对致病菌的 MIC 的 8 ～ 10 倍时，抑菌活性最强；有较显著的 PAE。该类抗菌药对致病菌的杀菌作用取决于峰浓度,而与其作用时间关系不密切。此类药物在一定范围内可通过提高浓度来提高疗效，但超出一定范围可增加对机体的毒性反应。主要包括氨基糖苷类、喹诺酮类和硝基咪唑类等。最佳给药方式：一般采取一日剂量，一次给药。

考点　时间依赖型抗菌药物和浓度依赖型抗菌药物的特点和给药方式

二、抗微生物药的作用机制

抗微生物药的作用机制主要是通过特异性干扰微生物的生化代谢过程，影响其结构和功能，使其失去正常生长繁殖的能力而达到抑制或杀灭微生物的作用。细菌结构与抗菌药物作用机制见图 15-2。

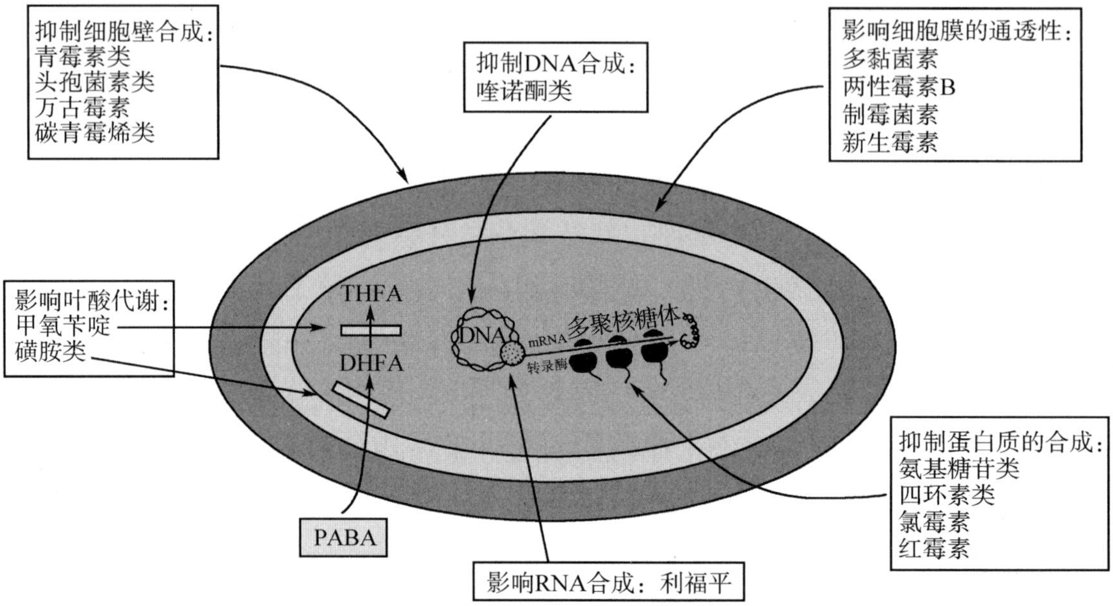

图 15-2 细菌结构与抗菌药物作用机制示意图

注：PABA，对氨基苯甲酸；DHFA，二氢叶酸；THFA，四氢叶酸

1. 抑制细菌细胞壁的合成　细菌细胞壁位于细胞膜之外，而人体细胞无细胞壁，这也是抑制细菌细胞壁合成的抗菌药物对人体细胞几乎没有毒性的原因。细胞壁的主要成分为肽聚糖，又称黏肽，它构成网状巨大分子包围着整个细菌。革兰氏阳性菌（G^+ 菌）细胞壁坚厚，肽聚糖含量占细胞壁干重的 50% ～ 80%，菌体内含有多种氨基酸、核苷酸、蛋白质、维生素、糖、无机离子及其他代谢物，故菌体内渗透压高。革兰氏阴性菌（G^- 菌）细胞壁较薄，肽聚糖仅占 1% ～ 10%，类脂质较多，占 60% 以上，且胞质内没有大量的营养物质与代谢物，故菌体内透压低。G^- 菌细胞壁在肽聚糖层外具有脂多糖、外膜及脂蛋白等特殊成分。外膜在肽聚糖层的外侧，由磷脂、脂多糖及一组特异蛋白组成，是 G^- 菌对外界的保护屏障，外膜能阻止青霉素等抗生素、去污剂、胰蛋白酶与溶菌酶进入细胞内。

青霉素类、头孢菌素类、磷霉素、万古霉素、杆菌肽等通过抑制细菌细胞壁的合成而发挥作用。

2. 改变胞质膜的通透性　多肽类抗生素如多黏菌素 E，能与胞质膜中的磷脂结合，使膜功能受损；抗真菌药物两性霉素 B 能选择性地与真菌胞质膜中的麦角固醇结合，形成孔道，使膜通透性改变，使细菌内的蛋白质、氨基酸、核苷酸等外漏，造成细菌死亡。

3. 抑制蛋白质的合成　细菌核糖体为 70S，可解离为 50S 和 30S 两个亚基，而人体细胞的核糖体为 80S，可解离为 60S 和 40S 两个亚基。人体细胞的核糖体与细菌核糖体的生理、生化功能不同，因此，抗菌药物在临床常用剂量能选择性影响细菌蛋白质的合成而不影响人体细胞的功能。四环素类抗生素能与细菌核糖体 30S 亚基结合；大环内酯类、氯霉素和林可霉素可与 50S 亚基结合，从而使蛋白质合成受到抑制；氨基糖苷类药物可影响蛋白质合成的多个环节，从而产生杀菌作用。

4. 影响核酸和叶酸代谢　喹诺酮类可抑制细菌 DNA 回旋酶，从而抑制细菌的 DNA 复制，产生杀菌作用；利福平可特异性地抑制细菌 DNA 依赖的 RNA 多聚酶，阻碍 mRNA 的合成而杀灭细菌。磺胺类药物，可影响细菌体内的叶酸代谢，由于叶酸缺乏，细菌体内核苷酸合成受阻，导致细菌生长繁殖不能进行。

考点 抗微生物药的作用机制

三、细菌的耐药性

细菌的耐药性在总论中已经介绍，是指药物对细菌的敏感性降低或消失。这种现象是造成抗菌药物疗效降低的主要原因。耐药性的机制很复杂，其中，细菌对药物产生了适应是耐药性产生的主要原因之一，包括以下几种方式：①细菌反复接触药物后可以通过产生灭活药物的酶破坏药物；②改变细菌自身的结构，使药物不能透过菌体细胞膜或不能和细菌结合；③改变自身的代谢途径，使药物原有的作用不能发挥。避免抗菌药物滥用，对细菌耐药性进行监测通报，实行分期、分批、交替使用抗菌药是减少细菌耐药性发生的基本要素。

考点 细菌耐药性产生的主要原因

第 2 节　β-内酰胺类抗生素

案例 15-1

患者，男，28 岁。打篮球后淋雨，晚上突发寒战，高热，自觉全身肌肉酸痛，右胸疼痛，深呼吸时加重，吐少量铁锈色痰，患者呈急性病容。查体：体温 39℃，脉搏 88 次 / 分，右肺触觉语颤增强，叩诊呈浊音，可闻及支气管呼吸音，实验室检查：WBC 25×10^9/L，中性粒细胞：0.90，有核左移。

问题：1. 根据患者咳铁锈色痰，可能的诊断是什么？

2. 应选什么药物治疗？

抗生素是指某些微生物（包括细菌、放线菌、真菌）在代谢过程中产生的具有抑制或杀灭其他病原微生物作用的化学物质，也包括以天然抗生素为母核进行化学结构改造而得到的半合成或全合成抗生素。β- 内酰胺类抗生素因其活性强、毒性低、适应证广及疗效好成为临床最常用的抗生素，因其化学结构中都有 β- 内酰胺环而得名。本类药物包括青霉素类、头孢菌素类、非典型 β- 内酰胺类、β- 内酰胺酶抑制剂及其复方制剂等。

β- 内酰胺类抗生素具有相同的抗菌作用机制，主要是与敏感菌胞质膜上的青霉素结合蛋白（PBPs）结合，抑制转肽酶活性，阻止细菌细胞壁肽聚糖的生物合成，造成细胞壁缺损，细胞壁丧失维持菌体内高渗的功能，水分不断渗入，导致菌体膨胀变形，细菌破裂死亡。

部分细菌可产生 β- 内酰胺酶，破坏 β- 内酰胺类抗生素的 β- 内酰胺环，导致耐药性的发生。此类耐药性也可能与细菌 PBPs 与 β- 内酰胺类抗生素亲和力下降有关。

一、青霉素类

本类药物由于高效、低毒，临床价值很高。按来源分为天然青霉素和半合成青霉素，其基本化学结构是由主核 6- 氨基青霉烷酸（6-APA）及侧链组成，其中 β- 内酰胺环为抗菌活性中心，一旦破裂即抗菌活性消失，侧链上的 R 被不同基团取代，可获得不同品种的半合成青霉素。

青 霉 素

青霉素又名苄青霉素，属有机酸，其钠盐或钾盐易溶于水，水溶液性质不稳定，在室温中放置 24h，大部分降解失效，并产生具有抗原性的青霉烯酸和青霉噻唑。因此，常将其制成性质稳定的固体制剂，如粉针剂等，现用现配。青霉素是最早应用于临床的抗生素，迄今仍是许多革兰氏阳性菌感染的一线药物。

【体内过程】 口服易被胃酸和消化酶破坏，一般采用肌内注射或静脉滴注。肌内注射吸收快而完全，吸收后广泛分布于各组织中，但不易透过血脑屏障。当脑膜有炎症时药物透入会增加，大剂量使用可达到有效抗菌浓度。青霉素绝大部分以原型药形式从肾小管分泌排泄，其半衰期为 0.5 ～ 1h，但因抗生素后效应等原因，有效作用时间可维持 4 ～ 6h。青霉素亦可制成油溶剂或混悬剂，肌内注射后可在注射部位缓慢溶解吸收，以延长作用时间，如普鲁卡因青霉素、苄星青霉素。一次注射可维持 24h 至 15 天，但血药浓度很低，仅用于轻症或预防感染。

【药理作用】 青霉素抗菌作用强大，对大多数革兰氏阳性菌敏感，如溶血性链球菌、非耐药的肺炎链球菌和厌氧的阳性球菌、不产酶的金黄色葡萄球菌、白喉棒状杆菌、炭疽芽孢杆菌、产气荚膜梭菌、破伤风梭菌等。对革兰氏阴性菌如脑膜炎球菌（脑膜炎奈瑟菌）、淋病奈瑟菌，以及致病螺旋体如梅毒、回归热、钩端螺旋体和放线菌等亦有较强大的作用。

金黄色葡萄球菌等耐药菌可产生青霉素酶（属 β- 酰胺酶类），裂解青霉素的 β- 内酰胺环而使其失去抗菌活性。

【临床应用】 青霉素临床用于治疗敏感的革兰氏阳性菌、革兰氏阴性球菌和螺旋体感染。

1. 革兰氏阳性球菌感染

（1）溶血性链球菌感染引起的咽炎、扁桃体炎、中耳炎、蜂窝织炎、心内膜炎、猩红热等；甲型溶血性链球菌（草绿色链球菌）和肠球菌引起的心内膜炎等。

（2）肺炎链球菌感染引起的大叶性肺炎、支气管炎、脑膜炎、中耳炎等。

2. 革兰氏阴性球菌感染　如脑膜炎球菌引起的脑膜炎，淋病奈瑟菌感染引起的淋病。

3. 革兰氏阳性杆菌感染　如白喉、破伤风、气性坏疽等。因青霉素对这些细菌所产生的外毒素无作用，须合用抗毒素或抗毒素血清。

4. 螺旋体感染　螺旋体引起的梅毒、钩端螺旋体病，亦可治疗螺旋体引起的回归热等。应用时，宜采用大剂量、长疗程给药，以达到根治目的。

5. 放线菌感染　需大剂量、长疗程用药。如局部肉芽肿样炎症、脓肿等。

【不良反应】

1. 局部刺激　肌内注射时可出现疼痛、局部红肿、硬结等局部刺激症状，钾盐尤甚，宜深部肌内注射或定期更换注射部位。

2. 青霉素脑病　鞘内注射或静脉大剂量快速给药时，可引起头痛、反射性肌肉震颤、昏迷等神经系统症状，称为青霉素脑病，有诱发癫痫的可能，应予注意。

3. 赫氏反应　治疗螺旋体感染初期，可出现症状加重的现象，表现为全身不适、寒战、发热、肌痛、咽痛、心跳加快等，称为赫氏反应。其原因是大量螺旋体被青霉素杀死后释放的物质导致的变态反应。

4. 过敏反应　青霉素几乎无毒，但少数患者可发生过敏反应。临床表现大多为荨麻疹、皮炎、药物热、血管神经性水肿等，停药并服用 H_1 受体阻滞剂即可缓解。极少数患者可出现过敏性休克，是本类药物最严重的不良反应。表现为面色苍白、出冷汗、胸闷、呼吸困难、血压下降、发绀、脉搏细弱、昏迷、惊厥等，抢救不及时可因呼吸和循环衰竭而危及生命。因此在应用青霉素时应采取以下措施。①用药前详细询问药物过敏史，有青霉素过敏史者禁用。②凡初次注射、3 日以上未用、用药过程中换批号者均需做皮肤过敏试验（皮试）。皮试为阳性者应禁用青霉素。皮试阴性者注射青霉素也可发生过敏性休克，故注射后应观察 20min。③避免在饥饿状态下注射青霉素，避免局部应用，避免在不具备抢救条件下使用。④必须现用现配，青霉素在中性溶液中放置 4h 其效价下降 50%，并形成衍生物如青霉胺、青霉烯酸（引起过敏反应的主要物质）。⑤一旦发生过敏性休克，须立即皮下或肌内注射肾上腺素 0.5 ～ 1.0mg，危重者可将肾上腺素稀释后缓慢静脉注射。必要时加用抗组胺药、氨茶碱、糖皮质激素等。其他抢救措施包括采取人工呼吸、吸氧、气管切开等。

考点　青霉素的作用机制、临床应用和不良反应防治

半合成青霉素

半合成青霉素是在天然青霉素母核 6-APA 的基础上连接不同的侧链（R）而得到的一类青霉素。其抗菌机制和不良反应与天然青霉素相同，但弥补了天然青霉素抗菌谱窄、不耐酸（不能口服）、不耐酶（对产 β- 内酰胺酶的菌株作用差或无效）、易引起过敏反应等不足。本类与天然青霉素有交叉过敏性，故使用前应用天然青霉素或本品做皮试。常用的半合成青霉素分类及其特点见表 15-1。

表 15-1　常用的半合成青霉素分类及其特点

类别	药名	作用特点及用途
耐酸青霉素	青霉素 V	①耐酸可口服，但不耐酶；②抗菌谱与青霉素相似但活性不及青霉素；③用于对青霉素敏感的轻中度感染
耐酸耐酶青霉素	苯唑西林 氯唑西林 氟氯西林	①耐酸可口服，不能透过血脑屏障；②对 G^+ 菌作用不及青霉素，但对产生 β-内酰胺酶的金黄色葡萄球菌有效
广谱青霉素	氨苄西林 阿莫西林	①耐酸、不耐酶，对耐药金黄色葡萄球菌无效；②抗菌谱广，对 G^+ 菌和 G^- 菌均有杀灭作用，特点是对 G^- 菌作用优于青霉素；③用于各种敏感菌所致的伤寒、副伤寒，呼吸、泌尿系统和胃肠道等的感染
抗铜绿假单胞菌青霉素	羧苄西林 哌拉西林 替卡西林	①不耐酸、不耐酶；②抗菌谱广，对 G^+ 菌作用与青霉素近似，对 G^- 菌作用强，特别是对铜绿假单胞菌作用突出；③主要用于铜绿假单胞菌感染及某些 G^- 菌感染，哌拉西林在半合成青霉素中抗菌谱最广，抗菌作用最强，与氨基糖苷类抗生素联合应用效果更佳
抗革兰氏阴性杆菌青霉素	美西林 替莫西林	主要用于大肠埃希菌和某些敏感菌引起的尿路感染；主要用于肠杆菌属细菌、流感杆菌和卡他莫拉菌所致尿路与组织感染

二、头孢菌素类

头孢菌素具有 β- 内酰胺环结构，故与青霉素在作用机制、理化特性等方面有相似之处，本类药物具有抗菌谱广、杀菌力强、过敏反应少（与青霉素仅有部分交叉过敏）、对胃酸及 β- 内酰胺酶稳定等优点，故临床应用较为广泛。因其对敏感细菌的抗菌活性常不及青霉素等，故头孢菌素类一般不作首选药。

根据头孢菌素类药物不同的抗菌谱、抗菌活性、对 β- 内酰胺酶的稳定性、肾毒性及临床应用先后，将其分为五代，各代作用特点及用途见表 15-2。

表 15-2　头孢菌素类作用特点及用途

分代	药物	作用特点及用途
第一代	头孢氨苄 头孢羟氨苄 头孢唑啉 头孢拉定 头孢噻吩	①对 G^+ 菌作用仅次于青霉素 G，较二、三代强；②对 G^- 菌作用弱，对铜绿假单胞菌、耐药肠杆菌和厌氧菌无效；③有一定肾毒性，较二、三代肾毒性大；④主要用于耐青霉素的金黄色葡萄球菌及其他敏感菌引起的呼吸道、软组织、尿路等的感染
第二代	头孢孟多 头孢呋辛 头孢克洛	①对 G^- 菌作用较一代强；②对部分厌氧菌有效，对铜绿假单胞菌无效；③对 β- 内酰胺酶较稳定；④肾毒性低于一代头孢菌素；⑤主要用于敏感菌所致的呼吸道、皮肤软组织、胆道及泌尿系统感染
第三代	头孢噻肟 头孢他啶 头孢曲松 头孢哌酮	①对 G^- 菌作用更强，对 G^+ 菌作用最弱；②对厌氧菌、铜绿假单胞菌作用较强，对 β-内酰胺酶高度稳定；③穿透力强大，体内分布广泛；④基本无肾毒性；⑤主要用于敏感菌株引起的重症感染。其中头孢他啶对铜绿假单胞菌作用最强

续表

分代	药物	作用特点及用途
第四代	头孢匹罗 头孢吡肟	①广谱、高效，对某些 G^- 菌作用最强，对 G^+ 菌作用和第一代相当；②对多种 β- 内酰胺酶稳定性最高；③对肾脏无毒性；④主要用于对第三代头孢菌素耐药的 G^- 杆菌的重症感染。由于穿透力强，脑脊液药物浓度高，对细菌性脑膜炎效果更佳
第五代	头孢洛林 头孢托罗	①对 G^+ 菌的作用强于前四代；②对 G^- 菌的作用与第四代头孢菌素相似；③对大部分 β- 内酰胺酶高度稳定；④主要用于复杂性皮肤与软组织感染、社区获得性肺炎和医院获得性肺炎等；⑤无肾毒性

【不良反应】

1. 过敏反应　常见皮疹、药物热、血管神经性水肿或血清病样反应，偶见过敏性休克。对青霉素过敏者有 5% ～ 10% 对头孢菌素类过敏，故青霉素过敏患者慎用。

2. 肾损害　大剂量应用第一代头孢菌素可出现肾毒性，表现为间质性肾炎、肾小管坏死，导致血中尿素氮和肌酐升高。肾功能不全者慎用。

考点　各代头孢菌素类药物的特点

链 接　双硫仑样反应

乙醇进入体内后，首先在肝细胞内被乙醇脱氢酶氧化为乙醛，乙醛在肝细胞线粒体内被乙醛脱氢酶氧化为乙酸，乙酸进一步代谢为二氧化碳和水排出体外。许多头孢菌素类药物、硝基咪唑类药物、呋喃唑酮、酮康唑等可抑制肝细胞线粒体内乙醛脱氢酶的活性，从而导致体内乙醛聚集，出现双硫仑样反应。格列美脲可能通过诱导机体对乙醇产生不耐受，也可引起双硫仑样反应。双硫仑样反应表现为面部潮红、眼结膜充血、头痛、头晕，严重者可出现恶心、呕吐、大汗、腹部痉挛、胸痛、心跳加快、血压下降、视物模糊、呼吸困难等，甚至引起死亡。其严重程度与用药剂量和饮酒量成正比。对使用可引起双硫仑样反应药物的患者，医务人员应告知患者在使用上述药物期间及停药后 7 天内，避免饮酒或进食含乙醇的制品（包括饮料、食物、药物）；在诊疗过程中，对 12h 内有饮酒史者，宜暂缓使用可引起双硫仑样反应的药物。

三、非典型 β- 内酰胺类

非典型 β- 内酰胺类包括碳青霉烯类、头霉素类、氧头孢烯类以及单环 β- 内酰胺类。

1. 碳青霉烯类　包括亚胺培南、美罗培南、帕尼培南等。本类药物具有抗菌谱广（G^+ 菌和 G^- 菌及厌氧菌均有效）、抗菌活性强大、对 β- 内酰胺酶高度稳定等优点。对 G^- 菌有一定 PAE，与第三代头孢菌素类无交叉耐药性。主要用于多种耐药菌引起的严重感染，以及严重的需氧菌和厌氧菌引起的混合感染。

亚胺培南在体内可被肾脱氢肽酶水解灭活，故需与抑制肾脱氢肽酶的西司他丁按 1∶1 联合应用才能发挥作用。而美罗培南和帕尼培南对肾脱氢肽酶稳定，无需与肾脱氢肽酶抑制剂合用。本药毒性小，大剂量应用可引起肾损害以及头痛、惊厥、抽搐等中枢神经系统的不良反应。

2. 头霉素类　目前常用的是头孢西汀。其抗菌活性和抗菌谱与第二代头孢菌素相似，对G^-菌作用较强，对β-内酰胺酶稳定。突出的特点是抗厌氧菌作用强。主要用于治疗腹腔、盆腔、妇科的需氧菌和厌氧菌的混合感染。本类药物还有头孢美唑等。

3. 氧头孢烯类　包括拉氧头孢和氟氧头孢。本类药物与第三代头孢菌素类特点相似，抗菌谱广，对G^-菌作用强，对β-内酰胺酶稳定。主要用于呼吸道、尿路、妇科感染及脑膜炎、败血症的治疗。

4. 单环β-内酰胺类　氨曲南是第一个应用于临床的单环β-内酰胺类药物。本品为全合成的单环β-内酰胺抗生素。抗菌谱主要包括G^-菌，如大肠杆菌、克雷伯杆菌、沙雷杆菌、奇异变形杆菌、流感嗜血杆菌、枸橼酸杆菌、铜绿假单胞菌、淋病奈瑟菌等。主要用于敏感的G^-菌所致呼吸道、肺部感染、尿路感染、腹腔感染、骨和关节感染、皮肤和软组织炎症及妇科感染及淋病等。因本品可进入脑脊液，可用于脑膜炎。由于本品耐酶性强，对其他药物不敏感时，应用本品常有效。

个别病例出现皮疹、紫癜、瘙痒、出血，也可有腹泻、恶心、呕吐、味觉改变、黄疸及药物性肝炎等不良反应；还可出现神经系统症状如乏力、眩晕等。

本品与青霉素类之间不存在交叉过敏反应，但对于青霉素过敏者及过敏体质者仍须慎用。与头孢拉定、甲硝唑等有配伍禁忌，故通常本品不宜与其他药物同瓶静脉滴注。

四、β-内酰胺酶抑制剂

克拉维酸和舒巴坦

克拉维酸、舒巴坦本身抗菌活性很低，但可通过抑制β-内酰胺酶而保护一些不耐酶的抗生素，使后者抗菌谱扩大、抗菌作用增强，尤其是延缓细菌产生抗药性。常与青霉素类或头孢菌素类联合组成复方制剂，如氨苄西林-舒巴坦、阿莫西林-克拉维酸钾等。广泛用于呼吸系统、泌尿系统及皮肤和软组织等部位的感染。

考点　克拉维酸的作用机制

第3节　大环内酯类、林可霉素类及多肽类

一、大环内酯类

案例15-2

患者，女，29岁。患者15天前在运动出汗受凉后出现咽痛、咳嗽，伴发热，体温高达39.6℃，并咳少量黄色黏痰，无呼吸困难、胸痛及喘息等症状。于当地医院就诊，检测外周血白细胞为4.8×10^9/L，中性粒细胞为0.69，血红蛋白为137g/L，血小板为100×10^9/L。先后给予“阿莫西林、维生素C”口服，未见好转。本次来院查血清支原体抗体IgM阳性、支原体冷凝集素滴度1∶256。诊断为支原体肺炎。

问题： 1. 阿莫西林对支原体是否有效？

2. 本病最好选用什么药物？

本类药物是革兰氏阳性菌感染应用非常普遍的口服药物，其疗效肯定，无严重不良反应，常用于需氧 G^+ 菌、G^- 球菌和厌氧球菌等的感染治疗，以及对 β- 内酰胺类抗生素过敏患者的替代用药。目前主要有三代产品，第一代代表药物是红霉素，第二代代表药物是阿奇霉素、罗红霉素和克拉霉素，第三代代表药物有泰利霉素和喹红霉素。三代大环内酯类药物有其共同的特点。

1. 作用机制　本类药物能不可逆地结合到细菌核糖体 50S 亚基上，选择性抑制蛋白质合成。通常大环内酯类药物发挥抑菌作用，但高浓度时为杀菌剂。与克林霉素、氯霉素结合位点相同，当与这些药物合用时，可发生相互拮抗作用。

2. 体内过程　红霉素不耐酸，可被胃酸分解，口服吸收差，但其肠衣片、酯化物可避免被胃酸破坏；第二代大环内酯类不易被胃酸破坏，生物利用度提高，如罗红霉素、克拉霉素、阿奇霉素等。食物可干扰红霉素、阿奇霉素的吸收，但可促进克拉霉素的吸收。第三代大环内酯类泰利霉素，对酸稳定。血药浓度低，组织中浓度相对较高，痰液、皮下组织及胆汁中浓度明显超过血药浓度；不易透过血脑屏障；主要经胆汁排泄，并可进行肝肠循环。

3. 抗菌谱　这类药物抗菌谱和青霉素相似但略广。对霍乱弧菌、军团菌、衣原体、支原体、百日咳鲍特菌、链球菌、白喉杆菌感染有良好的作用。用于治疗对青霉素过敏的葡萄球菌、链球菌、肺炎链球菌（肺炎球菌）感染患者。罗红霉素对 G^+ 菌作用不及红霉素，对支原体、衣原体和红霉素相仿或略强，但对军团菌作用比红霉素强；阿奇霉素对卡他莫拉菌、流感嗜血杆菌、沙眼衣原体、肺炎支原体作用比红霉素强，对金黄色葡萄球菌、肺炎链球菌作用不及红霉素；克拉霉素的抗菌谱比红霉素广，对多数细菌的效果都强于红霉素；泰利霉素抗菌谱类似于红霉素，但泰利霉素抗菌作用比阿奇霉素强。对其他大环内酯类抗生素耐药的细菌，泰利霉素尚可能有效。对上下呼吸道敏感菌感染患者效果好，不良反应比红霉素轻。在碱性环境中抗菌活性较强，治疗尿路感染时常需碱化尿液。

4. 耐药性　细菌可通过核糖体上靶部位结构改变、产生灭活酶、改变细胞壁的渗透性等途径对本类药物产生耐药性。本类药物之间存在部分交叉耐药性。

5. 不良反应　大环内酯类毒性较低，一般很少引起严重不良反应。常见的不良反应有以下几种。①胃肠道反应：红霉素口服、静脉注射均可引起胃肠道反应。新型大环内酯类发生率较红霉素低，亦能耐受。临床症状可见腹痛、腹胀、恶心。②肝损害：以胆汁淤积为主，亦可致肝实质损害，可见阻塞性黄疸、氨基转移酶升高等。红霉素酯化物易发生，发生率可高达 40%，可能是机体对酯化物发生高敏反应。其他药物发生率较低。肝功能不良者禁用红霉素。③耳毒性：耳聋多见，表现为听力下降，前庭功能受损。剂量高于每日 4g 时，易发生；用药 2 周时出现；老年人或肾功能不良者发生率高。④心脏毒性：特殊不良反应，表现为心电图复极异常，即 Q-T 间期延长、恶性心律失常、尖端扭转型室性心动过速，可出现昏厥或者猝死。静脉滴注速度过快时易发生。

红 霉 素

红霉素是从链霉菌培养液中提取的碱性抗生素，碱性环境中抗菌活性增强。口服易被胃酸破坏，并受到食物干扰，为避免胃酸破坏，常采用肠溶片或制成酯类及酯化合物的盐类，如红霉素肠溶片、硬脂酸红霉素、琥乙红霉素、依托红霉素和可供静脉滴注的乳糖酸红霉素等。

【药理作用】 抗菌谱与青霉素 G 相似但略广，抗菌活性较青霉素 G 弱。对革兰氏阳性菌如金黄色葡萄球菌、肺炎链球菌等有较强的抗菌作用；对革兰氏阴性菌如脑膜炎球菌、淋病奈瑟菌、百日咳鲍特菌、流感嗜血杆菌、弯曲菌及军团菌、厌氧菌、螺旋体、肺炎支原体、衣原体及立克次体等有效。

本类药物易产生耐药性，连用不宜超过 1 周，停药数月后细菌可逐渐恢复其敏感性。

【临床应用】 曾广泛用于各种感染，现由于耐药性和胃肠道反应，已逐渐被第二代大环内酯类抗生素取代。临床上主要用于治疗支原体肺炎、百日咳及军团菌病等，亦用于厌氧菌引起的口腔感染、霍乱弧菌引起的霍乱、衣原体等引起的呼吸道、泌尿生殖道感染。

【不良反应】

1. 刺激性强、胃肠道反应常见　不宜肌内注射；静脉滴注可引起静脉炎，故滴液浓度宜稀（＜ 0.1%），滴速宜慢。乳糖酸红霉素粉针剂忌用盐溶液稀释，以免析出结晶。可先用少量灭菌注射用水溶解成 5% 溶液后，再添加到 5% 葡萄糖注射液 500ml 中缓慢静脉滴注。

2. 肝毒性　红霉素的酯化物大剂量或长期服用可致氨基转移酶升高、胆汁淤积性肝炎等，一般停药数日后即可恢复，但有慢性肝病者不宜应用。

3. 过敏反应　偶见皮疹、药物热等过敏反应。

4. 耳毒性　大剂量给药、肝肾功能有损害患者、老年患者使用红霉素后可引起耳毒性，出现眩晕、听力下降等。多数停药后可恢复正常。

考点 大环内酯类药物的常见药物、抗菌范围、临床应用和不良反应

二、林可霉素类

林可霉素和克林霉素

林可霉素与克林霉素抗菌谱和抗菌机制均相同，但由于克林霉素口服吸收量为林可霉素的 2 ～ 3 倍、抗菌作用较强且毒性较小，故临床较常用。

【体内过程】 口服均可吸收，相比之下，克林霉素吸收迅速而完全，受食物影响小。两药分布广泛，在大多数组织中可达有效浓度，骨组织中的药物浓度尤其高，可透过胎盘屏障，但不能透过血脑屏障。

【药理作用】 抗菌谱和抗菌机制与大环内酯类相似，作用于敏感菌核糖体的 50S 亚基，抑制细菌蛋白质的合成而呈现抗菌作用。主要对大多数厌氧菌及革兰氏阳性菌如

金黄色葡萄球菌（包括耐青霉素的菌株）、溶血性链球菌、甲型溶血性链球菌、肺炎链球菌等有良好的抗菌作用。克林霉素比林可霉素的抗菌作用强 4 ～ 8 倍。

【临床应用】　主要用于：① β- 内酰胺类抗生素无效或过敏的金黄色葡萄球菌感染，对金黄色葡萄球菌引起的急、慢性骨髓炎和关节感染为首选药；②厌氧菌或厌氧菌与需氧菌的混合感染，如盆腔炎、腹膜炎、吸入性肺炎、肺脓肿等。

考点　林可霉素的主要临床应用

案例 15-3

李某，外伤入院，已进行相应的治疗。近几天出现食欲减退、全身不适、烦躁不安和高热等症状。检查发现右下肢胫骨下段有红、肿、热及波动感，穿刺检查为金黄色葡萄球菌感染，诊断为急性骨髓炎。

问题：应选择何种抗菌药控制感染？

【不良反应】　常见恶心、呕吐、腹痛、腹泻等胃肠道反应，口服比注射多见，克林霉素比林可霉素发生率高。严重时可引起假膜性肠炎，这与不敏感的艰难梭菌（难辨梭状芽孢杆菌）大量繁殖并产生外毒素有关，有致死的可能。当出现发热、严重腹痛、腹泻、水样或血样大便时应及时停药，除对症治疗外，需口服万古霉素与甲硝唑治疗。偶见皮疹、骨髓抑制与肝毒性等。

三、多　肽　类

多肽类包括万古霉素类和多黏菌素类，多黏菌素类药物主要用于铜绿假单胞菌感染，因肾毒性大，临床基本不用。

（一）万古霉素类

万古霉素类有万古霉素、去甲万古霉素及替考拉宁。通过造成细胞壁缺损而杀死细菌，尤其对正在分裂增殖的细菌呈现快速杀菌作用。另外，对胞质中的 RNA 合成也有抑制作用。口服均不易吸收，肌内注射可引起剧烈疼痛和组织坏死，故只宜静脉给药。广泛分布于各组织，但不易透过血脑屏障。主要经肾排泄。

【药理作用和临床应用】　万古霉素类仅对革兰氏阳性菌产生强大的杀菌作用，包括敏感葡萄球菌及耐甲氧西林金黄色葡萄球菌和耐甲氧西林表皮葡萄球菌。去甲万古霉素和替考拉宁对大多数金黄色葡萄球菌的作用强于万古霉素，对表皮葡萄球菌的作用与万古霉素相似；去甲万古霉素是抗脆弱拟杆菌作用最强的抗厌氧菌抗生素，对肠球菌的杀菌作用强于替考拉宁。

万古霉素类因毒性大，仅用于革兰氏阳性菌严重感染。特别是耐青霉素及其他抗菌药物的金黄色葡萄球菌引起的严重感染和对 β- 内酰胺类抗生素过敏者的严重感染，如败血症、肺炎、心内膜炎、结肠炎等。口服用于某些抗生素如克林霉素引起的假膜性肠炎。

【不良反应】　不良反应多且严重。

1. 耳毒性　大剂量、长时间应用可出现耳鸣、听力减退甚至耳聋，监测听力常能较早发现，及时停药一般可恢复听力。应避免合用有耳毒性的药物。

2. 肾毒性　主要为肾小管损伤，轻者出现蛋白尿和管型尿，重者出现少尿、血尿，甚至肾衰竭。与氨基糖苷类药物合用更易发生。

3. 偶可发生恶心、寒战、发热、皮疹、皮肤瘙痒及血栓性静脉炎等。

4. 红人综合征　部分病例静脉滴注万古霉素速度太快或药物浓度过高可能引起皮肤（后颈部、上肢、上身）潮红、瘙痒、心动过速和血压下降，称为红人或红颈综合征，属于变态反应的一种。可能与万古霉素诱导组胺释放有关。

考点　万古霉素的主要临床应用和不良反应

（二）多黏菌素类

多黏菌素类是从多黏杆菌培养液中提取的一组多肽类化合物，有A、B、C、D、E五种成分，临床主要应用的有多黏菌素E和多黏菌素B。二者药理特点相似。

【药理作用和临床应用】　多黏菌素对革兰氏阴性菌有杀灭作用。药物分子中含有的带正电荷的游离氨基能与革兰氏阴性菌细胞膜磷脂中带负电荷的磷酸根结合，主要是破坏膜的通透性，使菌体内重要成分，如氨基酸、核酸等，大量漏出而死亡。由于毒性较大，主要用于局部治疗敏感菌所引起的眼、耳、皮肤、黏膜感染及烧伤时铜绿假单胞菌感染，口服用于肠道术前准备。

【不良反应】

1. 肾小管的损害　蛋白尿、血尿，用量大时可引起急性肾衰竭而死亡。

2. 神经系统毒性反应　面部感觉异常、头晕、乏力，大剂量、快速静脉滴注时，因神经-肌肉阻滞会导致呼吸抑制。

3. 其他　瘙痒、皮疹和发热等变态反应。

第4节　氨基糖苷类抗生素

本类药物可抑制细菌蛋白质合成的多个环节，如作用在核糖体30S、70S亚基上，使蛋白质合成受阻，并增加细菌细胞膜通透性，使菌体内重要物质外漏而死亡。为静止期杀菌药并具有明显的PAE。在碱性环境中抗菌作用增强。属于静止期杀菌剂，杀菌作用呈浓度依赖性。多数口服不易吸收。

一、抗　菌　谱

临床常用的氨基糖苷类抗生素因品种不同，抗菌谱差异也较大。①对肠杆菌科和葡萄球菌属细菌有良好抗菌作用，但对铜绿假单胞菌无作用者，如链霉素、卡那霉素、核糖霉素等。其中链霉素对葡萄球菌等革兰氏阳性球菌作用差，但对结核分枝杆菌有强大作用。②对肠杆菌科细菌和铜绿假单胞菌等革兰氏阴性杆菌具强大抗菌活性，对葡萄球菌属亦有良好作用者，如庆大霉素、妥布霉素、奈替米星、阿米卡星、异帕米星、小诺米星、依替米星。③毒性较大，现仅供口服或局部应用者有新霉素与巴龙霉素，后者对阿米巴原虫和隐孢子虫有较好作用。此外尚有大观霉素，用于单纯性淋病的治疗。所有氨基糖苷类药物对肺炎链球菌、溶血性链球菌的抗菌作用均差。

二、耐 药 性

某些细菌可通过产生钝化酶使药物灭活，或改变细胞膜通透性，使药物不能继续进入而产生耐药性。本类药物之间有部分或完全交叉耐药性。

三、不良反应

1. 肾毒性　氨基糖苷类抗生素对肾的毒性主要表现为损害近曲小管上皮细胞，一般不影响肾小球，临床上主要表现为蛋白尿、管型尿、红细胞尿等，而尿量不减少，严重者可出现氮质血症、肾功能减退等。大多数症状为可逆性，停药后可逐渐恢复，应注意及时停药。

2. 耳毒性　氨基糖苷类抗生素的耳毒性主要临床表现可分为：①前庭功能失调。表现为眩晕、头痛，急剧动作时可发生恶心、呕吐，严重者可致平衡失调、步态不稳等。用药后其发生率依次为：卡那霉素＞链霉素＞庆大霉素＞妥布霉素。②耳蜗神经损害。表现为耳饱满感、耳鸣、听力下降，甚至永久性耳聋。用药后其发生率依次为：卡那霉素＞阿米卡星＞西索米星＞庆大霉素＞妥布霉素。临床上，这两类症状可能兼有。近年来奈替米星进入临床，其耳毒性较小。

3. 神经肌肉阻断作用　氨基糖苷类药物有类似筒箭毒碱样作用，阻滞神经肌肉传导，表现为心肌抑制、肌肉松弛、血压下降，有引起呼吸骤停、猝死的危险，特别是对于肾功能不全、血钙低下或患有重症肌无力者。毒性大小与用药剂量呈正相关，此类药物不宜静脉推注。氨基糖苷类药物对神经肌肉阻断作用：新霉素＞链霉素＞卡那霉素或阿米卡星＞庆大霉素或妥布霉素。一旦发生，可用新斯的明和葡萄糖酸钙抢救。

4. 过敏反应　临床表现主要为过敏性休克、皮疹、过敏性紫癜、血管神经性水肿。过敏性休克发生率比青霉素低，但是死亡率高。

此外，这类药物对造血系统也有损害，如链霉素可引起粒细胞缺乏症，卡那霉素、庆大霉素可引起白细胞减少。

考点 氨基糖苷类药物的共同毒性

链 霉 素

链霉素是由链霉菌培养液中分离得到并用于临床的第一个氨基糖苷类抗生素。

【药理作用和临床应用】　本药对铜绿假单胞菌和其他革兰氏阴性杆菌的抗菌活性最低，加上耐药菌株的广泛存在，限制了其临床应用。目前主要用于：①本药对鼠疫和兔热病（土拉菌病）有特效，常作为首选。脑膜炎型鼠疫可联合使用喹诺酮类药物或氯霉素。

②治疗结核病的一线药物，本药可渗入胸腔、腹腔、结核性脓腔和干酪化脓腔达有效浓度。但需与其他抗结核药如利福平、异烟肼等联合应用，以增强疗效，并延缓耐药性的产生。③与青霉素联合用于溶血性链球菌、甲型溶血性链球菌及肠球菌引起的感染性心内膜炎。④多西环素与利福平或链霉素联合是治疗布鲁氏菌病的一线药物。

链 接 兔热病

兔热病又称土拉菌病或鹿蝇热，是一种由土拉热弗朗西丝菌所致的自然疫源性急性传染病。本病临床表现主要有发热，淋巴结肿大，皮肤溃疡，眼结膜充血、溃疡，呼吸道和消化道炎症及毒血症等。

【不良反应】

1. 过敏反应　本类药物中链霉素所致的过敏反应发生率最高，以皮疹、药物热、血管神经性水肿较为常见。偶见过敏性休克，死亡率比青霉素高。用药前应做皮试，但应注意皮试结果与临床过敏反应的符合率不高。一旦发生过敏性休克，应立即应用葡萄糖酸钙、肾上腺素等药物抢救。

2. 毒性反应　较少引起，最常见的是耳毒性，前庭损害较耳蜗神经损害出现早，且发生率高。其次是神经肌肉麻痹。肾毒性较其他氨基糖苷类抗生素少而轻。

考点 链霉素的主要临床应用和不良反应

庆大霉素

庆大霉素为目前临床较常用的氨基糖苷类抗生素之一。本药对多数革兰氏阴性杆菌、部分革兰氏阳性菌有杀菌作用。对各种肠杆菌科细菌如大肠埃希菌、变形杆菌属、沙门菌属、志贺菌属、沙雷菌属及铜绿假单胞菌等有良好抗菌作用；奈瑟菌属和流感嗜血杆菌对本品中度敏感；本品对布鲁氏菌属、鼠疫耶尔森菌也有一定抗菌作用；对甲氧西林敏感的葡萄球菌，对本品的敏感率约为80%。近年来革兰氏阴性杆菌对庆大霉素耐药株显著增多。

临床主要用于：①革兰氏阴性杆菌引起的感染，如败血症、骨髓炎、肺炎、脑膜炎等；②铜绿假单胞菌引起的感染，需与羧苄西林或头孢菌素等合用；③与青霉素、羧苄西林、头孢菌素等联用治疗心内膜炎；④口服可治疗细菌性痢疾、伤寒等或用于结肠术前预防和治疗术后感染。

肾毒性多见，肾功能不全者慎用；耳毒性对前庭的影响较耳蜗大，偶见过敏反应。

其他氨基糖苷类抗生素特点见表15-3。

表15-3　部分氨基糖苷类抗生素特点比较

药名	临床特点和应用
妥布霉素	抗菌作用与庆大霉素相似，抗铜绿假单胞菌活性比庆大霉素强，包括耐药菌株。主要用于铜绿假单胞菌感染，不良反应和庆大霉素相似但轻

续表

药名	临床特点和应用
奈替米星	抗菌谱与庆大霉素相似。耐酶性好，对耐其他氨基糖苷类的革兰氏阴性杆菌和耐青霉素类的金黄色葡萄球菌仍然有效。用于各种敏感菌引起的严重感染。本药物肾毒性发生率低
阿米卡星	抗菌谱广。本品对多数氨基糖苷类钝化酶稳定，故尤其适用于治疗革兰阴性杆菌对卡那霉素、庆大霉素或妥布霉素耐药菌株所致的严重感染。也有耳毒性和肾毒性
卡那霉素	毒性较大及耐药性多见，临床已少用。可口服用于腹部术前肠道消毒及肝性脑病
新霉素	毒性强，禁止注射用药。仅口服用于肠道感染或腹部术前肠道消毒及肝性脑病
大观霉素	仅对淋病奈瑟球菌有较强抗菌活性，易耐药。用于对青霉素、四环素耐药或青霉素过敏的淋病患者

第 5 节 四环素类和氯霉素类

由于四环素类和氯霉素类抗生素抗菌谱极广，对多种革兰氏阳性菌和革兰氏阴性菌、立克次体、支原体、衣原体、螺旋体及某些原虫均有抑制作用，故常称为广谱抗生素。

一、四环素类

根据来源不同，可分为天然品和人工半合成品两类。天然品包括四环素、土霉素等；半合成品有多西环素、米诺环素等。本类药物属于酸、碱两性化合物，由于其在碱性溶液中易降解，在酸性环境中稳定，故临床常用其盐酸盐。

四环素和土霉素

【体内过程】 口服能吸收但不完全。血药浓度不随剂量的增加而提高。可广泛分布于全身各组织，可沉积于骨及牙组织内，易渗入胸腹腔、胎儿血液循环及孕母乳汁中，但不易透过血脑屏障。二者主要以原型药由肾排泄，有利于治疗泌尿系统感染。部分经胆汁排泄，有肝肠循环，可用于治疗胆道感染。服用四环素类药物期间不宜与含多价阳离子的食物、药物同服，因为多价阳离子 Mg^{2+}、Ca^{2+}、Fe^{2+}、Al^{3+} 等能与四环素类抗生素形成难溶、难吸收的络合物。

【药理作用】 抗菌谱广，对多数革兰氏阳性和革兰氏阴性菌、立克次体、肺炎支原体、衣原体、螺旋体、某些厌氧菌及放线菌均有抑制作用，对阿米巴原虫也有间接抑制作用。但对铜绿假单胞菌、结核分枝杆菌、伤寒杆菌、副伤寒杆菌、病毒、真菌无效。

本类药物主要通过与核糖体 30S 亚基结合，抑制细菌蛋白质的合成，属快效抑菌剂。对革兰氏阳性菌的作用强于对革兰氏阴性菌的作用，但对革兰氏阳性菌的作用不如 β- 内酰胺类，对革兰氏阴性菌的作用较氨基糖苷类和氯霉素弱。

四环素和土霉素耐药情况严重，限制了本类药物的应用。天然品之间有交叉耐药性，对天然四环素类耐药的菌株可能对半合成四环素类仍敏感。半合成四环素类不良反应也较轻，抗菌活性强，基本取代了天然四环素。

【临床应用】

1. 对立克次体感染（斑疹伤寒、恙虫病）、支原体肺炎和泌尿生殖系统感染、衣原体所致的鹦鹉热或性病淋巴肉芽肿、螺旋体感染所致回归热等，四环素类多作为首选。

2. 细菌性感染　对鼠疫、布鲁氏菌病、霍乱、幽门螺杆菌感染引起的消化性溃疡有较好疗效。

3. 阿米巴痢疾和肠道感染　可选用土霉素。

【不良反应】

1. 局部刺激症　口服可引起恶心、呕吐、上腹不适、腹胀、腹泻等消化道症状，以土霉素多见。饭后或与食物同服可减轻。由于刺激性大，不宜肌内注射。长期静脉滴注可引起血栓性静脉炎，故应稀释、缓慢静脉滴注。

2. 二重感染　指长期应用广谱抗生素，使敏感菌受到抑制，而不敏感菌乘机在体内大量繁殖，造成菌群失调而引起新的感染。抵抗力低下的老年人、幼儿、体质虚弱的患者易发生。合并应用糖皮质激素或抗肿瘤药物更易引起。常见的有白念珠菌感染引起的鹅口疮、艰难梭菌引起的假膜性肠炎等。

3. 影响骨和牙生长　主要发生在胎儿和婴幼儿。四环素类药物能与新形成的骨、牙中所沉积的钙相结合，从而导致牙齿黄染，影响牙釉质发育和幼儿骨骼的发育。故孕妇、哺乳期妇女及 8 岁以下儿童禁用。

4. 肝、肾毒性　大剂量长期口服或大剂量静脉给药（每日超过 1 ～ 2g），可引起急性肝细胞脂肪性坏死，也可加剧原有的肾损伤。孕妇及肾功能不全者尤易发生，应禁用。

考点　四环素类药的主要临床应用和不良反应

二、氯霉素类

氯　霉　素

氯霉素脂溶性高，口服吸收较肌内注射吸收好，临床多采用口服及静脉滴注。吸收后广泛分布，在脑脊液中浓度较高。

【药理作用和临床应用】　通过与核糖体 30S 亚基结合，抑制菌体蛋白质合成而呈现广谱抗菌作用，为快效抑菌药，高浓度时也有杀菌作用。对革兰氏阴性菌作用强于革兰氏阳性菌；对支原体、衣原体、立克次体、螺旋体也有较好抑制作用。细菌对氯霉素耐药性产生较慢，与其他抗微生物药之间无交叉耐药性。

本药可用于伤寒、副伤寒、脑膜炎型鼠疫、立克次体病、沙眼等疾病的治疗。

【不良反应】

1. 抑制骨髓造血功能　该不良反应是氯霉素最严重的毒性反应，有两种临床表现：①可逆性的红细胞、白细胞、血小板减少，发生率和严重程度与用量和疗程有关，停药 2 ～ 3 周后可逐渐恢复；②不可逆的再生障碍性贫血，与剂量和疗程无关，虽极少见，但死亡率高，可继续发展为白血病。应用氯霉素期间应勤查血常规，密切观察患者有无咽痛、发热、极度疲乏等骨髓造血功能损伤与骨髓造血功能抑制的症状。

2. 灰婴综合征　早产儿、新生儿葡萄糖醛酸结合能力差，肾脏排泄功能尚未发育完善，易导致氯霉素在体内蓄积而干扰线粒体、核糖体功能。临床表现为恶心、呕吐、腹胀、发绀、进行性皮肤苍白、循环衰竭等，称为灰婴综合征。故早产儿、新生儿、妊娠末期及哺乳期妇女禁用。

3. 其他　主要有胃肠道反应、过敏反应、二重感染、中毒性精神病等。

考点　氯霉素的主要不良反应

第 6 节　化学合成抗微生物药

化学合成的抗微生物药物种类繁多，常用的有喹诺酮类、磺胺类、硝基咪唑类、硝基呋喃类和磷霉素类药物等。

一、喹诺酮类抗菌药

案例 15-4

患者，女，66 岁。有癫痫病史，因单纯尿路感染就诊。医生给予加替沙星注射液 0.2g/100ml×6 瓶 0.4g iv.gtt qd。

问题：请分析给药是否合理。

喹诺酮类抗菌药是一类以 4- 喹诺酮为基本结构的化学合成药物，可分为四代。第一代萘啶酸因疗效不佳现已淘汰。第二代吡哌酸抗菌谱较第一代扩大，抗菌作用增强，但主要作用于革兰氏阴性杆菌，可用于急、慢性泌尿系统和肠道感染，现已少用。20 世纪 70 年代末，第三代喹诺酮类药物问世，因在喹诺酮基本结构上加入了氟原子，故统称为氟喹诺酮类，常用的有诺氟沙星、氧氟沙星、环丙沙星、洛美沙星、左氧氟沙星、培氟沙星、司氟沙星等，目前广泛在临床上使用。20 世纪 90 年代后至今研制的莫西沙星、加替沙星、曲伐沙星、阿拉沙星、帕珠沙星、克林沙星等为第四代产品，本代产品抗菌谱更广，抗菌活性更强。

氟喹诺酮类药物的共同特点有以下几点。

1. 本类药物口服吸收好，体内分布广，体液、组织液中浓度高。

2. 抗菌谱广，抗菌作用强　对革兰氏阴性菌如大肠埃希菌、伤寒沙门菌、霍乱弧菌、布鲁氏菌、流感嗜血杆菌、志贺菌属及淋病奈瑟球菌等作用强大。对革兰氏阳性菌如炭疽杆菌、金黄色葡萄球菌、肺炎链球菌、溶血性链球菌、肠球菌等也有较强的抗菌作用。某些药物对铜绿假单胞菌、分枝杆菌属、支原体、衣原体及厌氧菌也有抑制作用。第四代药物对厌氧菌的抗菌活性更强。

3. 抗菌机制　喹诺酮类药物可抑制 DNA 回旋酶，使细菌的 DNA 无法保持正常的形态和功能，阻碍 DNA 的复制、转录和重组而导致细菌死亡，属于杀菌药。因其抗菌机制与其他抗菌药不同，故与其他抗菌药之间未发现交叉耐药性。但同类药物之间有交叉耐药现象，且因喹诺酮类药物的广泛临床应用，耐药菌株呈增长趋势。

4. 临床应用广泛　目前喹诺酮类药物主要用于：①泌尿生殖系统感染：包括单纯性尿路感染、急慢性膀胱炎、奈瑟菌尿道炎或宫颈炎；②呼吸系统感染：细菌性支气管炎和肺炎、支原体肺炎、军团菌肺炎等；③消化系统感染：霍乱、急慢性细菌性痢疾、伤寒或副伤寒等；④皮肤、软组织感染：疖、痈、烧伤创面感染；⑤骨关节感染：急慢性骨髓炎和化脓性关节炎；⑥眼、耳、鼻、喉感染：结膜炎、中耳炎、鼻窦炎等；⑦炭疽杆菌引起的各种类型炭疽作为一线药物应用。

5. 不良反应发生率低

（1）消化道反应　如食欲不振、恶心、腹痛、腹泻等常见。与药物对胃肠黏膜的直接刺激有关，多喝水、饭后服用可减轻。

（2）中枢神经系统反应　少数人大剂量应用此类药物可出现神经兴奋症状，表现为头痛、眩晕、焦虑、失眠甚至精神异常、惊厥等。45 岁以下女性患者更易发生。有癫痫病史者不宜应用。

（3）过敏反应和光敏反应　过敏反应以莫西沙星最常见，表现为药疹、瘙痒、血管神经性水肿等；个别患者可出现光敏性皮炎，克林沙星最易引起，而加替沙星和莫西沙星几乎没有。故用药期间应避免阳光直射。

（4）关节病变和影响软骨发育　左氧氟沙星最易引起。表现为关节痛、关节肿胀和肌腱炎（跟腱最常见）等症状，应密切观察，必要时停药；因影响软骨发育，18 岁以下人群禁用。

（5）其他　大剂量或长期使用易致肝肾损害（氧氟沙星最常见）、心脏毒性（Q-T 间期延长，以加替沙星最常见）等。

二、磺胺类药物和甲氧苄啶

（一）磺胺类药物

磺胺类药物是 1935 年合成并用于防治全身性感染的抗菌药，后因耐药菌株较多，且青霉素问市，此类药物的应用一度减少。但本类药物与甲氧苄啶（TMP）合用后对某些感染性疾病疗效显著，且性质稳定、使用方便、价格低廉，故目前在抗感染治疗中仍占有一定地位。

【药理作用及作用机制】　本类药物抗菌谱广，对大多数 G^+ 菌和 G^- 菌均有抑制作用，对 G^+ 菌中的溶血性链球菌、肺炎链球菌，G^- 菌中的脑膜炎球菌、百日咳鲍特菌、淋病奈瑟菌、鼠疫耶尔森菌、志贺菌属高度敏感；对葡萄球菌、大肠埃希菌、变形杆菌属和沙门菌属有良好抑菌效果；对沙眼衣原体、弓形虫、疟原虫、放线菌等亦有效。此外，磺胺米隆和磺胺嘧啶银、磺胺嘧啶锌对铜绿假单胞菌有较强的抑制作用。本类药物对病毒、支原体、螺旋体、立克次体无效。

细菌可以利用环境中的对氨基苯甲酸（PABA）、二氢蝶啶及 *L*- 谷氨酸，在菌体内经二氢叶酸合成酶催化合成二氢叶酸，后者再经二氢叶酸还原酶还原为四氢叶酸，活化后作为一碳单位传递体参与核酸合成。磺胺类药物与 PABA 化学结构相似，因而可竞争二氢叶酸合成酶，阻碍二氢叶酸的合成，进而影响核酸合成，抑制细菌生长繁殖，属慢效抑菌药，见图 15-3。

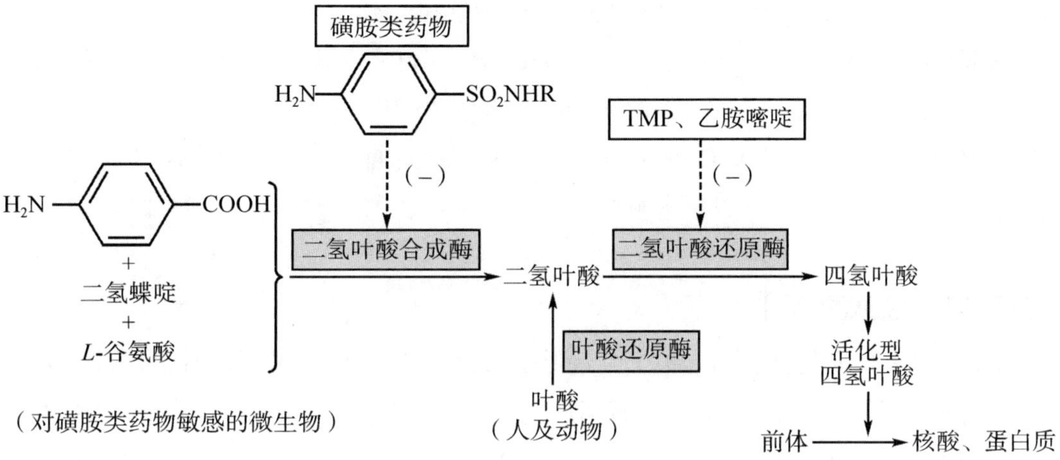

图 15-3　磺胺类药物和甲氧苄啶抗菌作用示意图

考点　磺胺类药物的作用机制

单用时细菌对磺胺类药物易产生耐药性，且磺胺类药物各药之间有交叉耐药性，故常与 TMP 合用。因 PABA 与磺胺类药物竞争二氢叶酸还原酶且亲和力强于磺胺类药物约万倍，故用药时：①首剂加倍；②因脓液和坏死组织中含有大量 PABA，故应先清创排脓后再用药；③因普鲁卡因可代谢为 PABA，应避免合用。

【磺胺类药物的分类、特点和临床应用】　依据磺胺类药物口服吸收难易和应用不同，可将磺胺类药物分为三类：肠道易吸收型、肠道难吸收型和外用型。肠道易吸收型又可按照半衰期的长短分为短效类（＜ 10h）、中效类（10h ～ 24h）和长效类（＞ 24h）。常见磺胺类药物及其作用特点、临床应用见表 15-4。

表 15-4　常见磺胺类药物及其作用特点、临床应用

分类	药物名称	作用特点	临床应用
肠道易吸收型	磺胺异噁唑（SIZ）	短效类，口服吸收好，起效快，维持时间短，尿中浓度高，但溶解度高，不易析出结晶	尿路感染
	磺胺嘧啶（SD）	中效类，口服易吸收，抗菌作用强，与 TMP 合用疗效增强，易于透过血 - 脑脊液屏障	用于呼吸系统、尿路感染、流行性脑脊髓膜炎等
	磺胺甲噁唑（SMZ）	中效类，口服易吸收，尿中浓度高，但在酸性尿液中溶解度低，易析出结晶，故需碱化尿液。抗菌作用强	用于泌尿系统、呼吸系统、皮肤感染等，常与 TMP 组成复方制剂
	磺胺多辛（SDM）	长效类，半衰期可达 150 ～ 200h，抗菌作用弱，对疟原虫有作用	用于一般细菌感染，与乙胺嘧啶合用，用于耐氯喹的恶性疟的治疗

续表

分类	药物名称	作用特点	临床应用
肠道难吸收型	柳氮磺吡啶（SASP）	口服难吸收，其分解产物5-氨基水杨酸有抗炎、抗免疫作用，磺胺吡啶有微弱的抗菌作用	溃疡性结肠炎、直肠炎
外用型	磺胺米隆（SML）	不受脓液、PABA和坏死组织的影响，能渗入创面和焦痂，对铜绿假单胞菌作用强，对金黄色葡萄球菌、破伤风梭菌也有效	烧伤、外伤创面的感染
	磺胺嘧啶银（SD-Ag）	兼有SD和硝酸银两者的抗菌作用，对铜绿假单胞菌作用强大，且有收敛作用	烧伤、外伤创面的感染
	磺胺醋酰（SA）	局部应用穿透力强，可透入晶状体和眼内组织，几乎无刺激性	眼部感染：沙眼、结膜炎、角膜炎

【不良反应与注意事项】

1. 肾损害　用于全身感染的磺胺类药物及其代谢产物，在尿液中的浓度高，但溶解度低，容易析出结晶，尤其在酸性尿液中，可出现血尿、结晶尿、尿痛、尿路梗阻和尿闭等，以磺胺嘧啶和磺胺甲噁唑多见。用药时应多饮水、同服等量的碳酸氢钠碱化尿液。老年人及肝、肾功能不全者，以及休克、失水患者慎用或禁用。

2. 过敏反应　以发热、皮疹多见，严重者可出现剥脱性皮炎、多形性红斑等。用药前应询问有无药物过敏史，有过敏史者禁用。

3. 造血系统的损害　长期用药可抑制骨髓的造血功能，引起白细胞减少，偶见粒细胞缺乏、再生障碍性贫血及血小板减少症。葡萄糖-6-磷酸脱氢酶缺乏的患者可致溶血反应，故应禁用。

4. 其他　可见头晕、头痛、乏力、精神不振等中枢神经系统的反应，服药期间不宜驾驶及高空作业。新生儿可引起胆红素脑病和溶血等。

考点 SD、SMZ、柳氮磺吡啶的临床应用和不良反应

（二）甲氧苄啶

甲氧苄啶（TMP）又名磺胺增效剂或抗菌增效剂，抗菌谱与磺胺类药物相似，抗菌机制是抑制二氢叶酸还原酶，使二氢叶酸不能还原为四氢叶酸，从而阻止细菌核酸的合成（图15-3）。单用抗菌作用较弱，且易产生耐药性，而与磺胺类药物同用，可使细菌的叶酸代谢受到双重阻断，使磺胺类药物的抗菌作用明显增强甚至呈现杀菌作用，且可延缓细菌耐药性的产生。常与SD或SMZ组成复方制剂，与SMZ组成的复方制剂是复方新诺明。临床主要用于敏感菌引起的呼吸系统、泌尿系统及胃肠道感染；也可用于脑膜炎、败血症、伤寒、副伤寒的治疗。

本药毒性较低，可致恶心、呕吐等胃肠道反应和皮疹等过敏反应，大剂量长期应用，可引起叶酸缺乏症，导致巨幼红细胞贫血等，应注意检查血常规，必要时可用亚叶酸钙治疗。

三、硝基咪唑类

硝基咪唑类化合物包括甲硝唑、替硝唑、奥硝唑等。本类药物能抑制敏感菌 DNA 的合成和使已合成的 DNA 变性、断裂而致细菌死亡，属于杀菌药物。

甲　硝　唑

本品口服吸收好，生物利用度几乎 100%，分布广，能渗入全身组织和体液，包括脑脊液，主要经肝脏代谢，代谢产物和原型药经肾脏排泄。

【作用及应用】

1. 抗厌氧菌作用　对革兰氏阳性或革兰氏阴性厌氧球菌、杆菌均有杀灭作用，对脆弱类杆菌作用最强。本品疗效高、毒性小、应用方便。主要用于厌氧菌引起的口腔、盆腔和腹腔感染及其导致的败血症、气性坏疽等。

2. 抗阿米巴原虫　对肠内、肠外阿米巴大、小滋养体均有强大杀灭作用，是治疗急、慢性阿米巴痢疾和阿米巴肝脓肿的首选药，但在结肠内药物浓度低，因此在治疗阿米巴痢疾时常与肠内抗阿米巴原虫药合用；也广泛用于幽门螺杆菌引起的胃炎、胃及十二指肠溃疡。

3. 抗滴虫　甲硝唑杀灭阴道毛滴虫的作用强大，是治疗阴道滴虫病的首选药。反复发作并且已婚的患者，应夫妇同时服药，以求根治。

4. 抗贾第鞭毛虫　是目前治疗贾第鞭毛虫最有效的药物，治愈率可达 90%。

【不良反应与注意事项】

1. 消化道反应　最常见，可出现食欲不振、恶心、呕吐、腹痛、腹泻、口有金属味等，服药期间饮酒或服用含乙醇饮料可加重症状。使用期间及停药后至少 3 天内，不可饮酒。

2. 神经系统反应　表现为头痛、头晕、惊厥、肢体麻木、感觉异常、共济失调等。

3. 其他　少数人可发生荨麻疹、白细胞暂时性减少。长期大量口服有致癌、致畸作用，故妊娠早期禁用。

考点 甲硝唑的作用、临床应用和不良反应

四、硝基呋喃类

本类药物主要包括呋喃妥因和呋喃唑酮，抗菌谱广，不易产生耐药性，但本类药物毒性较大且血药浓度较低，故不适合全身性感染。

呋喃妥因

呋喃妥因口服吸收迅速而完全，尿液中的浓度高，主要用于敏感菌所致的急性肾盂肾炎、膀胱炎、前列腺炎等泌尿系统感染，同服氯化铵酸化尿液可增强疗效。常见不良反应为恶心、呕吐等胃肠道反应，偶见皮疹、药物热等过敏反应。

呋喃唑酮

呋喃唑酮口服吸收少，肠道内浓度高，主要用于细菌性痢疾和肠炎等肠道内感染，因可抑制幽门螺杆菌，故可治疗消化性溃疡。不良反应少而轻。

第7节 抗结核药

结核病是由结核分枝杆菌引起的慢性传染病，能抑制和杀灭结核杆菌，防治结核病的药物种类繁多，常用的有异烟肼（H）、利福平（R）、乙胺丁醇（E）、吡嗪酰胺（Z）、链霉素（S）等；备选药物中左氧氟沙星、莫西沙星、阿米卡星、对氨水杨酸钠等也对结核分枝杆菌有效。根据对细胞内外结核杆菌的杀菌能力，又把抗结核药分为：全杀菌剂、半杀菌剂和抑菌剂。①全杀菌剂是指抗结核药物浓度在细胞内外均能达到杀菌水平，包括异烟肼和利福平；②半杀菌剂是指抗结核药物浓度仅在细胞内或细胞外能达到杀菌水平，如链霉素（对细胞外结核杆菌）、吡嗪酰胺（对细胞内结核杆菌）；③抑菌剂，是指在细胞内外均未能达到杀菌水平的抗结核药物，包括乙胺丁醇、对氨基水杨酸钠等。

考点 常用抗结核药物和全杀菌剂、半杀菌剂、抑菌剂

异 烟 肼

案例 15-5

患者，男，60岁，因患结核病用异烟肼治疗后出现四肢麻木、乏力、针刺样痛等症状。

问题：1. 请分析可能原因。

2. 应采取何种措施减轻症状？

异烟肼为异烟酸的衍生物，是目前治疗结核病的常用药物之一。

【体内过程】 口服吸收迅速而完全，1～2h血药浓度达峰值，穿透力强，广泛分布于全身的体液和组织中，包括脑脊液、胸腔积液、腹水，纤维化或干酪样病灶及淋巴结。主要在肝内经乙酰化酶代谢而灭活。代谢产物及部分原型药从尿中排泄。

【药理作用及临床应用】 异烟肼对结核分枝杆菌具有高度的选择性，低浓度时抑菌，高浓度时杀菌，尤其对繁殖期的细菌作用明显。其作用机制可能为抑制结核杆菌细胞壁的重要成分分枝菌酸的合成。本药疗效好、毒性小、口服方便、价格低廉，但单用易产生耐药性，与其他抗结核药联用，可延缓耐药性产生，也可增强疗效。现作为治疗各类结核病的常用药，除早期轻症结核病或预防用药外，常与其他抗结核药合用。对急性粟粒性结核和结核性脑膜炎需增大剂量，必要时采用静脉滴注。

【不良反应】

1. 周围神经炎　步态不稳或麻木针刺感、烧灼感或手指疼痛。异烟肼为维生素 B_6 的拮抗剂，可增加维生素 B_6 经肾排出量，因而可能导致周围神经炎，服用异烟肼时可加服维生素 B_6。

2. 肝毒性　深色尿、眼或皮肤黄染，35 岁以上患者肝毒性发生率增高。

3. 消化道症状　食欲不佳、异常乏力或软弱、恶心或呕吐等。

4. 视神经炎　视物模糊或视力减退，合并或不合并眼痛。

5. 发热、皮疹、血细胞减少及男性乳房发育等。

6. 神经毒性　偶可引起抽搐。

考点 异烟肼的临床应用和不良反应

利 福 平

【体内过程】　口服吸收良好，生物利用度达 90% 以上，穿透力强，广泛分布于全身各组织和体液，包括脑脊液、痰液和结核空洞等。在肝内代谢为去乙酰利福平，由胆汁排泄。代谢产物呈橘红色，可使尿液、粪便、唾液、泪液、汗液和痰液呈现橘红色或红棕色，应事先告知患者。

【药理作用】　利福平抗菌谱广，对结核分枝杆菌作用强，与异烟肼相当；另外对麻风分枝杆菌、多数革兰氏阳性球菌特别是耐药金黄色葡萄球菌和革兰氏阴性菌如布鲁氏菌、大肠埃希菌、变形杆菌、脑膜炎球菌有杀灭作用，高浓度时对沙眼衣原体、病毒也有较强的抑制作用。作用机制为抑制敏感菌依赖 DNA 的 RNA 多聚酶，阻碍 mRNA 的合成。单用易产生耐药性，故常与其他抗结核药合用。

【临床应用】　主要与异烟肼等其他抗结核药合用治疗各种类型的结核病。也可用于耐药金黄色葡萄球菌及其他敏感菌引起的感染如脑膜炎、胆道感染、麻风病等。利福平和多西环素、链霉素是治疗布鲁氏菌病的一线药物。外用可用于沙眼、急性结膜炎和病毒性角膜炎等。

【不良反应】

1. 胃肠道反应　表现为恶心、呕吐、腹痛、腹泻等，一般较轻，不影响继续用药。

2. 肝损害　是主要的不良反应，可出现黄疸、氨基转移酶升高、肝大。原有肝病、嗜酒者、与异烟肼合用时较易发生。

3. 少数患者可出现皮疹、药物热、血小板和白细胞减少等过敏反应；大剂量间歇疗法偶见流感综合征，表现为发热、寒战、头痛、嗜睡、肌肉酸痛等。可以使人的体液包括尿液、汗液、泪液染成橘红色，属于用药的正常反应。

考点 利福平的临床应用和不良反应

利 福 定

利福定是利福平的衍生物。抗菌作用和用途同利福平，对结核杆菌的作用更强，分别是利福平的 3 倍和 8 倍。临床主要用于结核病、麻风病等的治疗。和利福平有交叉耐受性，不良反应较少，肝功能不良者禁用。

乙胺丁醇

乙胺丁醇口服吸收良好，分布广泛。可渗入分枝杆菌体内干扰 RNA 的合成，从而抑制细菌的繁殖，本品只对生长繁殖期的分枝杆菌有效。对结核分枝杆菌有选择性的杀灭作用，可透过血脑屏障。单用可缓慢形成耐药性，与异烟肼、利福平联用既可增强疗效又能延缓耐药性的产生，故临床常与其他抗结核药合用治疗各种类型结核病。

【不良反应】

1. 视神经炎　发生率较高，表现为视物模糊、眼痛、红绿色盲或视力减退、视野缩小。视力变化可为单侧或双侧。应定期检查视觉情况。

2. 诱发痛风　血尿酸升高，畏寒、关节肿痛、病变关节表面皮肤发热等痛风症状。痛风患者慎用。

3. 周围神经炎　发生率较低，可出现皮疹、发热、关节痛等过敏反应；或麻木，针刺感、烧灼痛或手足软弱无力。

考点 乙胺丁醇的不良反应

吡嗪酰胺

吡嗪酰胺口服吸收好，分布广，可选择性地杀灭结核分枝杆菌，在酸性环境中抗菌作用增强，故细胞内的作用强于细胞外。单用易产生耐药性，与异烟肼、利福平合用有协同作用，常与其他抗结核药联合，用于对其他抗结核药产生耐药性或不能耐受的复治患者。是目前短疗程、小剂量强化治疗方案中的基本药物之一。主要不良反应是可引起尿酸升高，导致关节痛；还可出现肝毒性表现，如食欲减退、发热、乏力或软弱、眼或皮肤黄染。

考点 吡嗪酰胺的不良反应

链霉素

链霉素是最早使用的抗结核药，对结核分枝杆菌的作用弱于异烟肼和利福平。穿透力差，不易渗入细胞和纤维化、干酪化及厚壁空洞病灶。单用易产生耐药性且有较重的耳毒性，临床上主要与其他抗结核药合用，治疗浸润性肺结核、粟粒性结核等。

对氨基水杨酸钠

对氨基水杨酸钠抗菌谱狭窄，仅对结核分枝杆菌有较弱的抑制作用，穿透力差，不易进入细胞和脑脊液。耐药性产生缓慢，常与异烟肼、链霉素等其他抗结核药合用，以延缓耐药性产生。常见不良反应为瘙痒、皮疹、关节酸痛与发热、极度疲乏或软弱无力，嗜酸性粒细胞增多。

抗结核药的临床应用原则

1. 早期用药　结核病早期多为渗出性炎症，病灶内血液循环良好，药物易渗入，且细菌正处于繁殖期，对药物敏感，故疗效显著。

2. 联合用药　两种或两种以上的药物联合的目的是增强疗效、降低毒性、延缓耐药性的产生，以提高治愈率，减少复发率。

3. 规律用药　足够的疗程和剂量是保证疗效和减少复发的关键，目前对初治活动性肺结核广泛采用的是六个月的短程强化疗法，强化期每日给予异烟肼（H）、利福平

（R）、乙胺丁醇（E）和吡嗪酰胺（Z）四种药物联合，连用 2 个月；巩固期每日给予异烟肼和利福平，连用 4 个月即（2HRZ/4HR）。对粟粒性肺结核和结核性胸膜炎疗程可适当延长。

4. 全程督导治疗　是控制结核病的首要策略，即患者的病情、用药、复查等都应在医务人员的监视之下，确保规范治疗。

5. 适量用药　剂量过大易导致严重的不良反应，使治疗难以继续；剂量过小，难见疗效且易使细菌产生耐药性而导致治疗失败。

第 8 节　抗真菌药和抗病毒药

一、抗真菌药

真菌感染一般分为浅部真菌感染和深部真菌感染。浅部真菌感染较多见，主要侵犯皮肤、毛发、指（趾）甲；深部真菌感染发病率低，但危害大。通常由白念珠菌和新型隐球菌等引起，主要侵犯内脏器官和深部组织。两类真菌侵犯部位不同，对药物的敏感性也不同。

两性霉素 B

两性霉素 B 又名庐山霉素，属多烯类抗生素。因口服、肌内注射均难以吸收，故一般采用静脉滴注，在发炎的胸膜、腹膜、关节滑膜液中浓度较高，不易透过血脑屏障，脑膜炎时需鞘内注射。

【药理作用】　广谱抗真菌药，对多种深部真菌如新型隐球菌、白念珠菌、皮炎芽生菌及组织胞浆菌等有强大抑制作用，高浓度呈杀菌作用。作用机制为选择性地与真菌细胞膜麦角固醇结合，使膜的通透性增加，胞浆内容物外漏，导致真菌死亡。

【临床应用】　临床作为深部真菌感染的首选药，治疗各种真菌性肺炎、心内膜炎、脑膜炎、败血症、尿道感染等各种全身性真菌感染。

考点　两性霉素 B 的临床应用

【不良反应及注意事项】　不良反应多且重，静脉滴注时最常见的是寒战、高热、头痛、恶心和呕吐等，有时伴有血压下降，80% 以上的用药者可有肾毒性，与氨基糖苷类合用时肾毒性增强。另外也可出现白细胞减少、肝大、贫血，长期用药时导致低血钾；静脉滴注过快时可致心律失常、惊厥，宜缓慢、避光静脉滴注。

制霉菌素

制霉菌素属多烯类抗生素。体内过程和抗菌作用与两性霉素 B 相同，因口服难吸收，注射给药毒性大，口服可用于念珠菌性肠炎，外用可治疗霉菌性阴道炎。

吡咯类

吡咯类为人工合成的广谱抗真菌药，包括咪唑类和三唑类，作用机制均为抑制真菌细胞麦角固醇的生物合成。常见药物见表 15-5。

表 15-5 常用吡咯类抗真菌药

分类	药名	作用特点	临床应用
咪唑类	克霉唑	对皮肤真菌作用强，但对头癣无效；对深部真菌作用弱	仅局部应用，治疗体癣、手足癣和外耳道真菌感染
	咪康唑	抗菌活性强，对皮肤真菌感染和念珠菌感染优于克霉唑	局部用药治疗浅部真菌感染；静脉给药用于两性霉素 B 不能耐受或疗效差时的深部真菌感染
	酮康唑	对浅部真菌和深部真菌均有强大作用，疗效相当或优于两性霉素 B	治疗白念珠菌病，也用于皮肤癣菌感染。现多外用
三唑类	氟康唑	抗菌谱与酮康唑相似，抗菌活性比酮康唑强 10 ～ 20 倍	用于白念珠菌、球孢子菌感染和新型隐球菌性脑膜炎及艾滋病患者口腔、消化道念珠菌病的治疗及各种皮肤癣、甲癣
	伊曲康唑	对浅部真菌作用较强，对白念珠菌、新型隐球菌也有效	主要用于隐球菌病、全身性念珠菌病、阴道念珠菌病

其他类抗真菌药还有特比萘芬和氟胞嘧啶等。

特比萘芬

特比萘芬属丙烯胺类抗真菌药，口服吸收迅速，广泛分布于全身组织，常聚集于皮肤、指(趾)甲和毛发等处。对皮肤癣菌有杀灭作用，对念珠菌也有抑制作用，作用特点是高效、速效、低毒、低复发率。可用于皮肤癣菌引起的体癣、股癣、手足癣及甲癣等。不良反应较轻，主要为胃肠道反应，也可出现皮疹、荨麻疹等，偶见一过性氨基转移酶升高。

氟胞嘧啶

氟胞嘧啶为人工合成的抗深部真菌药，对念珠菌属、隐球菌属抗菌作用强，故主要用于念珠菌和隐球菌病，单用疗效不如两性霉素 B，且易产生耐药性，合用有协同作用。不良反应可见胃肠道症状、皮疹等。

二、抗病毒药

病毒性疾病为临床常见病，具有发病率高、传播快、流行广、变异性大、控制困难、对人类危害大等特点。病毒属非细胞型微生物，对抗生素不敏感，具有严格的寄生性，必须在活细胞内增殖。病毒的增殖过程分为四个阶段，即吸附、穿入与脱壳、生物合成、成熟与释放。凡能阻止病毒增殖过程中任一环节的药物，均有抗病毒作用。目前较常用的药物有阿昔洛韦、更昔洛韦、金刚烷胺、碘苷、阿糖腺苷和利巴韦林、法匹拉韦等。在新型冠状病毒感染过程中，我国发现抗疟疾药物氯喹中含有抗病毒成分，并应用到临床。

（一）常用抗病毒药

阿昔洛韦

阿昔洛韦为核苷类抗 DNA 病毒药，口服吸收不完全，可分布于全身组织，包括脑脊液和皮肤。对单纯疱疹病毒、水痘 - 带状疱疹病毒、EB 病毒作用强大，对巨细胞病毒作用较弱。阿昔洛韦在受感染的细胞内转化成三磷酸无环鸟苷，对 DNA 多聚酶有强大的抑制作用，从而阻止病毒 DNA 的复制。现作为抗疱疹病毒的首选药，局部应用治疗单纯疱疹、带状疱疹、疱疹性角膜炎等。也可用于病毒性肝炎。

不良反应较少，可见恶心、呕吐、皮疹、嗜睡等。静脉给药者可见静脉炎。

考点 阿昔洛韦的临床应用

利巴韦林

利巴韦林为广谱抗病毒药，对多种 DNA 或 RNA 病毒均有抑制作用，如流感病毒、呼吸道合胞病毒、单纯疱疹病毒、腺病毒、鼻病毒、肝炎病毒、流行性出血热病毒等。临床主要用于防治流感、流行性出血热、各种疱疹、腺病毒肺炎等，对甲、乙型肝炎及麻疹也有效。

该药口服可致呕吐、腹泻等，用量过大可致白细胞减少、贫血等。致畸作用较强，故孕妇禁用。

奥司他韦

奥司他韦是一种非常有效的流感治疗用药，并且可以大大减少并发症（主要是气管与支气管炎、肺炎、咽炎等）的发生和抗生素的使用，因而是目前治疗流感的最常用药物之一，也是目前抗禽流感、甲型 H1N1 病毒最有效的药物之一。它主要通过干扰病毒从被感染的宿主细胞中释放，从而减少甲型或乙型流感病毒的传播。在流感症状开始的第一天或第二天（理想状态为 36h 内）就应开始治疗。成人和 13 岁以上青少年的推荐口服剂量是每次 75mg，每日 2 次，共 5 天。

奥司他韦主要的不良反应显示为消化道的不适，包括恶心、呕吐、腹泻、腹痛等，其次是呼吸系统的不良反应，包括支气管炎、咳嗽等，此外还有中枢神经系统的不良反应，如眩晕、头痛、失眠、疲劳等。

其他常用抗病毒药见表 15-6。

表 15-6　其他常用抗病毒药

药名	作用	临床应用	不良反应及注意事项
阿糖腺苷	可抑制 DNA 多聚酶，对疱疹病毒、痘病毒和乙肝病毒均有抑制作用	用于单纯疱疹病毒引起的感染，也可用于免疫缺陷患者合并带状疱疹感染及乙型肝炎患者	眩晕、恶心、呕吐、腹泻，也可致白细胞减少、血小板减少等
金刚烷胺	特异性抑制甲型流感病毒的复制。也可促进多巴胺的释放	主要用于甲型流感的防治，也可治疗帕金森病	恶心、厌食、头晕、失眠等，孕妇慎用
碘苷	对 DNA 型病毒有效，尤其是疱疹病毒，对 RNA 病毒无效	局部应用，用于疱疹病毒所致的眼部和皮肤感染	长期应用可致局部刺激症状
干扰素	使正常细胞产生抗病毒的蛋白而抑制 RNA 和 DNA 病毒的复制，还有免疫调节和抗肿瘤的作用	主要用于防治呼吸道病毒感染、疱疹性病毒感染、乙型肝炎、巨细胞病毒感染、恶性肿瘤等	头痛、肌痛、周身不适等，注射部位可出现硬结，偶见可逆性骨髓抑制

续表

药名	作用	临床应用	不良反应及注意事项
聚肌胞	干扰素诱导剂	用于流行性出血热、乙型脑炎、肝炎等；局部应用治疗疱疹性角膜炎、带状疱疹	致过敏反应，孕妇禁用
恩替卡韦	强效抑制病毒复制，改善肝功能且有较高的安全性	乙型肝炎	耐药性、肾损伤，孕妇禁用
玛巴洛沙韦	抑制甲型及乙型流感病毒 RNA 复制	出现流感症状后 48h 内服用一次	恶心、腹泻、头痛、咳嗽

（二）抗人类免疫缺陷病毒药

人类免疫缺陷病毒（HIV）为逆转录病毒，进入人体后特异性地破坏 CD_4^+ T 细胞，导致机体免疫功能缺陷，易于发生各种机会感染和肿瘤，病死率极高。故由该病毒导致的传染病称为获得性免疫缺陷综合征，即艾滋病（AIDS）。自发现该病以来，全球已有数以千万计的感染者，因缺乏针对性强的特效药物，艾滋病被称为“超级癌症”和“世纪杀手”。目前抗 HIV 的药物主要有两类：逆转录酶抑制药（齐多夫定、拉米夫定等）和蛋白酶抑制药（茚地那韦、利托那韦等）。

齐多夫定

齐多夫定是人类发现的第一个对艾滋病病毒有抑制作用的药物，也是美国食品和药品监督管理局（FDA）第一个批准用于治疗艾滋病的药物，本药选择性地抑制 HIV 的逆转录酶，从而阻止病毒的复制和增殖。口服吸收快，生物利用度高，体内分布广，包括脑脊液，抗病毒活性强。目前是治疗艾滋病的首选药物，可减轻或缓解艾滋病和艾滋病相关综合征，延长患者的存活期。临床常与拉米夫定合用。

常见不良反应有头痛、恶心、呕吐、味觉改变等，连续用药可自行消退，严重不良反应为骨髓抑制，有 30% 的患者可出现巨幼红细胞贫血、中性粒细胞减少等，因此用药期间应勤查血常规。

拉米夫定

拉米夫定对 HIV 复制的抑制作用很强，对齐多夫定耐药的 HIV 仍有效，对乙型肝炎病毒（HBV）也有抑制作用。临床主要与齐多夫定合用治疗艾滋病，是“鸡尾酒疗法”中两个常用的逆转录酶抑制剂。毒性低，主要不良反应是头痛、乏力、腹泻。

链接 鸡尾酒疗法

鸡尾酒疗法是 1996 年由华裔美籍科学家何大一提出的高效抗逆转录病毒疗法，是根据一定的规律性把三种抗病毒药联合使用来治疗艾滋病的疗法，这是人类治疗艾滋病研究进程中的一个里程碑。此疗法使 HIV 携带者和艾滋病患者的预期寿命平均延长了 13.8 年。

茚地那韦

茚地那韦为蛋白酶抑制药，口服吸收差，与食物同服可提高生物利用度。对 HIV-1

和 HIV-2 都有较强作用，对齐多夫定耐药者也有效。常与齐多夫定合用治疗艾滋病。较常见的不良反应为胃肠道症状和皮疹等。

第 9 节 抗微生物感染药的合理应用

感染是指细菌、病毒、真菌、寄生虫等病原体侵入人体所引起的局部组织和全身性炎症反应。抗感染性疾病的药物种类很多，是临床上使用最广泛的药物。随着抗感染药物的广泛应用，很多感染性疾病得以控制或治愈，但同时也带来了一些不良反应，如过敏反应、毒性反应、二重感染及细菌耐药性的形成等，甚至造成患者的残疾或死亡。因此，我们要加强感染性疾病的防治研究，力求更合理、更有效、更安全地使用抗感染药物。

一、选用抗微生物药的基本原则

（一）严格根据适应证选药

各种抗感染药物有不同的抗菌谱与适应证，临床诊断、细菌学诊断和体外药敏试验可作为选药的重要参考。对于病毒感染，不能盲目使用抗菌药物，包括不应为了扩大抗微生物范围而与抗病毒药物联合应用；发热原因未明时勿轻易使用抗菌药，热型是诊断疾病的根据之一，对发热原因不明者使用抗菌药，可能会使患者临床症状不典型而掩盖病情，导致诊断的延误而给治疗带来困难。再者，感染也不完全是发热的唯一原因。危重患者在未明确病原体感染和药敏试验结果前，可采用抗微生物药经验治疗，但是治疗前必须先留取相应标本，立即送检做细菌培养，以尽早明确感染的病原体及药敏试验结果。

（二）按照药物的药动学特点选择用药

临床用药还要考虑药动学的特点是否有利于药物发挥作用，药物在不同组织中浓度的高低也是决定抗感染药物疗效的重要因素之一。肠道感染应选用肠道不易吸收的药物，如口服氨基糖苷类、呋喃唑酮等；胆道感染应选用胆汁中浓度高或肝肠循环率高的抗菌药，如红霉素、头孢菌素和第三代喹诺酮类等；中枢神经系统感染及脑膜炎应选用易透过血脑屏障的抗菌药，如磺胺嘧啶、青霉素、氯霉素、第三代头孢菌素类等；泌尿系统感染应选用以原型药经尿排泄多的抗感染药，如呋喃妥因、青霉素、头孢菌素类等。

（三）根据患者全身情况选药

患者肝、肾功能状态对药物的转化和排泄影响很大。肝功能不全者，对主要经肝脏代谢灭活的药物应减量或禁用，如红霉素、四环素、利福平等。肾功能低下者，对经肾脏排泄的药物要减量或延长给药间隔时间，如氨基糖苷类、磺胺类药物。白细胞偏低者，不宜使用氯霉素。有药物过敏史及过敏家族史或患过过敏性疾病者，对易发生过敏反应的抗感染药物应慎用或禁用，如青霉素。

另外，对妊娠期及哺乳期妇女应严格控制使用致畸药物和影响婴儿生长发育的药物，如孕期服用四环素类药物，可抑制胎儿骨骼与牙釉质发育，导致肢体畸形，还可能造成肝脏损害等毒性反应，妊娠晚期或临产时服用大量氯霉素可引起新生儿灰婴综合征；氨基糖苷类、四环素、红霉素、克林霉素等均可排入乳汁，给乳儿带来不良影响，故哺乳期妇女应慎用或禁用。抗感染药物应用剂量要适当，疗程、时间要足够长，剂量过小既达不到治疗作用，又容易引起细菌耐药；剂量过大，不仅会造成浪费，有时还会产生严重的不良反应。

二、抗微生物感染的联合应用

（一）联合用药的目的

联合用药的目的是扩大抗菌谱、发挥药物的协同抗菌作用、延缓或减少耐药性的产生而提高疗效，减少不良反应。如果联合用药不当，则会适得其反。

（二）联合用药的指征

1. 病因未明的严重感染　如化脓性脑膜炎、粒细胞缺乏症或免疫缺陷患者合并的严重感染（如败血症）的患者。

2. 单一抗菌药不能有效控制的严重混合感染　如胃肠穿孔引起的腹膜炎，应联合应用对需氧菌和厌氧菌均有效的药物进行治疗。

3. 单一抗菌药不能有效控制的严重感染　如用青霉素加链霉素（庆大霉素）治疗甲型溶血性链球菌或肠球菌引起的亚急性心内膜炎，治愈率比单用青霉素更高、复发率更低，疗程更短。

4. 长期用药易产生耐药性的顽固感染　如临床治疗结核病常常采用抗结核药三联甚至四联的方法，以减少并延缓耐药性的产生，从而确保疗效。

5. 减少药物的毒性反应　如两性霉素 B 与氟胞嘧啶联合应用治疗深部真菌感染，使毒性较大的两性霉素 B 用量减少，毒性反应降低。

6. 药物不易渗入的特殊部位感染　如中枢神经系统的感染和感染性心内膜炎、骨组织感染等。

考点　联合用药抗微生物药指征

（三）联合用药原则

所有抗感染药物的联合使用都必须符合联合用药的目的，有明确联合用药指征者，一般限于两种药物联用，极必要时才三药联用。联合用药中至少有一种对致病菌具有明显的抗菌活性，而其余的不应有明显的耐药性。

（四）联合用药的效果

抗感染药按其对细菌的作用机制可分四大类：第一类为繁殖期杀菌药，如 β- 内酰胺类；第二类为静止期杀菌药，如氨基糖苷类、多黏菌素类、喹诺酮类；第三类为快效抑菌药，如大环内酯类、四环素类；第四类为慢效抑菌药，如磺胺类药物。

抗感染药联合应用可出现协同、相加、无关和拮抗四种后果，如第一类与第二类合用可获得协同作用，如青霉素与链霉素或庆大霉素配伍治疗肠球菌心内膜炎，是因为第一类抗菌药青霉素破坏细胞壁而使第二类抗菌药链霉素、庆大霉素易进入细菌细胞内的缘故；第一类和第四类合用可出现无关或相加作用，如青霉素与磺胺类药物合用治疗流行性脑膜炎可提高疗效；第二类与第三类合用可产生相加和协同作用；第三类和第四类合用可出现相加作用；第一类与第三类合用传统认为出现拮抗作用，因为第三类抗菌药迅速抑制蛋白质合成而使细菌处于静止状态，造成一类抗菌药的抗菌活性减弱，如青霉素与四环素。目前国内第一类和第三类联合给药方式也非常普遍，因此具体应用时还要根据实际情况具体问题具体分析。

作用机制相同的抗菌药一般不宜合用（如合用两种氨基糖苷类药物），因共同竞争作用靶位而出现拮抗，合用效果不一定比单用其中的一种强，反而可能增加药物的毒性反应。

三、抗菌药物在特殊病理、生理状况患者中的应用

（一）肾功能减退患者抗菌药物的应用

大部分抗菌药物主要经肾排泄，根据抗菌药物体内过程特点及其肾毒性，肾功能减退时，抗菌药物的选用有以下 3 种情况。

1. 主要由肝胆系统排泄或由肝脏代谢，或经肾脏和肝胆系统同时排出的抗菌药物用于肾功能减退者，维持原治疗量或剂量略减。如大环内酯类、利福平、异烟肼、多西环素、阿莫西林、头孢曲松、两性霉素 B、甲硝唑等。

2. 主要经肾排泄，药物本身并无肾毒性，或仅有轻度肾毒性的抗菌药物，肾功能减退者可应用，但剂量需适当调整。如青霉素、头孢唑啉、头孢拉定、头孢他啶、亚胺培南 / 西司他丁、氧氟沙星、左氧氟沙星、环丙沙星、氟康唑、吡嗪酰胺等。

3. 肾毒性抗菌药物避免用于肾功能减退者，如确有指征使用该类药物时，需进行血药浓度监测，据以调整给药方案，达到个体化给药；也可按照肾功能减退程度（以内生肌酐清除率为准）减量给药，疗程中需严密监测患者肾功能。如四环素、万古霉素、庆大霉素等。

（二）肝功能减退患者抗菌药物的应用

肝功能减退时，需要考虑药物体内过程的受影响程度，以及肝功能减退时该类药物及其代谢物发生毒性反应的可能性。由于药物在肝脏代谢过程复杂，不少药物的体内代谢过程尚未完全阐明，根据现有资料，肝功能减退时抗菌药物的应用有以下 4 种情况。

1. 主要由肝脏清除的药物，肝功能减退时清除明显减少，但并无明显毒性反应发生，肝病时仍可正常应用，但需谨慎，必要时减量给药，治疗过程中需严密监测肝功能。红霉素等大环内酯类（不包括酯化物）、林可霉素、克林霉素属此类。

2. 药物主要经肝脏或有相当量经肝脏清除或代谢，肝功能减退时清除减少，并可导致毒性反应的发生，肝功能减退患者应避免使用此类药物，氯霉素、利福平、红霉素酯化物等属此类。

3. 药物经肝、肾两种途径清除，肝功能减退者药物清除减少，血药浓度升高，同时

有肾功能减退的患者血药浓度升高尤为明显，但药物本身的毒性不大。严重肝病患者，尤其肝、肾功能同时减退的患者在使用此类药物时需减量应用。经肾、肝两种途径排出的青霉素类、头孢菌素类均属此种情况。

4. 药物主要由肾排泄，肝功能减退者不需调整剂量。氨基糖苷类抗生素属此类。

（三）老年患者抗菌药物的应用

老年人组织器官呈生理性退行性变，免疫功能也有所减退，一旦罹患感染，在应用抗菌药物时需注意以下事项。

1. 老年人肾功能呈生理性减退，按一般常用量接受主要经肾排出的抗菌药物时，由于药物自肾排出减少，导致在体内积蓄，血药浓度增高，容易有药物不良反应的发生。因此老年患者，尤其是高龄患者接受主要自肾排出的抗菌药物时，应按轻度肾功能减退情况减量给药，可用正常治疗量的 1/2 ～ 2/3。青霉素类、头孢菌素类和其他 β- 内酰胺类的大多数品种即属此类情况。

2. 老年患者宜选用毒性低并具杀菌作用的抗菌药物，青霉素类、头孢菌素类等 β- 内酰胺类为常用药物，毒性大的氨基糖苷类、万古霉素、去甲万古霉素等药物应尽可能避免应用，有明确应用指征时在严密观察下慎用，同时应进行血药浓度监测，并据此调整剂量，使给药方案个体化，以达到用药安全、有效的目的。

（四）新生儿患者抗菌药物的应用

新生儿期一些重要器官尚未完全发育成熟，其生长发育随日龄增加而迅速变化，因此新生儿感染使用抗菌药物时需注意以下事项。

1. 新生儿期肝、肾均未发育成熟，肝药酶分泌不足或缺乏，肾清除功能较差，因此新生儿感染时应避免应用毒性大的抗菌药物，包括主要经肾排泄的氨基糖苷类、万古霉素、去甲万古霉素等，以及主要经肝代谢的氯霉素。确有应用指征时，必须进行血药浓度监测，据此调整给药方案，个体化给药，以确保治疗安全有效。不能进行血药浓度监测者，不可选用上述药物。

2. 新生儿期避免应用或禁用可能发生严重不良反应的抗菌药物。可影响新生儿生长发育的四环素类、喹诺酮类禁用，可导致胆红素脑病及溶血性贫血的磺胺类药和呋喃类药避免应用。

3. 新生儿期由于肾功能尚不完善，主要经肾排出的青霉素类、头孢菌素类等 β- 内酰胺类药物需减量应用，以防止药物在体内蓄积导致严重中枢神经系统毒性反应的发生。

4. 新生儿的体重和组织器官随日龄增长逐渐成熟，抗菌药物在新生儿体内的药代动力学亦随日龄增长而变化，因此使用抗菌药物时应按日龄调整给药方案。

（五）小儿患者抗菌药物的应用

小儿患者在应用抗菌药物时应注意以下 4 点。

1. 氨基糖苷类抗生素　该类药物有明显耳、肾毒性，小儿患者应尽量避免应用。临床有明确应用指征且又无其他毒性低的抗菌药物可供选用时，方可选用该类药物，并在治疗过程中严密观察不良反应。有条件者应进行血药浓度监测，根据其结果个体化给药。

2. 万古霉素和去甲万古霉素　该类药也有一定肾、耳毒性，小儿患者仅在有明确指征时方可选用。在治疗过程中应严密观察不良反应，并应进行血药浓度监测，个体化给药。

3. 四环素类抗生素　可导致牙齿黄染及牙釉质发育不良。不可用于 8 岁以下小儿。

4. 喹诺酮类抗菌药　由于对骨骼发育可能产生的不良影响，该类药物避免用于 18 岁以下未成年人。

（六）妊娠期和哺乳期患者抗菌药物的应用

1. 妊娠期患者抗菌药物的应用　妊娠期抗菌药物的应用需考虑药物对母体和胎儿两方面的影响。

（1）对胎儿有致畸或明显毒性作用者，如四环素类、喹诺酮类等，妊娠期避免应用。

（2）对母体和胎儿均有毒性作用者，如氨基糖苷类、万古霉素、去甲万古霉素等，妊娠期避免应用；确有应用指征时，须在血药浓度监测下使用，以保证用药安全有效。

（3）药物毒性低，对胎儿及母体均无明显影响，也无致畸作用者，妊娠期感染时可选用。青霉素类、头孢菌素类等 β- 内酰胺类和磷霉素等均属此种情况。

美国 FDA 按照药物在妊娠期应用时的危险性将其分为 A、B、C、D 及 X 类，可供药物选用时参考。

2. 哺乳期患者抗菌药物的应用　哺乳期患者应用抗菌药物后，药物可自乳汁分泌。通常情况下，母乳中药物含量不高，不会超过哺乳期患者每日用药量的 1%；但少数药物在乳汁中分泌量较高，如氟喹诺酮类、四环素类、大环内酯类、氯霉素、磺胺甲噁唑、甲氧苄啶、甲硝唑等。青霉素类、头孢菌素类等 β- 内酰胺类和氨基糖苷类等在乳汁中含量低。然而无论乳汁中药物浓度如何，均存在对婴儿潜在的影响，并可能出现不良反应，如氨基糖苷类抗生素可导致乳儿听力减退，氯霉素可致乳儿骨髓抑制，磺胺甲噁唑等可致胆红素脑病、溶血性贫血，四环素类可致乳齿黄染，青霉素类可致过敏反应等。因此治疗哺乳期患者时应避免选用氨基糖苷类、喹诺酮类、四环素类、氯霉素、磺胺类药物等。哺乳期患者应用任何抗菌药物时，均宜暂停哺乳。

四、抗微生物感染药物的用法与疗程

应用抗感染药物应注意选用恰当的给药方法。一般轻度感染可口服给药，中度感染可肌内注射给药，严重感染则应静脉给药，病情缓解后再改为口服给药。在治疗急性感染过程中应密切注意治疗效果。如果用药 48 ～ 72h 病情仍未见改善，应及时调整用药方案。

用抗感染药治疗细菌感染疗程的长短应视感染的种类、程度及患者的体质而定。过早停药易引起感染的复发或转为慢性，过长则造成浪费和毒性反应。一般的急性感染患者，经治疗后体温恢复正常、症状消失 3 ～ 4 天即可停药。然而治疗严重感染（败血症）则应在体温正常 7 ～ 10 天后才能停药。治疗急性骨髓炎、急性或亚急性细菌性心内膜炎的疗程为 4 ～ 8 周，治疗浸润型肺结核病（初治病例）的疗程则延长达几个月甚至更长。

自 测 题

一、名词解释

1. 二重感染　2. 化疗指数
3. 抗生素后效应　4. 抗菌谱
5. 抗生素

二、选择题

【A 型题】

1. 下列有关青霉素 G 的错误叙述是
   A. 毒性低　B. 价格低廉
   C. 钠盐易溶于水　D. 水溶液性质稳定
   E. 可引起过敏性休克
2. 对铜绿假单胞菌作用最强的第三代头孢菌素是
   A. 多黏菌素 E　B. 头孢他啶
   C. 头孢氨苄　D. 羧苄西林
   E. 头孢拉啶
3. 属于大环内酯类抗生素的是
   A. 红霉素　B. 氨苄西林
   C. 林可霉素　D. 利福平
   E. 苯唑西林
4. 氯霉素主要的严重不良反应是
   A. 抑制骨髓造血功能　B. 灰婴综合征
   C. 胃肠道反应　D. 二重感染
   E. 精神病
5. 立克次体感染可选用
   A. 青霉素　B. 头孢他啶
   C. 庆大霉素　D. 红霉素
   E. 四环素
6. 克拉维酸与阿莫西林配伍应用的主要药理学基础是
   A. 可使阿莫西林口服吸收更好
   B. 可使阿莫西林自肾小管分泌减少
   C. 可使阿莫西林用量减少，毒性降低
   D. 克拉维酸可减少阿莫西林在肠道破坏
   E. 克拉维酸可抑制 β- 内酰胺酶
7. 耐药金黄色葡萄球菌对青霉素产生耐药性的机制主要是通过
   A. 产生灭活青霉素的 β- 内酰胺酶
   B. 产生蛋白水解酶
   C. 合成对氨基苯甲酸
   D. 改变代谢途径
   E. 产生前列腺素合成酶
8. β- 内酰胺酶抑制剂是
   A. 阿奇霉素　B. 克林霉素
   C. 克拉维酸　D. 氨曲南
   E. 罗红霉素
9. 革兰氏阴性杆菌引起的感染常选用
   A. 青霉素 G　B. 红霉素
   C. 庆大霉素　D. 林可霉素
   E. 四环素
10. 最易致肾功能损害的抗生素是
    A. 红霉素　B. 青霉素 G
    C. 多西环素　D. 氨基糖苷类
    E. 氯霉素
11. 破伤风梭菌感染最好选用
    A. 青霉素 + 链霉素
    B. 青霉素 + 氯霉素
    C. 青霉素 + 破伤风抗毒素
    D. 青霉素 + 红霉素
    E. 青霉素 + 头孢菌素
12. 有关氨基糖苷类抗生素的错误叙述项是
    A. 浓度依赖性抗菌药物
    B. 在酸性条件下抗菌活性强
    C. 对革兰氏阴性菌作用强
    D. 抗菌机制是阻碍细菌蛋白质的合成
    E. 胃肠道不易吸收
13. 属于耐酸耐酶青霉素类药的是
    A. 氨苄西林　B. 羧苄西林
    C. 苯唑西林　D. 苄星青霉素
    E. 阿莫西林
14. 第三代头孢菌素的特点是
    A. 对 G^+ 菌作用强于第一代
    B. 对 G^- 菌作用强于第一代 / 第二代（特别是假单胞菌属及肠杆菌属）
    C. 对 β- 内酰胺酶稳定性差

D. 肾毒性大

E. 对 G^+ 菌作用强于第五代

15. 金黄色葡萄球菌引起的急慢性骨髓炎最好选用

A. 阿莫西林　B. 红霉素

C. 头孢孟多　D. 克林霉素

E. 乙酰螺旋霉素

16. 布鲁氏菌病最好的给药方案是

A. 青霉素 G 联合链霉素

B. 利福平联合异烟肼

C. 复方磺胺甲噁唑合用甲硝唑

D. 氧氟沙星合用链霉素

E. 多西环素联合利福平

17. 鼠疫首选的抗生素是

A. 青霉素 G　B. 链霉素

C. 头孢唑林　D. 红霉素

E. 庆大霉素

18. 不易引起耳毒性的药物是

A. 红霉素　B. 万古霉素

C. 链霉素　D. 呋塞米

E. 氢氯噻嗪

19. 溶血性链球菌感染可选用

A. 红霉素　B. 青霉素

C. 土霉素　D. 庆大霉素

E. 氯霉素

20. 军团菌感染效果较好的药物是

A. 青霉素 G　B. 氨苄西林

C. 羧苄西林　D. 阿奇霉素

E. 第一代头孢菌素

21. 四环素的不良反应不包括

A. 胃肠道反应　B. 抑制骨髓造血功能

C. 肝损害　D. 二重感染

E. 影响骨骼和牙齿发育

22. 防治青霉素 G 过敏反应的措施，不正确选项是

A. 注意询问过敏史

B. 做皮肤过敏试验

C. 出现过敏性休克时首选氯苯那敏或钙剂

D. 有过敏史的不宜皮试

E. 注射后应观察 20min

23. 青霉素过敏性休克应立即注射

A. 氯化钙　B. 氟马西尼

C. 去甲肾上腺素　D. 肾上腺素

E. 异丙肾上腺素

24. 喹诺酮类抗菌药的作用机制是

A. 抑制细菌二氢叶酸合成酶

B. 抑制细菌二氢叶酸还原酶

C. 抑制蛋白质的合成

D. 抑制细菌 DNA 回旋酶

E. 改变细胞膜的通透性

25. 磺胺类药物抗菌机制是

A. 抑制细胞壁合成

B. 抑制 DNA 回旋酶

C. 抑制二氢叶酸合成酶

D. 抑制二氢叶酸还原酶

E. 抑制蛋白质合成

26. SMZ 口服用于全身感染时需加服碳酸氢钠的原因是

A. 增强抗菌作用

B. 减少口服时的刺激

C. 减少尿中磺胺结晶析出

D. 减少磺胺类药物代谢

E. 促进磺胺类药物的吸收

27. 肾功能不良的流行性脑脊髓膜炎的治疗可选用

A. 磺胺异噁唑　B. 磺胺嘧啶

C. 磺胺甲噁唑　D. 头孢拉啶

E. 青霉素 G

28. 治疗溃疡性结肠炎宜选用

A. 磺胺异噁唑　B. 磺胺嘧啶

C. 磺胺多辛　D. 柳氮磺吡啶

E. 磺胺醋酰

29. 局部应用无刺激性、穿透力强，适用于治疗眼科疾病的药物是

A. 磺胺嘧啶银　B. 磺胺醋酰

C. 磺胺米隆　D. 柳氮磺吡啶

E. 磺胺甲噁唑

30. 喹诺酮类药物不宜用于 18 岁以下的青少年，原因是该类药

A. 有消化道反应　B. 有神经系统反应

C. 有光敏性　D. 影响软骨发育

E. 引起关节肿胀、疼痛

31. 对厌氧菌感染效果较好的是

A. 青霉素　　B. 庆大霉素

C. 甲硝唑　　D. 四环素

E. 磺胺甲噁唑

32. 异烟肼长期服用易引起

A. 二重感染　　B. 耳聋

C. 周围神经炎　　D. 凝血障碍

E. 胃肠道症状

33. 单用用于预防结核病，联合用于治疗结核病的是

A. 链霉素　　B. 异烟肼

C. 利福平　　D. 乙胺丁醇

E. 对氨基水杨酸

34. 下列药物无抗结核作用的是

A. 阿米卡星　　B. 利福平

C. 复方新诺明　　D. 链霉素

E. 左氧氟沙星

35. 异烟肼和利福平合用时更应注意

A. 过敏反应　　B. 肾脏毒性

C. 周围神经炎　　D. 心脏毒性

E. 肝毒性

36. 对氨基水杨酸的突出优点是

A. 抗结核杆菌作用强　B. 不良反应少

C. 口服吸收好　　D. 不易产生耐药性

E. 抗菌谱广

37. 预防异烟肼导致的周围神经炎可加服

A. 利福平　　B. 维生素 B_{12}

C. 维生素 C　　D. 维生素 B_6

E. 维生素 B_1

38. 对深部真菌感染效果好，不能口服给药的是

A. 特比萘酚　　B. 制霉菌素

C. 咪康唑　　D. 两性霉素 B

E. 克霉唑

39. 口服和注射难吸收，常静脉给药，静脉滴注时常见寒战、高热的抗真菌药物是

A. 特比萘芬　　B. 制霉菌素

C. 克霉唑　　D. 两性霉素 B

E. 酮康唑

40. 下列药物属于逆转录酶抑制剂，可用于治疗艾滋病的是

A. 沙奎那韦　　B. 利巴韦林

C. 齐多夫定　　D. 阿昔洛韦

E. 碘苷

41. 水痘 - 带状疱疹病毒感染可作为首选药物的是

A. 利巴韦林　　B. 阿昔洛韦

C. 碘苷　　D. 金刚烷胺

E. 阿糖胞苷

42. 目前作为艾滋病首选药物的是

A. 干扰素　　B. 利巴韦林　　C. 齐多夫定

D. 阿昔洛韦　　E. 青霉素

43. 除抗病毒外，还可治疗帕金森病的是

A. 金刚烷胺　　B. 阿昔洛韦

C. 左旋咪唑　　D. 利巴韦林

E. 苯海索

44. 关于联合用药正确的是

A. β- 内酰胺类与氨基糖苷类

B. 大环内酯类与林可霉素类

C. 大环内酯类与四环素

D. 大环内酯类与氯霉素

E. 青霉素与头孢菌素类

45. 肝功能不全患者应慎用下列何种药物

A. 青霉素　　B. 阿米卡星

C. 氨苄西林　　D. 头孢氨苄

E. 异烟肼

46. 下列哪种情况有抗菌药联合用药指征

A. 慢性支气管炎急性发作

B. 病原菌尚未查明的严重细菌感染

C. 急性肾盂肾炎

D. 急性细菌性肺炎

E. 淋病奈瑟球菌感染

47. 患者，女，26 岁，因尿频、尿急、尿痛、发热求诊，用青霉素 G 治疗 3 天疗效不佳，可以考虑停用该药而使用

A. 阿奇霉素　　B. 头孢唑林

C. 阿莫西林　　D. 万古霉素

E. 氧氟沙星

48. 妊娠期不宜选用的抗菌药是

A. 青霉素　　B. 头孢唑林

C. 环丙沙星　　D. 克拉霉素
E. 克林霉素

49. 庆大霉素属于
A. 青霉素类　　B. 克林霉素
C. 氨基糖苷类　　D. 头孢菌素类
E. 利福平

50. 下列药物孕妇可使用的是
A. 环丙沙星　　B. 庆大霉素
C. 青霉素　　D. 四环素
E. 利巴韦林

51. 可引起尿酸增高的一组药物是
A. 地塞米松、西咪替丁
B. 乙胺丁醇、氢氯噻嗪
C. 氢氯噻嗪、利福平
D. 乙胺丁醇、利福平
E. 吡嗪酰胺、螺内酯

52. 新生儿感染治疗不宜选用
A. 环丙沙星　　B. 头孢曲松
C. 青霉素　　D. 头孢曲松
E. 红霉素

【B 型题】

（53 ～ 56 题共用选项）
A. 抑制骨髓造血功能
B. 听力损害
C. 静脉炎
D. 牙齿和骨骼发育障碍
E. 灰婴综合征

53. 红霉素静脉滴注最常见的不良反应是
54. 氯霉素最严重的不良反应是
55. 儿童应用四环素容易引起
56. 链霉素最严重的毒性反应是

（57 ～ 59 题共用选项）
A. 青霉素 G　　B. 庆大霉素　　C. 红霉素
D. 链霉素　　E. 万古霉素

57. 脑膜炎奈瑟菌感染可用
58. 支原体肺炎可用
59. 铜绿假单胞菌感染可用

（60 ～ 64 题共用选项）
A. 复方磺胺甲噁唑　　B. 利福平
C. 奥司他韦　　D. 乙胺丁醇
E. 万古霉素

60. 可引起“红人综合征”的是
61. 同服等量碳酸氢钠以减少药物在尿中析出结晶的是
62. 抗病毒药，对防治流感效果较好的是
63. 可使尿液、粪便、眼泪变红的是
64. 容易引起视神经炎的抗结核药物是

（65 ～ 68 题共用选项）
A. 环丙沙星　　B. 青霉素
C. 多西环素　　D. 异烟肼
E. 罗红霉素

65. 光敏性皮炎发生率较高的是
66. 对肝肾功能损害都比较小的是
67. 对布鲁氏菌感染效果好，是布鲁氏菌病一线治疗药物的是
68. 影响骨骼和牙齿发育，8 岁以下儿童禁用的是

（69 ～ 72 题共用选项）
A. 氧氟沙星　　B. 庆大霉素
C. 磺胺嘧啶　　D. 头孢拉啶
E. 克拉维酸

69. 破坏细菌细胞壁的是
70. 影响细菌叶酸代谢的是
71. 影响细菌蛋白质合成的是
72. 影响细菌核酸代谢的是

三、填空题

1. 青霉素最严重的不良反应是 ＿＿＿＿＿＿，氯霉素最严重的不良反应是抑制 ＿＿＿＿＿＿。
2. 一般的急性感染患者，经治疗后体温恢复正常、症状消失 ＿＿＿＿＿＿ 天即可停药。

四、简答题

1. 试比较各代头孢菌素的特点。
2. 试述氨基糖苷类抗生素的共同毒性。
3. 说出抗菌药联合用药的指征。
4. 说出甲硝唑的药理作用和临床应用。
5. 说出青霉素最严重的不良反应，列出防治措施。
6. 磺胺类药物的主要不良反应是什么？如何预防？

（何树华）

第16章 抗寄生虫药

学习目标

1. 素质目标　养成良好的卫生和饮食习惯，减少寄生虫感染；培养学生养成关心、尊重患者的人文素养。

2. 知识目标　掌握抗疟药氯喹、青蒿素、乙胺嘧啶、伯氨喹的临床应用；掌握抗滴虫病药甲硝唑的作用和临床应用及不良反应；熟悉抗丝虫病药、抗血吸虫病的首选药物，了解抗肠线虫药的临床应用。

3. 能力目标　根据寄生虫寄生、传播、生活的特点，会选择合适的药物。

第1节　抗　疟　药

疟疾是由疟原虫引起的传染病，传播媒介是雌性按蚊，其主要临床表现是间歇性寒战和高热交替，并伴有脾大、出血等。寄生于人体的疟原虫共有四种，即间日疟原虫、三日疟原虫、恶性疟原虫和卵形疟原虫，在我国主要是间日疟原虫和恶性疟原虫，其他两种少见。不同种类的疟原虫引起的疟疾分别为间日疟、三日疟、恶性疟及卵圆疟。

一、疟原虫生活史及抗疟药的作用环节

疟原虫生活史可分为有性生殖和无性生殖两个阶段（图16-1）。

（一）有性生殖阶段

有性生殖阶段主要在按蚊体内进行。当按蚊吸食疟疾患者血液时，雌、雄配子体随血液进入蚊体，二者结合成合子，合子进一步发育成熟并产生子孢子，并移行至唾液腺内，成为人的直接传染源。

（二）无性生殖阶段

全部在人体内进行，可分为三期。

1. 原发性红细胞外期　当受感染的雌性按蚊叮咬人时，其唾液内的子孢子进入人体，随即侵入肝细胞进行增殖，形成大量裂殖子，此期没有症状，是疟疾的潜伏期，乙胺嘧啶对此期有作用，可起到病因性预防的作用。

2. 红细胞内期　在肝细胞形成的大量裂殖子使肝细胞破裂而进入血液，侵入红细胞，在红细胞内继续分裂繁殖，最后红细胞被破坏，并释放出大量裂殖子，此时出现疟疾的症状。释放的裂殖子再侵入其他的红细胞，重复增殖过程，引起临床症状反复发作。氯喹、奎宁、青蒿素等药物对此期疟原虫有杀灭作用，能控制疟疾的症状。

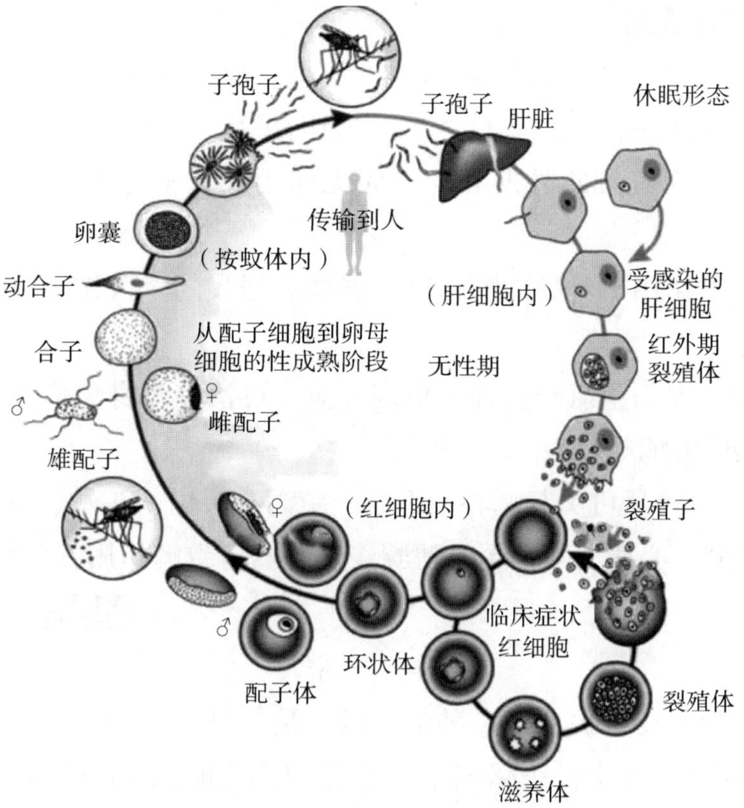

图 16-1　疟原虫生活史

其中部分进入红细胞的裂殖子不再进行增殖，而是发育成雌性配子体和雄性配子体，配子体不引起症状，但若被按蚊吸入胃内可继续发育进入有性生殖阶段，成为疟疾传播的根源。伯氨喹能杀灭配子体，是控制疟疾传播的重要药物；乙胺嘧啶可以抑制蚊体内的有性生殖，也有阻断传播的作用。

3. 继发性红细胞外期　间日疟原虫在肝细胞除一部分很快增殖外，还有一部分需经过一段时间的休眠期（4 ～ 6 个月），才缓慢增殖，这也是疟疾复发的根源。伯氨喹对此期的疟原虫有杀灭作用，可以根治，一般不再复发。

二、常用抗疟药

案例 16-1

徐某，男，30 岁。在南方某疟区工作，近日出现肌肉、关节酸痛，伴阵发性寒战、高热。查体：体温达 40℃，贫血，脾增大。实验室检查：血常规示红细胞总数减少，网织红细胞增多，大单核细胞增多，疟原虫检查血液涂片（+）。

问题：最可能的诊断是什么病？应选用何药治疗？

（一）主要用于控制症状的抗疟药

氯　喹

氯喹是人工合成的 4- 氨基喹啉类衍生物，口服吸收快而完全，抗酸药可干扰吸收。

【药理作用和临床应用】

1. 抗疟作用　主要作用于红细胞内期，能杀灭此期的疟原虫，是控制疟疾症状的常用药物。其特点是作用快、强和持久。一般服药 24 ～ 48h 临床症状消失，48 ～ 72h 血中疟原虫消失。但对红细胞外期和配子体无作用，故不能用作病因预防和阻断疟疾的传播。

2. 抗肠外阿米巴作用　对肠外阿米巴滋养体有强大的杀灭作用，是治疗肠外阿米巴病的常用药物。

3. 抗免疫作用　大剂量氯喹能抑制免疫反应，可治疗自身免疫性疾病，如类风湿性关节炎、系统性红斑狼疮等疾病。

【不良反应】　治疗量可引起恶心、呕吐、腹泻及头痛、头晕、皮疹等。大剂量、长疗程可引起视物模糊、心律失常甚至心搏骤停。此药有致畸作用，孕妇禁用。

考点 氯喹的作用和临床应用

奎　宁

奎宁是从金鸡纳树皮中提取的一种生物碱。是最早应用的抗疟药。抗疟作用与氯喹相似但较弱，且毒性较大，故一般不作首选，主要用于耐氯喹的恶性疟和脑型疟患者。

不良反应主要有金鸡纳反应，表现为恶心、呕吐、耳鸣、头痛、视力和听力下降等，多因用药过量所致，一般停药后可恢复；少数人出现皮疹、哮喘等过敏反应；静脉注射过快可引起心脏抑制、呼吸抑制、血压下降等。

青 蒿 素

青蒿素是我国研制的抗疟药。作用与氯喹相似。青蒿素的作用方式主要是干扰疟原虫的表膜和线粒体的功能。作用机制可能是青蒿素作用于食物泡膜，从而阻断了营养摄取的最早阶段，使疟原虫较快出现氨基酸饥饿，迅速形成自噬泡，并不断排出虫体外，使疟原虫损失大量胞质而死亡。其优点是速效、高效、低毒，且易通过血脑屏障。

青蒿素主要用于耐氯喹的间日疟和恶性疟，特别是脑型疟或伴黄疸的疟疾患者。其缺点是作用时间短，杀灭疟原虫不彻底，故复发率高达 30%，与伯氨喹合用，可降低复发率至 10%。甲氧苄啶可增强其疗效。亦可用以治疗系统性红斑狼疮与盘状红斑狼疮。

不良反应少见，少数人出现轻度的恶心、呕吐、腹泻等，偶有氨基转移酶升高。孕妇慎用。

课程思政：诺贝尔奖获得者屠呦呦

青蒿素目前已被用于几乎所有疟疾肆虐的地区。当青蒿素与其他药物联合使用时，可以使疟疾引起的死亡率大大降低。青蒿素的发现和应用，对疟疾疾病的治疗具有革命性的作用。20 世纪 60 年代，中国科学家屠呦呦从传统中草药里找到了战胜疟疾的新疗法。她通过大量实验锁定了黄花蒿这种植物，但效果并不理想。屠呦呦再次翻阅大量医书，最终成功提取出了黄花蒿中的有效物质，命名为青蒿素。屠呦呦也因此获得了诺贝尔生理学或医学奖。

（二）主要用于控制复发和传播的抗疟药

伯 氨 喹

伯氨喹对继发性红细胞外期疟原虫和配子体有较强的杀灭作用，是控制疟疾复发和传播的首选药物；常和氯喹联合根治间日疟。对红细胞内期无效，不能控制疟疾的症状。

不良反应较多，治疗量可出现头晕、恶心、呕吐、腹痛和发绀等。少数特异质患者可发生急性溶血性贫血和高铁血红蛋白血症，若有溶血或贫血现象应立即停药，并进行相应的治疗，对药物有溶血史者禁用。

考点 伯氨喹的作用特点

（三）主要用于病因性预防的抗疟药

乙胺嘧啶

乙胺嘧啶对原发性红细胞外期的疟原虫有较强的杀灭作用，用于疟疾病因性预防；对红细胞内期未成熟的疟原虫有抑制作用，但对已成熟的疟原虫无效，因此控制疟疾的症状效果差；对配子体无明显作用，但含药的血液被吸入蚊体后，能阻止疟原虫在蚊体内的发育，也能起到阻断传播的作用。

治疗量毒性较小，偶见皮疹。长期大剂量服药，可干扰人体的叶酸代谢，引起巨幼红细胞贫血或白细胞减少，应及时停药或服用甲酰四氢叶酸治疗。此药有甜味，易被儿童误服而中毒，应严加管理。

考点 乙胺嘧啶的作用特点

第 2 节　抗阿米巴病药和抗滴虫病药

阿米巴病是由溶组织阿米巴原虫感染所引起，溶组织阿米巴的生活史中，有包囊、小滋养体和大滋养体三种形态。包囊为传播因子，经口被人吞食后，在肠道分裂成小滋养体，与肠液中的细菌共生。当机体抵抗力低下时，小滋养体侵入肠壁，发育成大滋养体，大滋养体破坏肠壁黏膜，引起阿米巴痢疾，此时称为肠内阿米巴病；大滋养体也可侵入肠黏膜下静脉，进入血液循环，引起阿米巴肝脓肿、肺脓肿或脑脓肿，称为肠外阿米巴病。当机体抵抗力强时，大滋养体可以再度变成小滋养体，小滋养体形成新的包囊，随粪便排出体外，称为排包囊者，是阿米巴的传染源。

肠内、肠外阿米巴病均首选甲硝唑。肠外阿米巴感染时，抗疟疾药氯喹也有效。其他对阿米巴病有效的还有土霉素、巴龙霉素（氨基糖苷类）等。

考点 抗阿米巴药物的分类，各类药物特点

滴虫病主要指阴道滴虫病，甲硝唑是治疗滴虫病的首选药物，可口服或外用。

第 3 节　抗血吸虫病药和抗丝虫病药

一、抗血吸虫病药

吡　喹　酮

吡喹酮是高效、广谱、低毒的抗吸虫和抗绦虫药。且疗程短，口服有效，是治疗血吸虫病的首选药物，也用于其他吸虫如华支睾吸虫、肠吸虫、肺吸虫及绦虫的治疗。

不良反应较少，常见的有恶心、呕吐、头痛、眩晕等，偶见发热、皮疹，少数人有心脏损害，出现异常心电图。

二、抗丝虫病药

乙胺嗪对丝虫的成虫和微丝蚴均有杀灭作用，是目前治疗丝虫病的首选药物，疗效高，毒性低。

考点 抗血吸虫病和抗丝虫病的首选药物

第 4 节　抗肠蠕虫病药

肠道蠕虫包括蛔虫、钩虫、蛲虫、鞭虫、绦虫和肝吸虫等，以蛔虫感染最常见。常用药物的选择见表 16-1。

表 16-1　常用抗肠蠕虫药的合理选用

肠蠕虫病	首选药物	次选药物
蛔虫病	阿苯达唑，甲苯咪唑	哌嗪，左旋咪唑，噻嘧啶
蛲虫病	阿苯达唑，甲苯咪唑	哌嗪，左旋咪唑，噻嘧啶
钩虫病	阿苯达唑，甲苯咪唑	左旋咪唑，噻嘧啶
鞭虫病	甲苯咪唑	阿苯达唑
绦虫病	吡喹酮	氯硝柳胺

考点 抗蛔虫、蛲虫和钩虫病的首选药物

自 测 题

一、选择题

【A 型题】

1. 有关氯喹，正确的叙述是

A. 抗疟作用强、缓慢、持久

B. 对红细胞内期疟原虫有杀灭作用

C. 对红细胞外期疟原虫有效

D. 孕妇可以服用

E. 可杀灭配子体

2. 进入按蚊体内，可阻止孢子体增殖的药物是
   A. 氯喹　B. 磺胺嘧啶
   C. 乙胺嘧啶　D. 青蒿素
   E. 伯氨喹
3. 可以治疗阿米巴肝脓肿，又可以控制疟疾症状的药物是
   A. 甲硝唑　B. 氯喹
   C. 巴龙霉素　D. 乙胺嘧啶
   E. 吡喹酮
4. 关于甲硝唑的叙述，错误的是
   A. 口服易吸收，对急性阿米巴痢疾疗效差
   B. 常用于治疗阴道滴虫
   C. 用于治疗厌氧菌感染
   D. 是阿米巴肝脓肿的首选药
   E. 是治疗贾第鞭毛虫的有效药物
5. 主要用于控制复发和传播的抗疟药是
   A. 氯喹　B. 奎宁
   C. 青蒿素　D. 伯氨喹
   E. 乙胺嘧啶
6. 血吸虫感染首选的药物是
   A. 甲硝唑　B. 噻嘧啶
   C. 甲苯咪唑　D. 乙胺嗪
   E. 吡喹酮
7. 王某，女，30 岁。右下腹痛、腹泻 1 个月，无里急后重，粪便无脓血，涂片检查找到阿米巴包囊体。治疗宜选用
   A. 氯喹　B. 甲硝唑
   C. 呋喃唑酮　D. 红霉素
   E. 青霉素
8. 朱某，男，40 岁。寒战、恶心，发热达 39℃，每隔一天发作一次，诊断为间日疟。应首选何药控制症状
   A. 伯氨喹　B. 奎宁
   C. 氯喹　D. 乙胺嘧啶
   E. 磺胺嘧啶
9. 有抗疟疾、抗免疫和抗肠外阿米巴病作用的药物是
   A. 甲硝唑　B. 氯喹
   C. 青蒿素　D. 伯氨喹
   E. 乙胺嘧啶
10. 治疗正在发病的间日疟患者根治方案为
   A. 奎宁 + 磺胺药
   B. 氯喹 + 伯氨喹
   C. 青蒿素 + 乙胺嘧啶
   D. 伯氨喹 + 乙胺嘧啶
   E. 奎宁 + 乙胺嘧啶
11. 易引起少数人急性溶血性贫血或高铁血红蛋白血症的药物是
   A. 青蒿素　B. 土霉素
   C. 甲硝唑　D. 伯氨喹
   E. 奎宁
12. 用药期间应忌酒的抗阿米巴病药是
   A. 氯喹　B. 土霉素
   C. 甲硝唑　D. 伯氨喹
   E. 巴龙霉素
13. 由我国学者首次研究出来的抗疟药是
   A. 甲苯咪唑　B. 青蒿素
   C. 奎宁　D. 伯氨喹
   E. 氯喹

二、填空题

1. 控制疟疾症状首选 ________；控制良性疟疾复发和传播首选 ________；疟疾病因性预防首选 ________。
2. 甲硝唑对阿米巴滋养体有直接杀灭作用，可用于治疗 ________ 和 ________ 等阿米巴病。
3. 治疗血吸虫病首选药是 ________；治疗滴虫性阴道炎首选药是 ________；治疗丝虫病首选药是 ________；治疗绦虫病首选药是 ________。
4. 氯喹对 ________ 阿米巴病有效，对 ________ 阿米巴病无效。

（蒋蔡滨）

第17章 抗肿瘤药

学习目标

1. 素质目标　让学生了解恶性肿瘤可防、可控，培养学生关爱肿瘤患者，积极帮助肿瘤患者消除恐惧心理，增加患者战胜疾病信心的人文素养。

2. 知识目标　掌握抗肿瘤药的不良反应，抗肿瘤药按肿瘤生长周期分类及各类代表药，掌握环磷酰胺、白消安的临床应用、不良反应。了解抗肿瘤药的作用机制。

3. 能力目标　能够为患者服用抗肿瘤药出现的不良反应做出合理的解释。

第1节　概　　述

恶性肿瘤是一种严重危害人类健康的常见病、多发病。目前治疗恶性肿瘤的三大主要方法包括药物治疗、外科手术和放射治疗。传统细胞毒抗肿瘤药在目前的肿瘤化学治疗中仍起主导作用，但以分子靶向药物为代表的新型抗肿瘤药物治疗手段已取得突破性进展。随着肿瘤分子生物学和精准医学的发展，抗肿瘤药已从传统的细胞毒性作用向针对分子靶点的多环节作用的方向发展。

一、细胞增殖周期

细胞的生长、繁殖、分化、死亡有一定周期性（图17-1）。一般把细胞从上一次分裂完成到下一次分裂结束，称为细胞增殖周期。历经四个时相：DNA合成前期（G_1期）、DNA合成期（S期）、DNA合成后期（G_2期）和有丝分裂期（M期）。根据细胞增殖情况，可把细胞分为增殖细胞群和非增殖细胞群。

（一）增殖细胞群

肿瘤细胞能不断按照指数分裂的方式进行增殖，是肿瘤发生、发展的根源。这部分细胞生长快，代谢活跃，对药物比较敏感，共分为四期。

1. G_1期（DNA合成前期）　主要合成mRNA和蛋白质，为DNA的合成作准备。

2. S期（DNA合成期）　主要合成DNA，并进行DNA复制。

3. G_2期（DNA合成后期）　继续合成RNA和蛋白质，为细胞的有丝分裂做准备。

4. M期（有丝分裂期）　由一个细胞分裂成两个子细胞。

（二）非增殖细胞群

1. G_0期细胞（静止期细胞）　是暂时不进行分裂增殖的细胞。当增殖细胞被药物杀灭后，G_0期细胞可转化为增殖期细胞。G_0期细胞对药物不敏感，是肿瘤复发的根源。

2. 无增殖力细胞　这部分细胞无增殖能力，最后老化、死亡，无治疗学意义。

二、抗肿瘤药的分类与作用

由于国内外长期以来都非常重视抗肿瘤药物的研发应用，抗肿瘤药发展迅速，品种繁多。其主要作用是杀伤肿瘤细胞，抑制其生长繁殖。总体来说可以分为细胞毒类抗肿瘤药和非细胞毒类抗肿瘤药。

（一）细胞毒类抗肿瘤药

此类药即传统的肿瘤化疗药，是具有普遍细胞毒作用的抗肿瘤药。药物通过影响细胞周期的生化过程或调控细胞周期，对不同周期的肿瘤细胞产生细胞毒作用。依据药物对增殖周期不同阶段肿瘤细胞作用的选择性不同，又分为细胞周期特异性和细胞周期非特异性抗肿瘤药两大类（图 17-1）。

细胞周期特异性抗肿瘤药仅对增殖周期某一阶段的肿瘤细胞具有杀伤作用（表 17-1），而细胞周期非特异性抗肿瘤药对增殖周期各阶段的肿瘤细胞均有杀伤作用（表 17-2）。

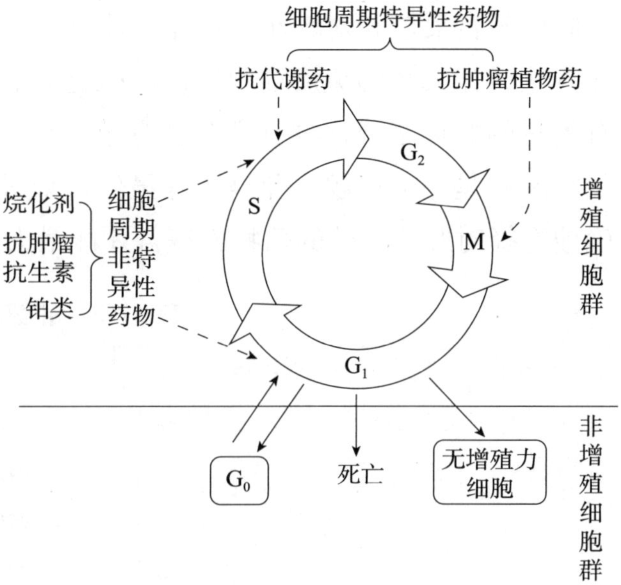

图 17-1　肿瘤细胞增殖周期及化疗药物分类示意图

表 17-1　细胞周期特异性抗肿瘤药

对肿瘤细胞作用的选择性	基本作用	常用药物
作用于 S 期（抗代谢药）	抑制核酸合成	二氢叶酸还原酶抑制药：甲氨蝶呤
		胸苷酸合成酶抑制药：氟尿嘧啶
		嘌呤核苷酸互变抑制药：巯嘌呤
		核苷酸还原酶抑制药：羟基脲
		DNA 多聚酶抑制药：阿糖胞苷
作用于 G_1 期	抑制蛋白质合成与功能	影响氨基酸供应药：L- 门冬酰胺酶
作用于 M 期	抑制蛋白质合成与功能	微管蛋白活性抑制药：长春碱类、紫杉醇类

表 17-2　细胞周期非特异性抗肿瘤药

对肿瘤细胞作用的选择性	基本作用	常用药物
作用于增殖周期各个阶段的肿瘤细胞	破坏 DNA 结构和（或）影响 DNA 功能	烷化剂：氮芥、环磷酰胺、塞替派、白消安等
		抗肿瘤抗生素：丝裂霉素、博来霉素
		铂类化合物：卡铂、顺铂、奥沙利铂
		拓扑异构酶抑制药：喜树碱类、鬼臼毒素衍生物
		干扰转录，阻滞 RNA 合成药：放线菌素 D、多柔比星、柔红霉素
	抑制蛋白质合成	干扰核糖体功能药：三尖杉生物碱类

（二）非细胞毒类抗肿瘤药

非细胞毒类抗肿瘤药与传统化疗药的普遍细胞毒作用不同，主要是针对恶性肿瘤病理生理发生发展的多个环节研发的新型抗肿瘤药。包括调节激素平衡药、分子靶向药和免疫治疗药等（表 17-3）。激素类抗肿瘤药的作用机制通常认为是通过特异性与激素受体结合而发挥作用的；靶向治疗是根据肿瘤细胞的基因突变进行精准打击，基于肿瘤细胞表面的特定传导信号通路，抑制细胞的正常代谢，直接杀伤具有某种基因突变的肿瘤细胞，不良反应相对较小，但是有耐药性；免疫治疗是一种调动机体免疫细胞活性的治疗方法，让失活的免疫细胞再次活跃起来，间接消灭肿瘤细胞。靶向药物和免疫药物没有绝对的好坏之分，没有哪个更有效，只有哪个更适合，靶向疗法物往往起效更快，但是耐药性是一大难题，免疫治疗虽然起效较慢，但是往往能够长久有效，无论如何，正确地选择对肿瘤有效的药物，获益才能最大。

表 17-3　非细胞毒类抗肿瘤药

分类	基本作用	常用药物
调节激素平衡药	维持激素平衡或拮抗激素作用	雌激素类：己烯雌酚
		孕激素类：甲羟孕酮、甲地孕酮等
		雄激素类：甲睾酮、丙酸睾酮
		糖皮质激素类：泼尼松、泼尼松龙
		促黄体生成素释放激素类：亮丙瑞林
		抗雌激素药：氟维司群、他莫昔芬、托瑞米芬、阿那曲唑等
		抗雄激素药：比卡鲁胺、氟他胺
分子靶向药	通过识别肿瘤细胞的表面的一些特异性的蛋白，与特定基因片段结合，使其失去活性，实现有目的的定点杀灭	表皮生长因子受体（EGFR）抑制剂：吉非替尼、尼洛替尼等
		间变性淋巴瘤激酶（ALK）抑制剂：克唑替尼等
		间质 - 上皮转化因子（MET）抑制剂：赛沃替尼等
		曲妥珠单抗、西妥昔单抗、贝伐珠单抗等
免疫治疗药	调动机体免疫细胞活性的治疗方法，让失活的免疫细胞再次活跃起来，间接消灭肿瘤细胞	卡瑞利珠单抗、替雷利珠单抗、恩沃利单抗；来那度胺等

三、抗肿瘤药物的不良反应

抗肿瘤药在杀死肿瘤细胞的同时，也会杀伤增殖期的人体正常细胞，对生长增殖旺盛的组织器官如骨髓、消化道黏膜、淋巴组织等有不同程度的损害。常见的不良反应有以下几种（见图 17-2）。

1. 胃肠道反应　有食欲减退、恶心、呕吐、腹痛、腹泻、消化道出血等。

2. 抑制骨髓造血功能　除了激素类、门冬酰胺酶等药物外，大多数抗肿瘤药有此严重的不良反应，表现为白细胞减少、血小板减少，甚至发生再生障碍性贫血。

3. 脱发　多数抗肿瘤药物都能引起不同程度的脱发，在化疗时给患者戴冰帽或止血带结扎于发际，可减少药物对毛囊的损伤而减轻脱发。

4. 肝毒性　表现为肝大、氨基转移酶升高、黄疸等。

5. 肾与膀胱毒性　可出现血尿、蛋白尿、管型尿、血尿素氮升高等。

6. 心脏毒性　心肌退行性病变和心肌间质水肿，以多柔比星最常见。

7. 免疫抑制　大多数抗肿瘤药可抑制机体的免疫功能，使机体抗病能力下降，容易导致继发感染。

8. 肺毒性　主要表现肺纤维化和间质性肺炎。

9. 神经毒性　引起外周神经病变，多见于长春新碱。

10. 第二原发恶性肿瘤　很多抗肿瘤药物特别是烷化剂具有致突变和致癌性，以及免疫抑制作用，在化疗并获得长期生存的患者中，部分会发生可能与化疗相关的第二原发恶性肿瘤。

11. 不育和致畸　许多抗肿瘤药物可以影响生殖细胞的产生和内分泌功能，产生不育和致畸作用。特别是烷化剂。

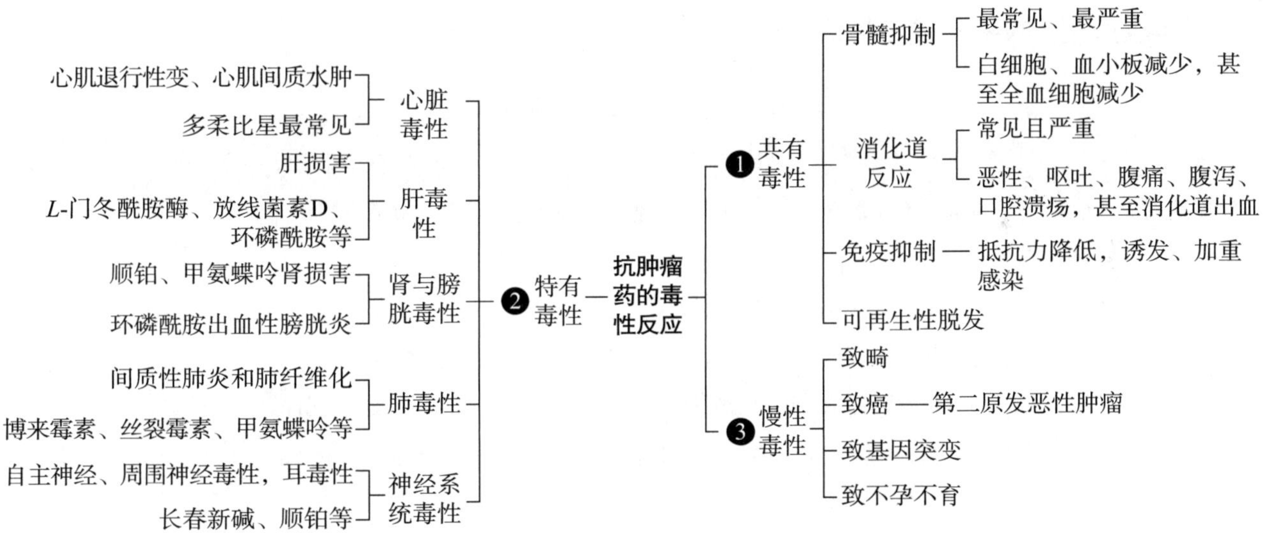

图 17-2　抗肿瘤药的毒性

考点　抗肿瘤药常见的毒性反应

第 2 节　常用的抗肿瘤药物

案例 17-1

患者，女，45 岁，近期于洗澡时触及左侧乳房有一包块，挤捏乳头有液体溢出，入院诊断为乳腺癌。给予塞替派治疗一周后，患者出现白细胞数值下降，予以鲨肝醇片升白细胞治疗。

问题：患者白细胞数值下降最可能是什么原因？用药时应该注意什么？

一、细胞毒类抗肿瘤药

（一）抑制 DNA 合成的药物

本类药物又称抗代谢药，它们的化学结构和核酸代谢的必需物质如叶酸、嘌呤碱、嘧啶碱相似，可通过特异性对抗而干扰核酸，尤其是 DNA 的生物合成，抑制癌细胞的生长繁殖，属于细胞周期特异性药物，主要作用于 S 期。

甲氨蝶呤

甲氨蝶呤属于抗叶酸药。其化学结构与叶酸相似，通过抑制二氢叶酸还原酶，阻断二氢叶酸还原成四氢叶酸，抑制 DNA 的合成。主要用于治疗急性白血病，尤其是对小儿急性淋巴细胞白血病疗效显著。也用于绒毛膜癌、侵蚀性葡萄胎、头颈部鳞状细胞癌、乳腺癌、卵巢癌、肝癌等。

甲氨蝶呤治疗量和中毒量接近，药物不良反应较多。除骨髓抑制，消化道反应以口腔溃疡为毒性反应的首发特征，大剂量会引起肝肾损害、脱发、致癌等。

用药时加强口腔卫生，大剂量用药时要补充亚叶酸钙解救甲氨蝶呤中毒，同时禁食酸性食物，减轻损害症状。

其他抑制 DNA 合成药见表 17-4。

表 17-4　其他抑制 DNA 合成药

药名	主要作用和临床应用	主要不良反应
氟尿嘧啶	抗嘧啶药。用于消化道肿瘤、绒毛膜癌、乳腺癌、卵巢癌、宫颈癌等	胃肠道反应、骨髓抑制、脱发及肝肾损害
阿糖胞苷	抗嘧啶药。用于成人和儿童急性髓系白血病、急性淋巴细胞白血病；慢性髓系白血病	胃肠道反应、骨髓抑制、肝损害、血栓性静脉炎等
巯嘌呤	抗嘌呤药。用于儿童急性白血病，大剂量用于绒毛膜癌	胃肠道反应、骨髓抑制等
羟基脲	为核苷酸还原酶抑制剂。用于慢性粒细胞白血病、黑色素瘤	骨髓抑制，大剂量有胃肠道反应及肝损害

（二）破坏 DNA 结构和功能的药物

1. 烷化剂　化学性质活泼，易造成 DNA 结构和功能的损害。属于细胞周期非特异性药物。

环磷酰胺

【药理作用和临床应用】

（1）抗肿瘤　体外无活性，进入体内后在肝脏转化成磷酰胺氮芥，破坏 DNA 的结构和功能而发挥作用。主要用于淋巴瘤、多发性骨髓瘤、急性淋巴细胞白血病、肺癌、乳腺癌、卵巢癌、神经母细胞瘤等有一定疗效。

（2）抑制免疫　能抑制 T 淋巴细胞及 B 淋巴细胞的功能，用于某些自身免疫性疾病及器官移植排斥反应等。

【不良反应】 常见的有骨髓抑制，如白细胞减少、血小板减少等；消化道反应，如恶心、呕吐、腹痛、腹泻等；出血性膀胱炎，如尿频、尿急、血尿等；脱发；肝、肾损害等。

考点 环磷酰胺的临床应用和不良反应

其他烷化剂类药物见表 17-5。

表 17-5 其他烷化剂类药物

药名	主要作用和临床应用	主要不良反应
塞替派	乳腺癌、卵巢癌、癌性体腔积液的腔内注射，以及膀胱癌的局部灌注等，也可用于胃肠道肿瘤等	骨髓抑制、胃肠道反应
白消安	明显抑制粒细胞生成。联合环磷酰胺，作为慢性髓系白血病同种异体的造血祖细胞移植前的预处理方案	胃肠道反应、骨髓抑制、闭经、睾丸萎缩
卡莫司汀	易透过血脑屏障，主要用于脑瘤、脑转移瘤；对淋巴瘤、多发性骨髓瘤、黑色素瘤有效	骨髓抑制、胃肠道反应、肺纤维化

考点 白消安的主要临床应用

2. 破坏 DNA 的铂类药物（表 17-6）

表 17-6 破坏 DNA 的铂类药物

药名	主要作用和临床应用	主要不良反应
顺铂	抗瘤谱广，多用于实体瘤的治疗。如小细胞肺癌和非小细胞肺癌、胃癌、食管癌、睾丸癌、乳腺癌、卵巢癌、前列腺癌、膀胱癌等	胃肠道反应、骨髓抑制、耳毒性、肾毒性
卡铂	主要用于卵巢癌、小细胞肺癌、非小细胞肺癌、头颈部鳞状细胞癌、食管癌、精原细胞瘤、膀胱癌、间皮瘤等	骨髓抑制

3. 破坏 DNA 的抗生素类药物（表 17-7）

表 17-7 破坏 DNA 的抗生素类药物

药名	主要作用和临床应用	主要不良反应
博来霉素	阻止 DNA 复制，干扰细胞分裂增殖。主要用于鳞状细胞癌。也用于淋巴瘤	发热、脱发；严重者有肺毒性
丝裂霉素	抑制 DNA 复制，使 DNA 链断裂。用于胃癌、肺癌、乳腺癌、慢性髓系白血病等	骨髓抑制、胃肠道反应，偶有心、肝、肾毒性及间质性肺炎

（三）干扰转录过程和阻止 RNA 合成的药物

干扰转录过程和阻止 RNA 合成的药物见表 17-8。

表 17-8 干扰转录过程和阻止 RNA 合成的药物

药名	主要作用和临床应用	主要不良反应
放线菌素 D	抑制 RNA 的合成。用于侵蚀性葡萄胎、绒毛膜癌、淋巴瘤、肾母细胞瘤、横纹肌肉瘤等	胃肠道反应、骨髓抑制、脱发、皮炎、畸胎等

续表

药名	主要作用和临床应用	主要不良反应
柔红霉素	抑制DNA复制和RNA合成。主要用于急性淋巴细胞白血病和急性粒细胞白血病	胃肠道反应、骨髓抑制、心脏毒性
多柔比星	抑制DNA合成和RNA复制。主要用于耐药性肿瘤，如白血病、淋巴瘤、肺癌、肝癌、胃癌、乳腺癌等	胃肠道反应、骨髓抑制、脱发、心脏毒性、皮肤色素沉着

（四）抑制蛋白质合成的药物

此类药物见表17-9。

表17-9 抑制蛋白质合成药

药名	主要作用和临床应用	主要不良反应
长春碱	使纺锤丝微管蛋白变性，抑制细胞有丝分裂。用于急性白血病、淋巴瘤、绒毛膜癌	胃肠道反应、骨髓抑制、脱发、神经毒性及局部刺激
长春新碱	作用同长春碱。用于儿童急性淋巴细胞白血病	同长春碱。神经毒性比较大
紫杉醇	抑制细胞的有丝分裂。用于卵巢癌、乳腺癌、肺癌、食管癌、头颈部癌及淋巴瘤	骨髓抑制、神经毒性、心脏毒性和过敏反应等
三尖杉酯碱	抑制蛋白质合成并使核蛋白分解。用于急性髓系白血病、淋巴瘤等	胃肠道反应、骨髓抑制、脱发、心肌毒性
L-门冬酰胺酶	水解门冬酰胺，抑制细胞生长。用于急性髓系白血病	胃肠道反应、过敏反应

二、非细胞毒类抗肿瘤药

（一）调节激素平衡药

某些肿瘤的发生与体内相应的激素失调有关，如乳腺癌、前列腺癌等。因此可应用激素或其拮抗药来调节激素平衡失调，治疗相应的肿瘤。该类药物应为内分泌治疗药物，所以没有骨髓抑制等毒性反应，但作用广泛，使用不当会对机体产生严重不良影响。具体药物见表17-10。

表17-10 调节激素平衡药

类别	药名	主要作用和临床应用	主要不良反应
糖皮质激素	泼尼松、地塞米松	使淋巴细胞溶解，主要用于淋巴细胞白血病	可抑制免疫，引起肿瘤扩散、继发性感染等
雌激素类药物	己烯雌酚	用于治疗前列腺癌、绝经后乳腺癌	消化道反应等，有时引起肝功能异常
雄激素类药物	二甲基睾酮	晚期乳腺癌、骨转移的治疗	内分泌紊乱、女性男性化、肝损害。前列腺癌患者禁用
抗雌激素药物	他莫替芬	阻断雌激素对乳腺癌的促进作用，用于晚期乳腺癌和卵巢癌	消化道反应、骨髓抑制、肝功能异常等

（二）分子靶向药和免疫治疗药

常用分子靶向治疗药和免疫治疗药临床应用和不良反应见表 17-11。

表 17-11 分子靶向药物

类别	代表药物	作用和临床应用	不良反应
小分子靶向药物	伊马替尼	慢性髓系白血病、恶性胃肠道间质瘤、慢性淋巴细胞白血病	中性粒细胞减少、血小板减少、消化道症状、水肿等
	吉非替尼	对表皮生长因子受体（EGFR）基因具有敏感突变的局部晚期或转移性非小细胞肺癌	腹泻和皮肤反应（包括皮疹、痤疮、皮肤干燥和瘙痒）
	克唑替尼	间变性淋巴瘤激酶（ALK）阳性的局部晚期和转移的非小细胞肺癌	肝功能异常；恶心，呕吐，食欲不振；胃部右侧疼痛；皮肤瘙痒
	利妥昔单抗	复发或化疗耐药的惰性 B 细胞性非霍奇金淋巴瘤	腹痛、背痛、胸痛、颈痛、不适、腹胀、输液部位疼痛；腹痛、心动过速、血压波动
	贝伐珠单抗	转移性直肠癌、晚期转移性复发性或复发性非小细胞肺癌、胶质母细胞瘤、原发性肝癌等	胃肠道穿孔、出血、高血压
免疫治疗药	卡瑞利珠单抗	霍奇金淋巴瘤、晚期肝癌	反应性毛细血管增生症、谷草转氨酶升高、谷丙转氨酶升高、甲状腺功能减退、乏力、贫血、发热和白细胞减少症
	来度那安	与地塞米松合用，治疗此前未经治疗且不适合接受移植的多发性骨髓瘤成年患者	腹泻、贫血、便秘、外周水肿、中性粒细胞减少、疲乏、背痛、恶心、乏力和失眠

第 3 节 肿瘤化疗的辅助用药

抗肿瘤药物疗效低，毒性大，为了增强治疗效果，减少不良反应，常在化疗过程中合用一些其他的辅助药物（表 17-12）。

表 17-12 肿瘤化疗的辅助用药

药名	主要作用和临床应用	不良反应
鲨肝醇	具有促进白细胞增生及抗放射线的作用，还可对抗由于苯中毒和细胞毒类药物引起的造血系统抑制。主要用于各种原因引起的白细胞减少症	口干、肠鸣音亢进
重组人粒细胞刺激因子	主要用于非髓系恶性肿瘤接受化疗的患者，缩短中性粒细胞减少症的持续时间，减少发热性中性粒细胞减少症的发生	肌肉痛、骨痛、胸痛及消化系统症状
美司钠	含巯基的保护剂。与环磷酰胺合用防止出血性膀胱炎	静脉刺激及皮肤黏膜过敏反应
昂丹司琼	竞争性阻断 5-HT 受体用于化疗引起的呕吐	头痛及消化道反应

续表

药名	主要作用和临床应用	不良反应
香菇多糖	激活机体抗病功能，用于肺癌、胃癌、乳腺癌等	皮疹、多汗、胸闷等
氨磷汀	正常细胞保护剂，可减轻化疗药物所产生的肾脏、骨髓、心脏、耳及神经系统的毒性	头晕、恶心、呕吐、乏力等
利可君	增加骨髓造血功能，用于预防、治疗白细胞减少症及血小板减少症	未发现

自 测 题

一、选择题

【A 型题】

1. 多数抗癌药最严重的不良反应是

A. 过敏反应 B. 听力减退
C. 骨髓抑制 D. 脱发
E. 皮肤黏膜反应

2. 对骨髓无抑制作用的药物是

A. 甲氨蝶呤 B. 环磷酰胺
C. 巯嘌呤 D. 氟尿嘧啶
E. 地塞米松

3. 可引起出血性膀胱炎的是

A. 环磷酰胺 B. 长春碱
C. 阿糖胞苷 D. 氟尿嘧啶
E. 塞替派

4. 主要作用于 S 期的药物是

A. 环磷酰胺 B. 塞替派
C. 长春新碱 D. 多柔比星
E. 甲氨蝶呤

5. 主要作用于 M 期的药物是

A. 氟尿嘧啶 B. 环磷酰胺
C. 巯嘌呤 D. 长春新碱
E. 泼尼松

6. 在体外无抗癌活性的药物是

A. 顺铂 B. 环磷酰胺
C. 长春新碱 D. 丝裂霉素
E. 甲氨蝶呤

7. 影响体内激素水平的抗肿瘤药是

A. 白消安 B. 泼尼松
C. 甲氨蝶呤 D. 塞替派
E. 长春新碱

8. 恶性肿瘤化学治疗后容易复发的原因是

A. G_2 期细胞对化疗药不敏感
B. G_1 期细胞对化疗药不敏感
C. G_0 期细胞对化疗药不敏感
D. S 期细胞对化疗药不敏感
E. M 期细胞对化疗药不敏感

9. 在使用抗肿瘤药物过程中，下列哪项指标不属于骨髓抑制的表现

A. 白细胞数降低 B. 血小板数降低
C. 红细胞数降低 D. 低血钙
E. 全血细胞减少

10. 分子靶向药治疗恶性肿瘤面临最大的问题是

A. 胃肠道反应 B. 骨髓抑制
C. 脱发 D. 抑制免疫功能
E. 耐药性

二、简答题

简述抗肿瘤药物的不良反应。

（魏 睿）

第 18 章 药理学基本实践技能训练

药剂专业主要面向药品生产企业、医药企业及医疗单位，药剂专业学生主要从事药品生产、经营（采购、储存、物流、销售）、使用及用药咨询服务等。本章以药剂专业学生的职业岗位需求为导向，使学生初步具备运用药学知识的能力；通过验证性实验，巩固和加强学生对理论知识的理解，使学生初步掌握药理实验的基本方法和技能，培养学生科学严谨的工作态度及分析问题和解决问题的能力。

第 1 节　药理学实践技能基础知识与应用

技能训练一　认读药品说明书

药品说明书包含药品安全性、有效性的重要科学数据、结论和信息，用以指导安全、合理使用药品。除药品说明书外，药品的外包装和内包装上也有相对简单的内标签和外标签。药品说明书包括的信息很多，医药人员指导患者用药要以药品说明书为标准，因此，医药工作者要能读懂药品说明书上的重要信息，并养成看药品说明书的习惯。

【目的】　会认读药品说明书；通过阅读药品说明书了解药物的必要信息。

【物品】　处方药和非处方药的药品说明书各一份。按学生人数复印相应份数，实验前分发给学生。

【步骤】　学生阅读药品说明书 20min，然后完成下列问题。

1. 药品说明书的内容主要包括哪些？
2. 处方药和非处方药药品说明书有哪些不同？
3. 药品说明书上的药品名称有哪几种？处方要求写哪种药品名称？
4. 药品的规格量分别是多少？
5. 如果生产日期为 2025 年 3 月，这两种药品分别能用到什么时间？
6. 从药品不良反应项分析，哪些不良反应是副作用、毒性反应和过敏反应。
7. 在用法用量项，有小儿给药量吗？如果有，一个体重 20kg 的儿童每次给药量是多少？如果没有，该儿童一次给药量怎么计算？
8. 如果家庭备存这两种药品，你作为销售员，应告诉患者哪些基本信息？
9. 这两种药品说明书上有批号吗？批号和生产日期有什么区别？

【附】 药品说明书的基本信息

1. 药品名称　说明书中药品名称应包括通用名称、英文名、汉语拼音、化学名称。通用名称系指国家批准的法定中文名称。如该药品属《中国药典》收载的品种，其通用名称、汉语拼音名称及英文名称须与药典一致。医疗处方规定使用药品通用名称。

2. 规格　指每一单位制剂（每支、每片等）中所含主药的重量或含量或装量。一般不得小于单次最小用量，也不得大于单次最大用量。

3. 贮藏　指对药品储存与保管的基本要求。

《中国药典》凡例中对常用的 9 个贮藏条件作了解释：避光（避免日光直射）、遮光（使用不透明容器包装）、密闭（防止尘土和异物进入）、密封（防止风化、吸潮、挥发或异物进入）、熔封或严封（防止空气和水分侵入并防止污染）、阴凉处（不超过 20℃）、凉暗处（避光并不超过 20℃）、冷处（2 ～ 10℃）、常温（10 ～ 30℃）。

4. 适应证　指药物适合运用的范围、标准，也就是可以用于与之对应的病症。中药说明书常用“功能与主治”表示。相当于药理学中的临床应用、用途。

5. 用法用量　“用法”是指根据该药的剂型与特性，注明口服、肌内注射、皮下注射、静脉用药、外用或饭前、饭后服及每日用药次数、用量等。“用量”以片、丸、支或克、毫克、微克、毫升等计量单位表述。一般指体重正常成人的用药剂量。包括每次用药剂量及每日最大剂量。有的说明书有小儿给药量。

6. 不良反应　系指本药已知的不良反应，以及不良反应的严重程度及处理方法。

7. 禁忌　系指列出慎用、忌用、禁用该药的人群或病症情况。

（1）慎用　是提醒服药的人服用本药时要小心谨慎。即用药后，要仔细观察有无不良反应的发生，如出现不良反应就必须立即停止服用。但慎用不等于不能使用，一般来说，若遇到必须使用慎用药品的情况，应在医生的指导下应用。

（2）忌用　就是指避免使用或最好不用。如有些患者在服用某些药物后可能引起明显的不良反应。如磺胺类药物对肾脏有损害作用，肾功能不良者忌用；异烟肼对肝细胞有损伤作用，肝功能不良者忌用。但当病情需要不得不使用某些忌用药物时，应当寻找药理作用类似但不良反应较小的其他药品代替。若非用不可时，则须同时应用能对抗或减弱其副作用的药品，将不安全因素减到最低限度。而家庭用药时，凡忌用药品最好不用。

（3）禁用　就是绝对禁止使用，是对用药的最严厉警告。如对青霉素过敏者，就要禁止使用青霉素类药物。

有的药品说明书列出的禁忌就是单指禁止使用的意思。把慎用事项单独说明。

8. 药品批准文号　药品生产企业在取得药品批准文号后，方可生产该药品。药品批准文号的格式为：国药准字 +1 位字母 +8 位数字（后四位为序列号）。药品批准文号字母包括 H、Z、S、B、T、F、J。各字母分别代表药品不同类别：H 代表化学药品；Z 代表中成药；S 代表生物制品；B 代表保健药品；T 代表体外化学诊断试剂；F 代表药用辅料；J 代表进口分包装药品。从国外进口的药品都必须有“进口药品注册证”，药品上也会有进口药品注册证号，格式为 H（Z、S）+4 位年号 +4 位顺序号；而从香港、台湾地区、澳门进口的药品必须有“医药产品注册证”，其药品上也会有医药产品注册证号，格式为 H（Z、S）C+4 位年号 +4 位顺序号，其中字母 C 表示国产，以区别“进口药品注册证”。药品批准文号举例见表 18-1。

保健食品不是药品。国家对保健品也规定了批准文号格式。国食健注 G（J）+4 位年代号 +4 位顺序号，G 代表国产，J 代表进口。特殊医学用途配方食品批准文号格式为国食注字 TY+4 位年号 +4 位顺序号。婴幼儿配方食品批准文号格式为国食注字 YP+4 位年代号 +4 位顺序号。

表 18-1　药品批准文号举例

批准文号	说明
国药准字 B20021030	国产保健药品
国药准字 Z45021646	国产中成药
国药准字 H50020504	国产化学药品
国药准字 J20171021	进口分包装药品
国药准字 S20010022	国产生物制剂
进口药品注册证号 S20030056	进口生物制剂
进口药品注册证号 H20130409	进口化学药品
医药产品注册证号 ZC20110005	港澳台进口中成药

9. 药品的有效期、失效期　指在一定储存条件下能够保持药品质量的期限。有效期应当按照年、月、日的顺序标注，年份用四位数字表示，月、日用两位数表示。其具体标注格式为“有效期至 ×××× 年 ×× 月”或者“有效期至 ×××× 年 ×× 月 ×× 日”；也可以用数字和其他符号表示为“有效期至 ××××.××.”或者“有效期至 ××××/××/××”等。如某药物标明有效期为 2019 年 12 月，即表示该药可使用到 2019 年 12 月 31 日。也有标注“有效期 × 年”，通过生产日期推算出生产日期及有效期。

而“失效期”，即标注药品失效的时间，如某药物标明失效期为 2019 年 12 月，即表示该药可使用到 2019 年 11 月 30 日。

10. 批号　在工业生产中，虽然原料和工艺相同，但是每一批投料生产出来的产品，在质量和性能上还是有差异的。为了事后追踪这批产品的责任，避免混杂不清，所以每一批产品都有相应的批号。它是用于识别“批”的一组数字或字母加数字。用之可以追溯和审查该批药品的生产历史。批号组成形式是：年 + 月 + 流水号。如批号 980113，其中 9801 表示生产时间为 1998 年 1 月，13 是流水号，表示该批为 1998 年 1 月第 13 批生产。批号和生产日期不同：

（1）强制标准不同　批号可以结合企业内部产品特性以及工艺等参数需求自行编写，

包装上不强制标准批号。生产日期是强制性的。

（2）唯一性不同　生产日期没有唯一性，同日生产的物品拥有同一生产日期。生产批号是企业内部追溯，需要满足其“唯一性”“可追溯性”。

（3）生产批号是同一批商品的编号，生产日期是生产商品的日期和时间。

技能训练二　药物质量的简易外观鉴别

所谓外观，具有两层含义，其一是指药品包装所涉及的外观，包括包装箱、包装盒、药瓶、标签、说明书等项。其二是指药品本身的外观性状。

【目的】　通过药品外观初步确定药品质量。

【物品】　过期和未过期的片剂每组各 2 瓶；胶囊剂、水针剂、粉针剂、糖浆剂每组各 2 瓶。

【步骤】　根据下面药品质量的外观观察主要项目，学生观察外标签和药物外观性状 30min，然后完成下列问题。

1. 哪个药品是过期药品，怎么确定的?

2. 过期的片剂和未过期的片剂从外观上看有区别吗?

3. 从你的观察结果看，哪些药不能使用了，为什么?

4. 水针剂的外观观察主要观察项目是什么?

5. 两个胶囊粘连在一起了，说明储存过程中出现了什么问题?

【附】　药品质量的外观观察主要项目

1. 包装外观　内外包装是否完整，有无破损，标签粘贴是否牢固，是否符合规定。查验标签和说明书所标注的内容是否符合国家有关规定。品名、产品批准文号、批号、有效期、规格等是否标明或者更改，是否超过有效期，内容是否一致。标签、说明书文字印刷应清晰易辨，不得模糊重叠。标识应当清楚醒目，不得有印字脱落现象，不得以粘贴、剪切、涂改等方式进行修改或者补充。

2. 药物外观性状

（1）片剂类药品质量识别法　通常片剂外观检查应包括药片是否完整光洁，大小薄厚是否一致，硬度是否适当，颜色是否符合标签和使用说明书“性状”要求。具体查看方法如下。

1）异物斑点　有时片剂的表面有异物斑点出现，这种情况有的是混进了杂质斑点，有的是产生了霉斑。杂质斑点一般是由于原辅料中混进杂质或者是制药设备上的润滑剂和设备摩擦后脱落的金属屑造成的。霉斑则是因原辅料本身的质量或因包装不严密受湿热等不良影响而产生的发霉变质，特别是一些富含营养成分的药物更易产生霉斑。

2）花斑、褪色　片剂的片面尤其是糖衣片的片面常常因颜色不均匀而产生花斑或褪色的现象，此种片剂也称花片。

3）裂片　指片剂发生开裂或部分脱落现象。

4）松片　指药片的硬度不够，轻轻用指一捏即可破碎。

5）飞边或缺边　指药片的边缘不整齐或者薄厚不均匀。

6）变色　片剂贮存保管不当，即可产生变色现象，从而降低药效甚至变质失效。

7）粘连熔化　某些容易吸湿的片剂，因吸潮后再受热而引起了药片与药片的粘连或药片的熔化。

凡是经过外观检查发现药片有受潮变色、变形、发霉长斑或松片、裂片、花片的现象时，应禁止使用。

糖衣片稍有褪色时尚可考虑继续使用，若已全部褪色或糖衣面发黑，出现严重花斑、发霉、糖衣层裂开、粘连等情况，不应再用。

（2）胶囊类药品质量识别法　硬胶囊同片剂。软胶囊，大小应均匀一致，整洁而光亮。胶囊壳和内装物应符合产品说明书上产品“性状”的要求。

1）变形、破裂　硬胶囊由于包装不严或贮存环境过于干燥而容易使胶囊壳发脆破裂漏粉，软胶囊由于制造时封合不严而产生漏油。检验时可将软胶囊置于白纸上，不应有明显的油迹。

2）吸潮、粘连、结块　胶囊因受潮吸湿、受热产生粘连变形，有的还会发霉、生虫并产生异味。

凡是出现上述胶囊破裂、变形、漏粉、漏油，以及胶囊外观或内容物不符合产品“性状”要求的，应立即停止使用。

（3）注射剂类药品质量识别法　注射剂类药品分为水针剂和粉针剂。标签标识字迹应清晰，标签内容应完整、齐全。

水针剂要检查每支外观颜色是否一致，溶液是否澄清，有无浑浊异物；大输液瓶除上述检测外，还应倒置检测，观察瓶口有无漏液、漏气。

粉针剂、冻干剂色泽应均匀一致，不得有粘瓶、结块、吸潮、溶化等现象。如出现药粉结块、粘靠瓶壁或变色等现象之一时，说明已变质。

（4）糖浆剂、合剂、酊剂等液体制剂的质量识别　对糖浆剂、合剂、酊剂等液体制剂的外观检查，主要内容一般为检查澄明度、色泽、浑浊、沉淀、异物杂质、结晶析出、异臭、酸败、发酵、长霉、渗漏等方面。糖浆剂应该是澄清、无浑浊沉淀、无杂质、无结晶析出的浓蔗糖水溶液，同时瓶口应密封，不得渗漏及生霉。

其他液体制剂的外观色泽要求一致，药液应澄清，不得产生浑浊和沉淀，肉眼观察应无异物杂质混入；乳剂和混悬剂除外观不是澄明液体外，其他要求与芳香水剂基本一致，但乳剂不得产生分层现象，混悬剂颗粒应细微均匀，下沉缓慢，出现沉淀轻摇即散，不得结块。

如果在辨别过程中发现的问题是多数现象或整个批次现象，可通过以下四个途径解决：①通知本单位质量管理部门；②登录国家药品监督管理局官网查询核对有关信息；③查询联系生产商或供货商单位质检部门；④申请当地药品监督管理部门对该产品进行检查处理。与此同时，该批产品就地封存，不得销售或使用。

技能训练三　处方基本知识

【目的】　通过认读处方，了解处方的意义、颜色、内容和书写方法。

【物品】　不同颜色并已经书写完的医院处方，每组一套（包括电子处方）。

【步骤】　认真观察处方的颜色、处方的内容、处方的书写方法。30min 后，回答下列问题。

1. 你看到的处方有几种颜色，根据处方内容判定不同颜色处方用途有何不同？

2. 说出处方的内容？

3. 说出你看到的处方开的是什么药物？怎么使用？通过处方还能了解哪些信息？

4. 通过分析几个处方，总结一下处方书写的方法。

5. 作为药师，审核处方的主要内容应该包括哪些？

【附】

1. 处方的概念及意义　处方是指由注册的执业医师和执业助理医师（以下简称医师）在诊疗活动中为患者开具的、由取得药学专业技术职务任职资格的药学专业技术人员（以下简称药师）审核、调配、核对，并作为患者用药凭证的医疗文书。处方包括医疗机构病区用药医嘱单。

处方是重要的医疗文件，是诊疗工作的重要组成部分，有以下三方面意义。

（1）处方具有技术上的意义　开具或调配处方者都必须由经过医学院校专业学习，并经资格认定的医药卫生技术人员担任。医师根据患者病情需要，在安全、有效、经济的原则下开具处方。药师应对处方进行审核，并及时准确地调配和发药。

（2）处方具有法律意义　因开具处方或调配处方所造成的医疗差错或事故，医师和药师分别负有相应的法律责任。医师具有处方权，药师具有审核、调配权，当出现医疗事故或纠纷时，处方可作为法律凭证。故一般处方应保存 1 年，精神药品和毒性药品处方保存 2 年，麻醉药品处方保存 3 年，到期登记造册后经院长或医疗机构法人批准后销毁。

（3）处方具有经济上的意义　处方是统计调剂工作量、药品消耗数量及经济金额等的原始数据。也是患者报销的真实凭证。

2. 处方内容及颜色

（1）处方内容

1）前记：包括医疗机构名称、费别、患者姓名、性别、年龄、门诊或住院病历号，科别或病区和床位号、临床诊断、开具日期等。可添列特殊要求的项目。

麻醉药品和第一类精神药品处方还应当包括患者身份证明编号，代办人姓名、身份证明编号。

2）正文：以 Rp 或 R（拉丁文 Recipe“请取”的缩写）标示，分列药品名称、剂型、规格、数量、用法用量。

3）后记：医师签名或者加盖专用签章，药品金额以及审核、调配、核对、发药药师签名或者加盖专用签章。

（2）处方颜色

1）普通处方的印刷用纸为白色。

2）急诊处方印刷用纸为淡黄色，右上角标注“急诊”。

3）儿科处方印刷用纸为淡绿色，右上角标注“儿科”。

4）麻醉药品和第一类精神药品处方印刷用纸为淡红色，右上角标注“麻、精一”。

5）第二类精神药品处方印刷用纸为白色，右上角标注“精二”。

3. 处方示例（图 18-1）

×××医院处方笺

前记：

姓名:×××	年龄:25	性别:男	科别:感染科
门诊号:	住院号:20141128G110		日期:2014年11月28日
初步诊断:肺结核			

正文：

Rp.

1. 硫酸链霉素粉针剂			1.0g×4支
用法	0.5g	肌内注射	2次/日
2. 注射用水			5.0ml
用法			稀释上药用
3. 异烟肼片			0.1g×30片
用法	0.1g	口服	3次/日
4. 复方咳必清糖浆			100.0ml
用法	10.0ml	口服	3次/日

后记：医师签名:×××　　药师签名:×××

图 18-1　处方示例

4. 处方规则

（1）患者一般情况填写清晰、完整，并与病历记载相一致。其中，患者年龄应当填写实足年龄，新生儿、婴幼儿写日龄、月龄，必要时要注明体重。除特殊情况外，应当注明临床诊断。

（2）每张处方限于一名患者的用药；当日有效。特殊情况下需延长有效期的，由开具处方的医师注明有效期限，但有效期最长不得超过 3 天，急诊处方当日有效。

（3）字迹清楚，不得涂改；如需修改，应当在修改处签名并注明修改日期。

（4）药品名称应当使用规范的中文名称书写，没有中文名称的可以使用规范的英文名称书写；医疗机构或者医师、药师不得自行编制药品缩写名称或者使用代号；书写药品名称、剂量、规格、用法、用量要准确规范，药品用法可用规范的中文、英文、拉丁文或者缩写体书写，但不得使用“遵医嘱”“自用”等含糊不清字句。

（5）化学药和中成药可以分别开具处方，也可以开具一张处方，中药饮片应当单独开具处方。

（6）开具西药、中成药处方，每一种药品应当另起一行，每张处方不得超过 5 种药品。

（7）中药饮片处方的书写，一般应当按照“君、臣、佐、使”的顺序排列；调剂、煎煮的特殊要求注明在药品右上方，并加括号，如布包、先煎、后下等；对饮片的产地、炮制有特殊要求的，应当在药品名称之前写明。

（8）药品剂量与数量用阿拉伯数字书写，药品剂量至少保留一位小数。

（9）应当使用法定剂量单位：重量以克（g）、毫克（mg）、微克（μg）、纳克（ng）为单位；容量以升（L）、毫升（ml）为单位；中药饮片以克（g）为单位；另外还可用国际单位（IU）和单位（U）。

片剂、丸剂、胶囊剂、颗粒剂分别以片、丸、粒、袋为单位；溶液剂以支、瓶为单位；软膏及乳膏剂以支、盒为单位；注射剂以支、瓶为单位，应当注明含量；中药饮片以剂为单位。

（10）药品用法用量应当按照药品说明书规定的常规用法用量使用。处方中用药剂量一般不应超过药典规定的极量，特殊情况需要超剂量使用时，应当在所用剂量旁加“！”并注明原因，再次签名。

（11）处方中药物总量通常以“三日为宜，七日为限”；慢性病或特殊情况下可适当延长。特殊药品的限量是：毒性药品每次处方剂量不得超过 2 日极量；门（急）诊患者开具的麻醉药品和第一类精神药品注射剂，每张处方为 1 次常用量；控缓释制剂，不得超过 7 日常用量；其他剂型（片剂、酊剂、糖浆剂等）不得超过 3 日常用量。门（急）诊患者癌痛、慢性中重度非癌痛患者：3 日常用量（注射剂）、7 日常用量（其他剂型）、15 日常用量（缓、控释制剂）。

住院患者开具的麻醉药品和第一类精神药品应当逐日开具，每张处方为 1 日常用量。

（12）开具处方后的空白处画一斜线以示处方完毕。

（13）处方医师的签名式样和专用签章应当与院内药学部门留样备查的式样相一致，不得任意改动，否则应当重新登记留样备案。

（14）医师利用计算机开具、传递普通处方时，应当同时打印出纸质处方，其格式与手写处方一致；打印的纸质处方经签名或者加盖签章后有效。药师核发药品时，应当核对打印的纸质处方，无误后发给药品，并将打印的纸质处方与计算机传递处方同时收存备查。

5. 处方常用拉丁文缩写（表 18-2、表 18-3）

表 18-2　处方制剂使用方法常用缩写词

缩写词	中文	缩写词	中文
b.i.d.	一日 2 次	ad.	加至
t.i.d.	一日 3 次	p.r.n.	必要时（可重复）
q.i.d.	一日 4 次	SOS，s.o.s.	需要时（用一次）
q.d.	一日 1 次	St.，stat.	立即
q.2d.	两日 1 次	cito!	急速地
q.h.	每小时 1 次	lent.	缓慢地
q6h.	每 6h 1 次	Co.	复方的
PO，p.o.	口服	Sig. 或 S.	用法
SC，s.c.	皮下注射	A.S.T.	皮试后
IM，i.m.	肌内注射	IU	国际单位
IV，i.v.	静脉注射	U	单位
Ivgtt，iv.gtt	静脉滴注	P.r.	灌肠
a.c.	饭前	q.m.	每晨
p.c.	饭后	qs.	适量
h.s.s.	睡觉时	us.int	内服
q.n.	每晚	us.ext	外用
pr.dos	顿服，一次量	mf	混合
aa.	各	–	–

表 18-3　处方常用制剂缩写词

缩写词	中文	缩写词	中文
tab.	片剂	films.	膜剂
cap.	胶囊剂	aero.	气雾剂
inj.	注射剂	susp.	混悬剂
sol. 或 liq.	溶液剂	snpp.	栓剂
ung. 或 oint.	软膏剂	lot.	洗剂
mist. 或 m	合剂	eard.	滴耳剂
tinct.	酊剂	eyed.	滴眼剂
syr.	糖浆剂	nasald.	滴鼻剂
gran.	颗粒剂	subl.	舌下剂
pill.	滴丸剂	amp.	安瓿
aq.Dest	蒸馏水	–	–

6. 处方法

（1）单量法　是按单个剂量开写处方的方法。在开写处方时首先写出药物名称和剂型，后面的剂量表达方式是：规格量或一次量 × 规格总数或总次数。另起一行以“S.”或“Sig.”开头写出用法，包括每次用量、给药时间、次数、给药途径或部位等。适用于片剂、丸剂、注射剂、胶囊剂、栓剂等。例如：

Rp.

盐酸左氧氟沙星片　　0.1g×12 片

S.　　0.2g　　b.i.d.

（2）总量法　是按总剂量开写处方的方法。在开写时，首先写出药物名称和剂型，后面标出总剂量，再如单量法另起一行写出用法。适用于开写合剂、糖浆剂、溶液剂等。例如：

Rp.

胃酶合剂　　100.0ml

S.　　10.0ml　　t.i.d.

（3）混合注射处方　两种或者两种以上药物混合静脉滴注或静脉注射、肌内注射等，药物名称后的量是一次给药量（可以写成规格量乘以用药支数或者瓶数）。在用法项，不用再列出一次给药量。

5% 葡萄糖注射液　　500ml
10% 氯化钾注射液　　10ml　　/ ×6
维生素 B_6 注射液　　0.05g×2

用法：静脉滴注　一日一次（一次 / 日）

7. 处方审核　药师应当对处方进行审核，其结果可分为合理处方和不合理处方。不合理处方包括不规范处方、用药不适宜处方及超常处方。

不规范处方是指违反处方规则的处方。

超常处方包括无适应证用药；无正当理由开具高价药；无正当理由超说明书用药；无正当理由为同一患者同时开具 2 种以上药理作用机制相同的药物。

用药适宜性审核内容包括：

（1）规定必须做皮试的药品，处方医师是否注明过敏试验及结果的判定；

（2）处方用药与临床诊断的相符性；

（3）剂量、用法的正确性；

（4）选用剂型与给药途径的合理性；

（5）是否有重复给药现象；

（6）是否有潜在临床意义的药物相互作用和配伍禁忌；

（7）其他用药不适宜情况。

药师经处方审核后，认为存在用药不适宜时，应当告知处方医师，请其确认或者重新开具处方。

药师发现严重不合理用药或者用药错误，应当拒绝调剂，及时告知处方医师，并应当记录，按照有关规定报告。

药师调剂处方时必须做到“四查十对”：查处方，对科别、姓名、年龄；查药品，对药名、剂型、规格、数量；查配伍禁忌，对药品性状、用法用量；查用药合理性，对临床诊断。

药师在完成处方调剂后，应当在处方上签名或者加盖专用签章。

药师对于不合理处方或者不能判定其合法性的处方，不得调剂。

技能训练四　用药指导及处方分析示例

李刚是某卫生学校药剂专业学生，他圆满地完成了理论学习，进入了毕业实习阶段。阅读李刚同学的实习日记，完成每篇日记后的问题。

实习日记一

2023 年 9 月 4 日，星期一，天气：晴　温度：31℃

今天是毕业实习的第一天，根据实习计划，我和另外几位同学被安排在药店实习。店长（兼驻店执业药师）亲自担任我们的实习指导老师。店长介绍完有关情况后，我们开始了工作。

我接待的第一位顾客是一位老年患者，男，68 岁，主诉：打喷嚏、流涕、咳嗽、少痰、发热（当场测试体温为 38.5℃），初步诊断为上呼吸道感染。患者一般情况尚可，既往有高血压、糖尿病病史。患者来药店欲购感冒药、止咳药、抗生素类药等。于是，我为患者推荐了如下药物：氨酚伪麻美芬片（处方为：对乙酰氨基酚、伪麻黄碱、右美沙芬、马来酸氯苯那敏）、枇杷止咳糖浆、阿莫西林胶囊。

问题：请问李刚同学推荐的药是否适宜？若否，应如何修改，为什么？应告知患者哪些注意事项？

要点提示

（1）氨酚伪麻美芬片中所含对乙酰氨基酚可缓解发热、头痛、肌肉酸痛；伪麻黄碱可收缩鼻腔黏膜毛细血管，缓解鼻塞；右美沙芬系止咳药；马来酸氯苯那敏可缓解流涕、打喷嚏。但伪麻黄碱可能会导致糖尿病患者血糖波动，高血压患者血压升高。

（2）糖尿病患者不宜选用含糖制剂。

（3）感冒初期多为病毒感染，可选用抗病毒药，选用抗生素需有指征。

（4）注意阿莫西林胶囊为处方药应该凭医师处方购药。应有皮试结果。

实习日记二

2023 年 9 月 5 日，星期二，天气：晴　温度：31℃

天气炎热，我开始了第二天的实习。

晚上下班前，店长把我们几个实习生召集到一起，让我们讨论一个病例。

一位老年患者，男，76 岁，患有前列腺增生 20 年，间断服用前列康片；另患有冠心病 23 年，长期服用消心痛片（硝酸异山梨酯片）。三天前患感冒，医院医生给其开了感康片（复方氨酚烷胺片），第二天患者感到效果不理想，自行购买了新康泰克（复方盐酸伪麻黄碱缓释胶囊），与感康片同时服用，当日晚，患者出现排尿困难，紧急送往医院急诊导尿。店长让我们分析患者产生排尿困难的可能原因？并让我们思考，这样的患者如果来我们这里买药，我们应该怎么给患者做用药指导？

我们展开了热烈的讨论。有的说是对乙酰氨基酚引起了肾衰竭；有的说是伪麻黄碱引起肾动脉血管痉挛性收缩，造成肾血流量减少引起尿潴留；有的说是马来酸氯苯那敏的抗胆碱作用引起的。最后店长说你们分析的对错我就不说了，你们回去看看书。但是，有一个问题我得说，你们谁也没有说怎么给患者做用药指导，而作为药店的销售人员，能否给患者做正确的用药指导是药店服务质量、店员业务水平的重要体现。你们为什么没有说第二个问题呢，因为你们还没有清楚到底指导患者什么，说明你们的专业知识还有欠缺。因此，一个好的店员只有热情是不够的，必须要有专业知识支撑你的热情。

问题：他们讨论的结论哪个是正确的？这样的患者到药店购药应该给予什么样的指导？

要点提示

1. 感康片处方：对乙酰氨基酚，盐酸金刚烷胺，人工牛黄，咖啡因，马来酸氯苯那敏。

2. 新康泰克处方：对乙酰氨基酚，氢溴酸右美沙芬，盐酸伪麻黄碱，马来酸氯苯那敏。不能同时服用含有相同成分的其他感冒药，加重肾脏的负荷。两药都含有氯苯那敏，过量服用抗胆碱作用较强的苯海拉明、氯苯那敏等可出现排尿困难、尿痛等症状。

实习日记三

2023 年 9 月 8 日，星期五，天气：阴　温度：30℃，闷热

经过一段时间的实习，我已经渐渐进入了角色。今天我接待了一位患者，男，31 岁，主诉腹痛、腹泻、低热，发病前和朋友一起吃大排档，有疑似不洁饮食。就近去了一家医院就诊，初步诊断为急性胃肠炎。医生开了如下处方：

Rp.

1. 乳酶生片　　0.3×18

Sig.　　0.6　　t.i.d.

2. 盐酸小檗碱片　　0.1×27

Sig.　　0.3　　t.i.d.

3. 蒙脱石散剂　　10 袋

Sig.　　1 袋　　t.i.d.

同时，建议多喝糖盐水。

我接过处方，了解了有关病情后，建议医师修改处方……

问题：请问，该处方用药合理否？李刚的做法正确吗？处方应如何修改？患者还应注意哪些问题？

要点提示

乳酶生是活性乳酸杆菌制剂，不宜和抗菌药盐酸小檗碱合用。本病例年轻力壮，症状不重，可单独使用盐酸小檗碱或左氧氟沙星或蒙脱石散。

实习日记四

2023 年 10 月 8 日，星期日，天气：阴　温度：27℃

今天是全国高血压日。每年的 10 月 8 日为“全国高血压日”。

我们药店同步进行宣传活动，前来咨询的顾客很多，其中有关心血管疾病的问题很多。例如，一位男性老年患者，71 岁，患原发性高血压 18 年，长期服用复方罗布麻片，血压控制良好。5 年前又发现患有 2 型糖尿病，于是加服格列齐特片。近期血压开始经常波动，范围一般在 150 ～ 160/90 ～ 95mmHg。现咨询所用药物是否需要调整，血压应控制在什么范围？

分析：患者系高血压合并糖尿病，为避免肾和心血管损害，一般要求血压应降至 130/80mmHg 以下或是患者能够耐受的尽可能较低的水平。鉴于该患者为老年人、高血压合并糖尿病，血压降至 140/90mmHg 后，如能耐受，还可进一步降低。药物治疗宜选用 ACEI 或 ARB。因此，我建议将患者目前使用的复方罗布麻片改为赖诺普利（ACEI 类），降糖药不变。并提示注意事项。

问题：李刚的处理是否恰当？高血压的治疗原则有哪些？非药物治疗的内容有哪些？

要点提示

高血压治疗的主要原则是早期治疗、非药物治疗和长期治疗。该患者有高血压病史 18 年，并一直用药物维持血压，近期血压升高应该用药物干预。

实习日记五

2023 年 10 月 9 日，星期一，天气：阴　温度：25℃

今天药店开门不久，我接待了一位患者，女，55 岁，患高血压（用药前 168/115mmHg）。上周到某医院就医，医生开了美托洛尔片，用法为 50mg b.i.d.。3 天后降压效果不明显，医生又给她加服维拉帕米片，用法为 40mg t.i.d.，服用 2 日后患者出现胸闷、心悸、头晕、面色苍白、不能站立、呼吸急促。因医院患者太多，于是前来药店咨询。查体：心率 47 次 / 分，血压 85/55mmHg。

我了解完病情后心里没有把握，于是向老师求助。老师这样分析：美托洛尔为 β_1 受体阻滞剂，可引起心动过缓、房室传导阻滞等；维拉帕米可抑制窦房结和房室结，也可致心动过缓和房室传导阻滞。二药合用，虽然降压效果增强，但易出现心动过缓、房室传导阻滞等不良反应，故二药不能合用。

问题：该患者用药应如何调整？

实习日记六

2023 年 11 月 14 日　星期二

今天是世界糖尿病日，由国际糖尿病联合会和世界卫生组织于 1991 年发起。2006 年联合国通过决议，从 2007 年起，将“世界糖尿病日”正式更名为“联合国糖尿病日”。今年“联合国糖尿病日”宣传的主题是“人人享有糖尿病健康管理——了解风险，了解应对”。我店同样进行了纪念宣传活动，大批的患者来店咨询和购药。

男性患者，42 岁，肥胖，上周单位体检发现血糖略高于正常并有高血脂，经复查确诊为 2 型糖尿病，他咨询应该购买什么药，如何使用？

根据糖尿病治疗原则，我建议他暂时不用药，而先进行 3 个月的非药物治疗，如控制饮食、减轻体重、加强运动，同时，监测血糖。若 3 个月后不能达标，再考虑口服降糖药。届时，可到医院检查就诊。

问题：李刚的建议正确吗？若 3 个月后不能达标，宜选用的口服降糖药是什么？有何注意事项？

实习日记七

2023 年 11 月 30 日　星期四

近 3 个月的药店实习已经结束，我们进行了实习轮转，来到了医院药房。新的环境、新的岗位、新的工作都需要适应。这几天，我的主要工作是协助老师审核处方。这是一个具有挑战性的工作，但我有信心！

以下处方是我在工作中记录下的处方，我把它们记在了实习笔记中。大家分析下这些处方是否合理规范。

（1）患者，男，45 岁。发热，咳嗽 3 天。初步诊断：急性呼吸道感染。

Rp.

青霉素钠注射剂　400.0 万 U

硫酸庆大霉素注射剂　24.0 万 U　/ ×6

5% 葡萄糖注射液　500.0ml

Sig.　iv.gtt.　b.i.d.

要点提示

青霉素和庆大霉素联合使用可产生协同作用，但是两者混合后静脉滴注会使彼此药效均降低，可分开间隔使用。处方中也应标示皮试后使用。青霉素钠在 pH 为 6 ～ 6.8 的水溶液中较稳定，偏离这一 pH 后，可使注射用青霉素钠的分解加速。5% ～ 10% 葡萄糖注射液、5% 葡萄糖氯化钠注射液 pH 为 3.2 ～ 5.5，氯化钠注射液 pH 为 4.7 ～ 7.0。因此，注射用青霉素钠在氯化钠注射液中较稳定，有利于抗菌效能的发挥，而在葡萄糖注射液或 5% 葡萄糖氯化钠注射液中易被催化分解，使抗菌效能降低。其他青霉素类抗生素（氨苄西林、哌拉西林等）也是如此。建议静脉滴注青霉素类抗生素的溶媒一般不宜选择葡萄糖注射液，应选择氯化钠注射液。严重心、肾功能不全、肝硬化腹水患者静脉滴注青霉素类抗生素的溶媒可选择 5% 葡萄糖注射液。

（2）患者，女，42 岁。头晕，头痛 2 周就诊。既往有哮喘病史。查体：血压 160/95mmHg。诊断：原发性高血压。

Rp.

酒石酸美托洛尔缓释片　100.0mg×30

Sig.　100.0mg　b.i.d.

要点提示

β 受体阻滞剂美托洛尔是治疗高血压的一线药物，美托洛尔对 β_1 受体选择性较强，基本不能加重和诱发支气管哮喘，在该药品说明书上支气管哮喘也非禁忌。但是抗高血压一线药物很多，患者也没有明显的心率增快，因此最好选用钙通道阻滞剂、ACEI 等。

（3）患者，男，51 岁。充血性心力衰竭，医生开写了下列处方。

Rp.

地高辛片　　0.25mg×10

用法 .　　0.25mg　q.d　p.o.

泼尼松片　　5mg×30

用法 .　　5mg　q.i.d.　p.o.

氢氯噻嗪片　　25mg×30

用法 .　　25mg　q.i.d.　p.o.

要点提示

泼尼松和氢氯噻嗪都能引起低血钾，容易使地高辛因细胞内低钾而引起中毒。

（4）患者，女，34 岁。近期出现黑大便，并有贫血，曾有溃疡病史，诊断：消化性溃疡伴贫血。

Rp.

硫酸亚铁片　　0.3×21

Sig.　0.3　　t.i.d.　p.c.

维生素 C 片　　0.1×21

Sig.　0.1　　t.i.d.

奥美拉唑肠溶片　　20mg×14

Sig.　20mg　　b.i.d.

要点提示

硫酸亚铁、多糖铁复合物等需要在酸性环境的条件下才会被人体正常吸收，奥美拉唑属于抑酸药，会减少胃酸分泌，这样就会影响人体对铁剂的吸收，减弱效果。如果本次贫血是由于胃溃疡引起的胃慢性失血所致，可把奥美拉唑改为枸橼酸铋钾。硫酸亚铁和维生素 C 合用疗效增强。

（5）患者，男，68 岁，诊断：冠心病，高血脂病、慢性支气管炎、脑供血不足。

Rp.

螺内酯片　　20mg×14

用法：20mg　一日两次

地高辛片　　0.125mg×7

用法：0.125mg　一日一次

要点提示

螺内酯用于高血压合并心功能不全，此处无相应的诊断；地高辛用于心功能不全、心律失常，此处也无相应诊断。

（6）患者，女，68岁。诊断：慢性支气管炎5年，因感冒加重4天，咳嗽，胸闷，痰多，喘息，夜晚入睡困难。查体：体温37.5℃，白细胞11×10^9/L，听诊双肺闻及哮鸣音。诊断：慢性支气管炎急性发作

Rp.

阿莫西林胶囊　　0.25×20

Sig.　0.5　　t.i.d.

氨茶碱片　　0.2×10

Sig.　0.2　　t.i.d.　p.c.

枸橼酸喷托维林片　　25mg×24

Sig.　25mg　　q.i.d.

要点提示

慢性支气管炎急性发作的治疗应遵循止咳化痰、解痉平喘、控制感染的原则。痰多不应单纯使用镇咳药，以免造成痰不易咳出。如痰多患者必须使用镇咳药应合用祛痰药。

（7）患者，男，21岁。诊断：急性腹痛（原因待查）

Rp.

阿托品片　　0.3mg×6

Sig.　0.3mg　　t.i.d.

要点提示

急性腹痛可能是生理原因、急性阑尾炎、急性胃肠炎等原因引起。建议及时查明原因后用药。

（8）患者，女，55岁，急性肠炎。医生处方：诺氟沙星胶囊0.1g×18，0.2g，t.i.d.，p.o.；蒙脱石散3.0g×9，3.0g，一日三次，冲服；乳酸菌素片0.4g×18，0.8g，一日三次，口服。

要点提示

蒙脱石散能使诺氟沙星作用减弱（吸附覆盖了致病菌）；诺氟沙星使乳酸菌素片作用减弱；诺氟沙星和乳酸菌素片均可被蒙脱石散吸附，作用降低。

技能训练五　实验动物的捉拿和给药方法

（一）家兔的捉拿和给药方法

1. 捉拿法　用右手抓住家兔颈背部皮肤将兔提起，另一手托住家兔臀部，使家兔呈蹲坐姿势（图18-2）。

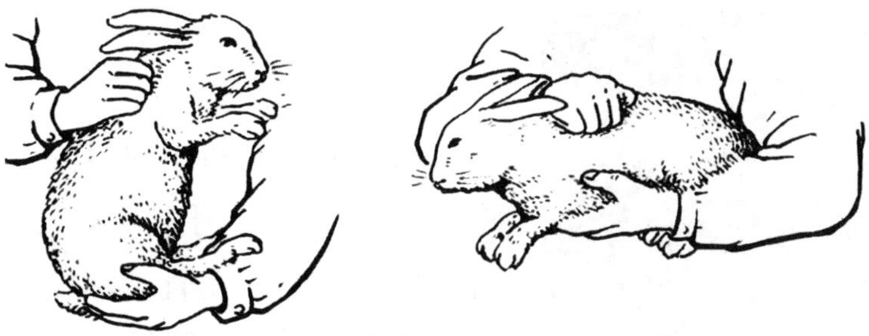

图 18-2　家兔的捉拿

2. 给药法

（1）灌胃　需要两人合作，助手就座，将家兔的身体夹于两腿间，左手紧握家兔双耳固定头部，右手抓住两前肢固定身体。术者用兔开口器将兔口张开，并将兔舌压在开口器下边，开口器横放在家兔上下颌之间。取涂抹液体石蜡的导尿管，从开口器中孔插入，沿上颚后壁缓缓送入食管，插入深度 15 ～ 18cm。此时先将导尿管外口端放入清水杯中，无气泡逸出且家兔无挣扎、无呼吸困难，说明导尿管没有进入气管，然后，可按实验要求给药。给药完成后应再注入清水 10ml，以便将管内药物完全送入胃内。最后将导尿管轻轻抽出。灌胃药量一般不超过 20ml/kg（图 18-3）。

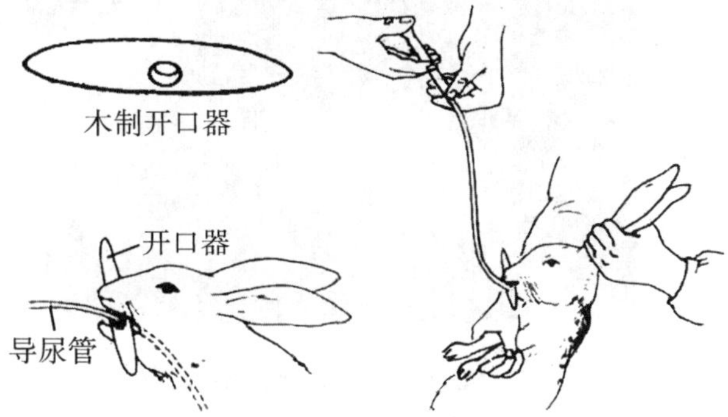

图 18-3　家兔的灌胃法

（2）耳缘静脉注射　将家兔置于兔固定器内固定或由一人将兔固定于胸臂之间，剪（拔）去兔耳外缘的毛，并用酒精棉球擦拭该部位皮肤，使兔耳外缘血管扩张，再用左手食指和中指夹住耳根部血管，用拇指和环指固定耳缘远端，环指作垫，右手持注射器穿刺静脉，当针头进入血管约 0.5cm，即以拇指和中指将针头固定，轻推注射器活塞，如无阻力，并见血管变白，表示针头在血管内，可继续给药；如有阻力或见局部皮肤发白、隆起，表示针头未刺入血管，应将针头退出重新穿刺。注射完毕，压住针眼，拔出针头，继续压迫片刻，防止出血。注射药量一般为 0.2 ～ 2ml/kg。穿刺点应从远心端开始，注射失败或需再次注射时可将穿刺点逐渐移向近心端（图 18-4）。

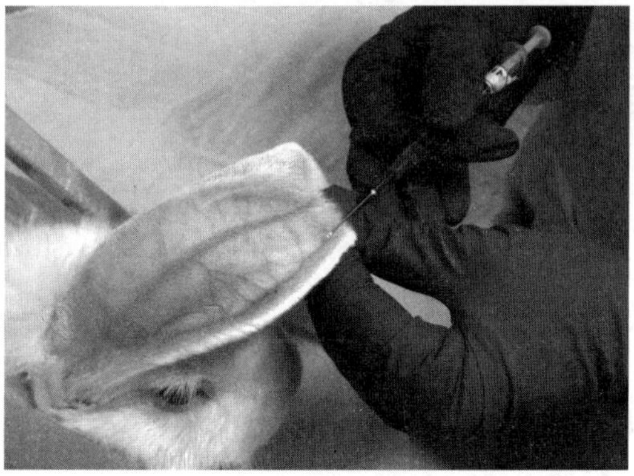

图 18-4　家兔的耳缘静脉注射

（二）小白鼠的捉拿和给药方法

1. 捉拿法　用右手抓住小白鼠的尾巴置于粗糙面板上，向后轻拉鼠尾，迅速用左手拇指和食指捏住其耳后部皮肤，翻转鼠体，使腹部朝上，然后以环指及小指压住鼠尾，

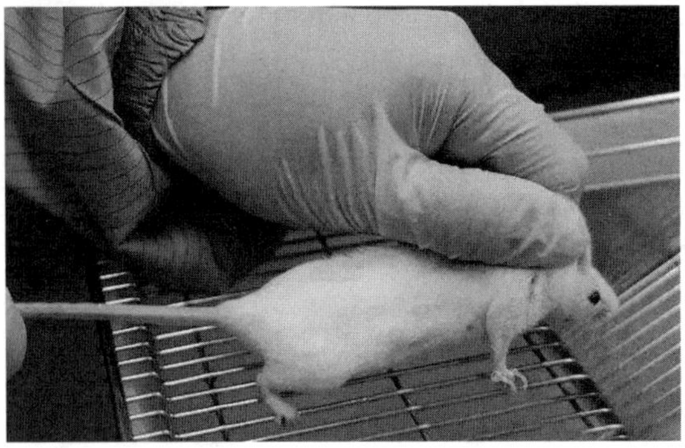

图 18-5 小白鼠的捉拿

固定小鼠（图 18-5）。

2. 给药方法

（1）灌胃 将小白鼠固定后，使口部向上，将其颈部拉直，右手持小白鼠灌胃器自口角插入，沿上颚轻轻进入食管，深度 2 ～ 3cm，如动物安静，呼吸无异常即可缓慢注入药物（图 18-6）。灌胃药量 0.1 ～ 0.25ml/10g。

（2）腹腔注射 将小白鼠固定后，右手持注射器自腹部正中偏右下位置向头部方向以 30° ～ 45° 角度刺入腹腔（图 18-7）。注射量 0.1 ～ 0.2ml/10g。

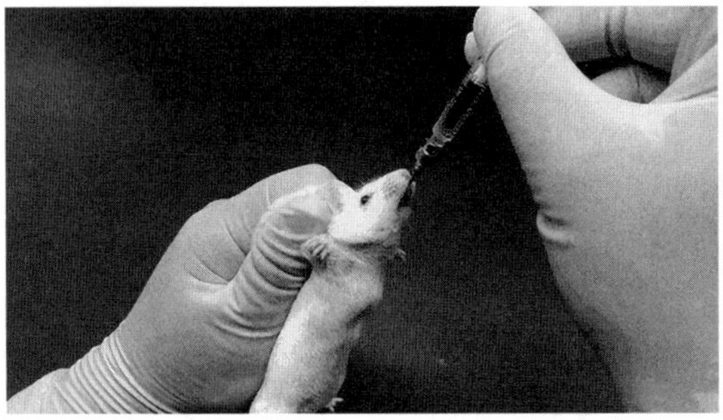

图 18-6 小白鼠的灌胃

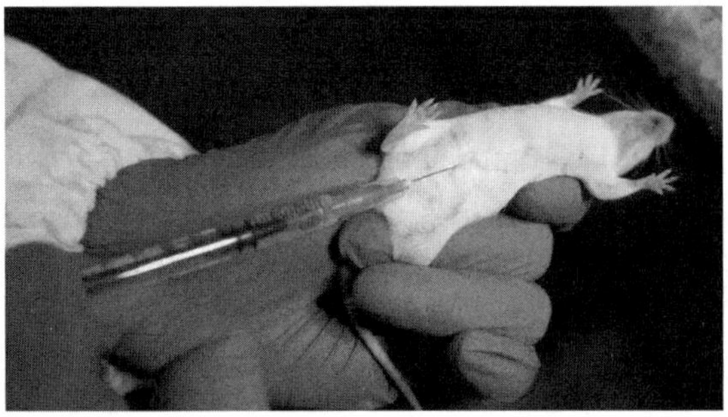

图 18-7 小白鼠的腹腔注射

（3）皮下注射 助手把鼠头与鼠尾向两端牵拉并固定。术者左手提起背部皮肤，右手持注射器刺入皮下，当针头能左右摆动时即可注射。拔针时左手捏住针刺点，防止药液外溢。一次给药量为 0.1 ～ 0.2ml/10g。

（4）肌内注射 由两人合作，一人固定小白鼠，另一人持注射器，将针头刺入后肢外侧肌肉内注入药液，注射量为每腿不超过 0.1ml。

第 2 节 实验指导

实验一 药物调配实验

一、75% 乙醇溶液的配制

【目的】 掌握浓溶液稀释的计算方法和配制方法，联系临床进行实际操作。

【材料】 100ml 量筒、滴管、玻璃棒、95% 乙醇、蒸馏水。

【方法步骤】

根据公式：$C_1V_1=C_2V_2$，求得配制 75% 乙醇溶液 100ml 所需 95% 乙醇体积为 79ml。

取 100ml 量筒一个，倒入所需要的 95% 乙醇 79ml，然后加入适量的蒸馏水至 100ml，搅拌后即得。

二、5% 碳酸氢钠溶液的配制（配制 3000ml）

【目的】 掌握碳酸氢钠溶质的称量方法和配制方法，联系临床进行实际操作。

【材料】 容量瓶、托盘天平、烧杯、药匙、玻璃棒、蒸馏水、碳酸氢钠粉（药用）。

【方法步骤】

1. 计算 碳酸氢钠的质量 $m=\omega \times V=5\% \times 3000=150g$

2. 配制步骤

（1）在托盘天平上，用烧杯称量药用碳酸氢钠粉 150g。

（2）用蒸馏水溶解样品，再稀释至 3000ml。

（3）转移到 3000ml 的容量瓶中，贴好标签备用。

【讨论与思考】

1. 使用托盘天平称量物品应注意什么？想想用天平称量碳酸氢钠 150g 还有什么方法？

2. 如果把配制好的 5% 碳酸氢钠配成 1.4% 的等渗碳酸氢钠 100ml，应该如何配制？

实验二 药物的配伍禁忌

【目的】 通过该实验充分认识选择溶媒的重要性，并联系临床实际，了解配伍禁忌的临床意义。

【材料】 乳糖酸红霉素粉针 3 瓶（每瓶 0.3g）、0.9% 氯化钠注射液、5% 葡萄糖注射液、注射用水 2 支、5ml 注射器 3 支。

【方法步骤】 将乳糖酸红霉素粉针编为甲、乙、丙号，然后甲瓶加入 0.9% 氯化钠注射液，乙瓶加入 5% 葡萄糖注射液，丙瓶加入注射用水，均为 6ml。振摇 3 ～ 5min 后，观察是否溶解。

【结果】

瓶号	溶剂	结果
甲	0.9% 氯化钠注射液	
乙	5% 葡萄糖注射液	
丙	注射用水	

【讨论与思考】 为什么不能直接用生理盐水和 5% 或 10% 的葡萄糖溶解乳糖酸红霉素？什么叫配伍禁忌？查注射剂临床配伍应用检索表，分别说出红霉素、氨茶碱、葡萄糖酸钙、维生素 C、甘露醇的配伍禁忌。

实验三　药物剂量对药物作用的影响

【目的】

1. 观察不同药物剂量对药物作用的影响。

2. 掌握小白鼠的捉拿和腹腔注射法。

【材料】 2% 水合氯醛溶液、染料、小白鼠 3 只、托盘天平、1ml 注射器、2ml 注射器、针头、钟罩（或大烧杯）3 个。

【方法步骤】

1. 取小白鼠 3 只，编号，称重并作好标记，观察其正常活动。

2. 分别腹腔注射 2% 水合氯醛，A 鼠 0.05ml/10g，B 鼠 0.15ml/10g，C 鼠 0.5ml/10g。

3. 给药后分别放入钟罩，观察比较 3 只小白鼠活动情况，镇静、催眠作用及有无死亡。

【结果】

鼠号	体重（g）	药物用量	用药后反应情况
A			
B			
C			

【讨论与思考】

1. 3 只小白鼠反应有何不同？根据实验结果所给药物剂量分别应属什么剂量？

2. 药物的无效量、治疗量、极量、致死量、安全范围有何临床意义？

实验四　不同给药途径对药物作用的影响

【目的】

1. 观察给药途径不同对药物作用的影响。

2. 掌握家兔的捉拿及耳缘静脉注射法、肌内注射法。

【材料】 5% 异戊巴比妥钠溶液、磅秤、染料、5ml 注射器、兔固定器、酒精棉球、家兔 2 只。

【方法步骤】

1. 取家兔 2 只，称重并编号，观察其正常活动、翻正反射及呼吸情况。

2. 给药：两兔分别给予 5% 异戊巴比妥钠溶液 1ml/kg，A 兔采用耳缘静脉注射；B 兔采用肌内注射。

3. 记录给药时间，观察两兔活动、翻正反射消失的时间和呼吸变化程度有何不同。

【结果】

编号	给药途径	体重	药物剂量	翻正反射消失时间	呼吸抑制程度
A	静脉注射				
B	肌内注射				

【讨论与思考】　临床上在治疗不同疾病时为何常采用不同的给药途径？

实验五　传出神经系统药物对家兔瞳孔的影响

【目的】　观察阿托品和毛果芸香碱对家兔瞳孔的影响。

【材料】　1% 毛果芸香碱溶液、1% 硫酸阿托品溶液、剪刀、量瞳尺（或直尺）、家兔。

【方法步骤】

1. 取家兔 1 只，剪去睫毛后，测量并记录两眼正常瞳孔直径。

2. 然后将下眼睑拉成杯状并压住鼻泪管（防止药液流入鼻泪管及鼻腔）。左、右两眼分别滴入 1% 硫酸阿托品溶液、1% 毛果芸香碱溶液各 3 滴，约 1min 后放开下眼睑任药液自溢。

3. 15min 后再次测量瞳孔直径并记录。

4. 完成上述实验步骤后，右眼（用毛果芸香碱溶液后，瞳孔已缩小）再次滴入 1% 硫酸阿托品溶液 3 滴，观察并比较用药前后有何不同。

注意：每次测量瞳孔时，条件应保持一致，如光照强度及光源角度等。另外，测量瞳孔时不能刺激角膜，否则会影响瞳孔大小。

【结果】

兔眼	正常瞳孔直径（mm）	药物和剂量	用药后瞳孔直径（mm）
左眼			
右眼			
右眼			（再次用药后）

【讨论与思考】　说出阿托品、毛果芸香碱的药理作用。临床应用阿托品过量中毒可选用哪些药物对抗？

实验六　地西泮的抗惊厥作用

【目的】　观察地西泮的抗惊厥作用。

【材料】　25% 尼可刹米溶液、0.5% 地西泮溶液、生理盐水、磅秤、5ml 注射器、家兔。

【方法步骤】

1. 取家兔 2 只，称重并编号，观察其正常活动。

2. 两兔均由耳缘静脉注射 25% 尼可刹米溶液 0.5ml/kg。

3. 待家兔出现惊厥（躁动、角弓反张等）后，甲兔立即由耳缘静脉注射 0.5% 地西泮溶液 5mg/kg，乙兔由耳缘静脉注射等容量生理盐水。

4. 观察两兔惊厥有何不同。

【结果】

兔号	体重（kg）	药物和剂量（ml）	结果
甲		25% 尼可刹米 +0.5% 地西泮	
乙		25% 尼可刹米 + 生理盐水	

【讨论与思考】 尼可刹米选择性兴奋延髓呼吸中枢，也可作用于颈动脉体和主动脉体化学感受器反射性地兴奋呼吸中枢，并提高呼吸中枢对二氧化碳的敏感性，使呼吸加深加快，对血管运动中枢有微弱兴奋作用，剂量过大可引起惊厥。阿托品、局部麻醉药等也可引起惊厥，多数药物性惊厥都可使用地西泮对抗。地西泮除了具有抗惊厥作用，还有什么作用？抗惊厥药物还有哪些？

实验七 氯丙嗪对体温调节的影响

【目的】

1. 观察氯丙嗪对体温调节的影响并掌握其降温作用的影响。

2. 练习家兔的体温测量及耳缘静脉注射技术。

【材料】 家兔 2 只、2.5% 盐酸氯丙嗪注射液、染料、婴儿秤、液体石蜡或凡士林、兔固定箱、肛温计、5ml 注射器、冰袋。

【方法步骤】

1. 取家兔 2 只，称重并编号，观察正常活动及精神状况后，将其分别放入兔固定箱内，待安静后将其臀部抬高，将末端涂有液体石蜡或凡士林的肛温计插入兔肛门内约 4cm，3min 后取出、记录。

2. 1 号兔按 0.3ml/kg 剂量耳缘静脉注射 2.5% 盐酸氯丙嗪，并在腹股沟处放置冰袋。

3. 2 号兔操作同步骤 2，但是不用冰袋降温。

4. 分别在 20min、40min、60min 各测量家兔体温一次，并做好记录。

【结果】

兔号	体重（kg）	给药前体温	氯丙嗪用量	给药前体温（℃）	给药后体温（℃）		
					20min	40min	60min
1							
2							

【注意事项】

1. 测体温时，不宜使家兔过度骚动；测量时间和深度要一致，每只家兔固定一支肛温计。

2. 最好选择体重近似的家兔。

【讨论与思考】　氯丙嗪和阿司匹林对体温的影响有何不同？什么是“冬眠合剂”？“人工冬眠”的临床意义有哪些？

实验八　药物依赖性的观察和防治

【目的】　了解常见毒品的种类、来源与形状，熟悉药物依赖性的形成，毒瘾发作时的表现、危害及戒毒治疗。

【材料】　影音播放设备，影视教材（影视光盘或下载影视资料）。

【观看指导】

1. 常见毒品的种类、来源与形状。医疗用麻醉药品的品种、制剂。
2. 患者（实验动物）戒断症状（毒瘾发作）的表现，成瘾性的产生机制，戒毒治疗。
3. 毒品对国家、社会、家庭、个人的严重危害。
4. 国家对麻醉药品的管理办法，我国有关反毒、禁毒的政策和法律法规。
5. 我国打击毒品走私、吸毒、贩毒行动。

【讨论与思考】

1. 什么叫麻醉药品？我国对麻醉药品的管理有哪些法律法规？
2. 什么是成瘾性？影片中展示的戒断症状有哪些表现？
3. 我国特殊管理的药品还有哪几类？

实验九　根据药品名称和说明书对药品进行分类

【目的】　会认读药品说明书，了解药品的分类一般方法。

【材料】　不同种类的药品（带包装或只用包装盒代替），多少根据学生分组情况决定；带有标签的药筐（标签为处方药、非处方药、呼吸系统药、消化系统药、心血管系统药、抗菌药物、抗病毒药、片剂、注射剂、过期药品等）。

【方法步骤】

1. 根据是否为处方药和非处方药把药物捡入药筐。
2. 根据药物的作用将药物捡入药筐。
3. 根据药物的效期将药物捡入药筐。
4. 根据药物剂型将药物捡入药筐。

【讨论与思考】

1. 根据安全方便的原则，药房可以根据药物的什么特点摆放药品？
2. 不同有效期的同一药品应如何摆放？
3. 比较处方药和非处方药的说明书有何区别。
4. 对实验药品进一步复习总结，熟悉药物的作用、用途和不良反应。

（姚勇志）

参考文献

国家老年医学中心，中华医学会老年医学分会，中国老年保健协会糖尿病专业委员会，2024. 中国老年糖尿病诊疗指南（2024 版）. 中华糖尿病杂志，2024，16（2）：147-189

国家药典委员会，2020. 中华人民共和国药典（2020 年版）. 北京：中国医药科技出版社

李刚，范蕾，2024. 药理学实验指导 . 北京：科学出版社

刘世明，2023. 内科学 . 2 版 . 北京：科学出版社

卢晓阳，马葵芬，2023. 药师处方审核要点 . 北京：人民卫生出版社

罗健东，闵清，2018. 临床药理学（案例版）. 2 版 . 北京：科学出版社

肖永红，2023. 抗菌药物临床应用管理：理论与实践 . 北京：人民卫生出版社

谢恬，魏敏杰，2024. 临床药理学 . 北京：科学出版社

杨宝峰，陈建国，2024. 药理学 . 10 版 . 北京：人民卫生出版社

中国高血压防治指南修订委员会，高血压联盟（中国），中国医疗保健国际交流促进会高血压病学分会，等，2024. 中国高血压防治指南（2024 年修订版）. 中华高血压杂志（中英文），32（7）：603-700

中国抗癫痫协会 . 2023. 临床诊疗指南：癫痫分册（2023 修订版）. 北京：人民卫生出版社

中国血脂管理指南修订联合专家委员会，2023. 中国血脂管理指南（2023 年）. 中国循环杂志，38（3）（总第 297 期）：237-271

中华医学会骨质疏松和骨矿盐疾病分会，2023. 原发性骨质疏松症诊疗指南（2022）. 中国全科医学，26（14）：1671-1691

中华医学会神经病学分会帕金森病及运动障碍学组等，2020. 中国帕金森病治疗指南（第四版）. 中华神经内科杂志，2020，53（12）：973-986

中华医学会糖尿病学分会，2021. 中国 2 型糖尿病防治指南（2020 年版）. 中华糖尿病杂志，13（4）：315-409

中华医学会心血管病学分会，中国生物医学工程学会心律分会，2023. 抗心律失常药物临床应用中国专家共识 . 中华心血管病杂志，51（3）：256-269

自测题选择题参考答案

第 1 章　药理学总论

1. A　2. C　3. A　4. A　5. C　6. E　7. E　8. A　9. D　10. D　11. D　12. C　13. C　14. C　15. A　16. B　17. A　18. E　19. C　20. D　21. D　22. D　23. B　24. B　25. C　26. A　27. D　28. C　29. B　30. E

第 2 章　传出神经系统药物

1. E　2. E　3. B　4. D　5. A　6. B　7. C　8. C　9. D　10. C　11. B　12. A　13. C　14. E　15. D　16. C　17. C　18. C　19. B　20. E　21. A　22. C　23. D　24. C　25. D　26. C　27. A　28. E　29. D　30. B　31. E　32. C　33. A　34. D

第 3 章　麻醉药

1. A　2. C　3. A　4. D　5. A　6. B　7. B

第 4 章　中枢神经系统药物

1. E　2. C　3. C　4. D　5. E　6. A　7. C　8. B　9. C　10. E　11. A　12. D　13. B　14. D　15. D　16. D　17. C　18. A　19. B　20. C　21. A　22. D　23. C　24. D　25. A　26. A　27. B　28. B　29. D　30. E　31. D　32. D　33. C　34. A　35. A　36. C　37. A　38. D　39. B　40. D　41. C　42. E　43. A　44. B　45. C

第 5 章　作用于心血管系统的药物

1. E　2. B　3. C　4. C　5. B　6. C　7. C　8. D　9. C　10. E　11. B　12. A　13. A　14. A　15. E　16. B　17. E　18. A　19. C　20. D　21. C　22. A　23. A　24. B　25. D　26. C　27. E　28. B　29. C　30. E　31. A　32. E　33. D　34. C　35. D　36. D　37. B　38. C　39. D　40. E　41. A　42. D　43. C　44. B　45. E　46. A　47. A　48. A　49. A　50. C　51. D　52. A　53. E　54. D　55. B　56. E　57. A

第 6 章　作用于血液和造血系统的药物

1. A　2. C　3. C　4. B　5. D　6. A　7. B　8. C　9. A　10. D　11. C　12. B　13. D　14. D　15. C　16. C　17. E　18. B　19. B　20. A　21. E　22. D　23. C

第 7 章　抗过敏药

1. D　2. E　3. E　4. A　5. A　6. E　7. B　8. B　9. A　10. B　11. C　12. B

第 8 章　作用于呼吸系统的药物

1. D　2. C　3. C　4. C　5. D　6. A　7. B　8. C　9. D　10. C　11. B　12. B　13. D　14. C

15. D 16. C 17. A 18. C 19. B 20. B 21. B 22. C 23. E 24. A 25. D 26. C 27. E 28. B 29. E

第 9 章 作用于消化系统的药物

1. B 2. C 3. B 4. B 5. C 6. B 7. C 8. A 9. B 10. C 11. C 12. D 13. E 14. B 15. E 16. D 17. C 18. C 19. C 20. B 21. D 22. E 23. C 24. B 25. D 26. A 27. B 28. C 29. D 30. A 31. C 32. A 33. E 34. D

第 10 章 利尿药和脱水药

1. C 2. A 3. B 4. A 5. C 6. D 7. A 8. E 9. A 10. C 11. E 12. D 13. A 14. A

第 11 章 作用于生殖系统的药物

1. B 2. C 3. D 4. C 5. A 6. D 7. C 8. C 9. D 10. A 11. E 12. C 13. C 14. A 15. C 16. B 17. C 18. A 19. C 20. D 21. D 22. A 23. B 24. A 25. A

第 12 章 激素类药物

1. E 2. D 3. C 4. B 5. C 6. B 7. B 8. C 9. A 10. B 11. C 12. A 13. C 14. B 15. E 16. C 17. E 18. C 19. A 20. B 21. A 22. A 23. E 24. E 25. C 26. B 27. A 28. C 29. C 30. A 31. A 32. A 33. A 34. C 35. D 36. D 37. E 38. A 39. E 40. D 41. A 42. A 43. E 44. A 45. D 46. D 47. A

第 13 章 抗痛风药

1. A 2. D 3. A 4. C 5. B 6. E 7. C 8. C 9. B

第 14 章 抗骨质疏松药

1. E 2. D 3. E 4. C 5. D 6. A 7. A 8. C 9. A 10. B 11. E

第 15 章 抗微生物药

1. D 2. B 3. A 4. A 5. E 6. E 7. A 8. C 9. C 10. D 11. C 12. B 13. C 14. B 15. D 16. E 17. B 18. E 19. B 20. D 21. B 22. C 23. D 24. D 25. C 26. C 27. E 28. D 29. B 30. D 31. C 32. C 33. B 34. C 35. E 36. D 37. D 38. D 39. D 40. C 41. B 42. C 43. A 44. A 45. E 46. B 47. E 48. C 49. C 50. C 51. B 52. A 53. C 54. A 55. D 56. B 57. A 58. C 59. B 60. E 61. A 62. C 63. B 64. D 65. A 66. B 67. C 68. C 69. D 70. C 71. B 72. A

第 16 章 抗寄生虫药

1. B 2. C 3. B 4. A 5. D 6. E 7. B 8. C 9. B 10. B 11. D 12. C 13. B

第 17 章 抗肿瘤药

1. C 2. E 3. A 4. E 5. D 6. B 7. B 8. C 9. D 10. E